D1719084

ББК 53.6
Р 39
УДК 617.52+616.717.1/.4]-073.75(035)

Рецензенты: Ю. И. ВОРОБЬЕВ проф., зав. каф. рентгенологии и ради
логии ММСИ им. Н. А. Семашко; Н. А. ПЛОТНИКОВ проф
руководитель отделения хирургической стоматологи
МОНИКИ им. М. Ф. Владимирского.

Рентгенодиагностика заболеваний челюстно-лицевой об-
Р39 ласти: Руководство для врачей/Под ред. Н. А. Рабухиной,
Н. М. Чупрыниной. — М.: Медицина, 1991, 368 с.; ил. —
ISBN 5—225—01032—6.

В руководстве изложены сведения о рентгенодиагностической аппара-
туре, методических аспектах исследования в стоматологии, таких как
панорамная рентгенография и зонография, компьютерная томография.
Описаны рентгеноанатомия зубочелюстной системы у лиц различного
возраста. Уделено внимание проблемам дозиметрии и лучевой безопасности рентгенологических исследований в стоматологии.
Руководство рассчитано на рентгенологов, стоматологов.

Р $\dfrac{4108030000—122}{039(01)—91}$ 84—91

ISBN 5—225—01032—6

ББК 53.6

РЕНТГЕНОДИАГНОСТИКА ЗАБОЛЕВАНИЙ ЧЕЛЮСТНО-ЛИЦЕВОЙ ОБЛАСТИ

РУКОВОДСТВО ДЛЯ ВРАЧЕЙ

Под редакцией докт.мед. наук Н.А. Рабухиной канд.мед. наук Н.М. Чупрыниной

МОСКВА·МЕДИЦИНА·1991

Рентгенологическое исследование является ведущим методом диагностики и постоянно используется при распознавании большинства заболеваний зубочелюстной системы у лиц разных возрастных групп как в практике терапевтической и хирургической стоматологии, так и при ортодонтическом лечении и ортопедических мероприятиях. В последние годы внимание к различным проблемам стоматологии неуклонно возрастает, совершенствуются все виды стоматологической помощи населению, расширяются границы челюстно-лицевой хирургии при травматологических, онкологических, системных заболеваниях, деформациях, болезнях слюнных желез. Это закономерно вызвало повышение уровня использования и расширение спектра рентгенологических методик исследования зубочелюстной системы, появление новых видов рентгенологического исследования.

Достижения стоматологии, которыми ознаменовались два последних десятилетия, бурное развитие рентгеновской техники, появление новых методик исследования привели к пересмотру представлений о природе и способах лечения многих заболеваний челюстно-лицевой области у взрослых и детей — болезней пародонта, врожденных и приобретенных деформаций, опухолей, воспалительных и травматических поражений. Это внесло существенные изменения в семиотику патологических состояний, методологию рентгенологического исследования и организацию диагностического процесса. Обобщение этих материалов важно не только для повседневной практики, но и для научных разработок и преподавания.

Важность вопросов рентгенодиагностики заболевания челюстно-лицевой области обусловила тот факт, что в разные периоды развития отечественной клинической рентгенологии эта проблема привлекала к себе внимание крупнейших специалистов — С. Л. Копельмана, В. Г. Гинзбурга, И. А. Шехтера, Г. А. Зедгенидзе, Е. А. Лихтенштейна, Ю. И. Воробьева, А. Н. Кишковского, С. А. Вайндруха и др. Тем не менее количество отечественных руководств и монографий, посвященных челюстно-лицевой рентгенологии, невелико. Вопросы рентгенодиагностики заболеваний зубов и челюстей освещаются в основном в журнальных статьях.

В предлагаемом руководстве освещены вопросы рентгенологического исследования в стоматологии. Оно содержит данные о технических особенностях современной специализированной рентгеновской аппаратуры, предназначенной для разных видов рентгенографии, послойных и контрастных исследований зубочелюстной системы и других отделов лицевого черепа. Описаны методические приемы и основы стандартизации рентгенодиагностического процесса при заболеваниях челюстно-лицевой области, а также новые методики. Представлена общая рентгеносемиотика поражений костей лицевого черепа. Дана подробная характеристика рентгенологических проявлений заболеваний зубов, челюстей и других отделов лицевого черепа, болезней слюнных желез и височно-нижнечелюстных суставов, поражений верхнечелюстных пазух одонтогенного генеза. Эти данные постоянно используются в клинической стоматологии при первичной диагностике, определении динамики течения процесса, контроле эффективности лечебных мероприятий и для своевременного распознавания осложнений. В связи с повышением частоты рентгенологических исследований в стоматологии в руководство включены специальные разделы, посвященные лучевым нагрузкам и обеспечению безопасности исследований, а также организации специализированных стоматологических рентгеновских кабинетов. Таким образом, руководство адресовано широкому кругу специалистов, связанных с патологией челюстно-лицевой области, в первую очередь рентгенологам и стоматологам, а также и офтальмологам, оториноларингологам и в какой-то мере педиатрам и интернистам.

Руководство отражает многолетний опыт работы рентгенологического отделения Центрального научно-исследовательского института стоматологии, кафедры стоматологии детского возраста Московского медицинского стоматологического института, технического отдела Московского научно-исследовательского рентгено-радиологического института.

Авторы надеются, что руководство окажет врачам помощь в повседневной работе и будет способствовать улучшению рентгенодиагностики в стоматологии. Все критические замечания будут приняты ими с благодарностью.

ГЛАВА 1

ОРГАНИЗАЦИОННЫЕ ПРИНЦИПЫ ИСПОЛЬЗОВАНИЯ РЕНТГЕНОЛОГИЧЕСКОГО МЕТОДА В СТОМАТОЛОГИИ. ОСНОВНЫЕ МЕТОДЫ ИССЛЕДОВАНИЯ

Роль рентгенологического исследования в современной стоматологии неуклонно растет. К традиционной задаче выявления и уточнения природы заболеваний зубочелюстной системы все чаще добавляются показания к использованию рентгенологических методик при определении результатов консервативного и хирургического лечения, оценке динамики течения патологических процессов и полноты реконвалесценции.

Однако параллельно тенденции к расширению объема лучевой диагностики увеличивается частота воздействия ионизирующего излучения на население. Это ставит на повестку дня необходимость упорядочения проведения рентгенологических процедур, строгого определения показаний к ним, оценки информативности методик и разработки наиболее безопасных в лучевом отношении способов получения рентгеновского изображения.

Знание технических особенностей рентгенографии и законов скиалогии является обязательным не только для правильной диагностики, но и для осуществления ее в максимально безопасных в лучевом отношении условиях, особенно при обследовании детей, подростков, женщин детородного возраста. В стоматологии этим вопросам следует придавать особое значение, учитывая близость источников излучения к организму при использовании большинства специальных рентгеновских аппаратов. Поэтому необходимы оптимальные стандартизованные схемы исследования различных отделов зубочелюстной системы.

Многие вопросы упорядочения рентгенологических исследований в стоматологии ждут своего решения. В связи с этим, а также учитывая, что данное руководство рассчитано на широкий круг стоматологов и рентгенологов, мы будем не только уделять внимание современному состоянию организационных и методических проблем в стоматологии, но и указывать наиболее правильные, с нашей точки зрения, пути решения их в ближайшем будущем.

Определяя показания к рентгенологическому исследованию в стоматологии, следует исходить из ряда факторов. В первую очередь необходимо учитывать, что более 50 % площади зубов при внешнем осмотре не видны и могут быть изучены только рентгенологически. Следовательно, рентгенологическое исследование оказывается важнейшим при диагностике самого распространенного заболевания зубов — к а р и е с а. Оно необходимо для выявления апроксимальных и поддесневых кариозных поражений, вторичного кариеса под пломбами и коронками, дает ценные сведения о взаимоотношении кариозного дефекта и полости зуба, о глубине полостей, что очень важно не только при фиссурном кариесе, но и при других локализациях процесса. Данные рентгенографии облегчают осуществление всех видов лечебных процедур, выявляя состояние корневых каналов, наличие заместительного дентина. Они важны и для контроля правильности эндодонтических мероприятий. Возможности рентгенологического метода в диагностике кариеса используются пока не в полном объеме, что заставляет рекомендовать не только расширение его применения при лечении кариозной болезни, но и включение ортопантомографии как наиболее безопасной в лучевом отношении методики в некоторые программы эпидемиологических исследований и диспансерных наблюдений.

При осложнениях кариеса, п у л ь п и т е и п е р и о д о н-т и т е рентгенологическое исследование показано для определения наличия характера и распространенности поражений периапикальной костной ткани. Следует учитывать, что периодонтит может развиваться и при частично витальной пульпе, в отсутствие клинической картины пульпита. Следовательно, показания к рентгенологическому изучению периодонтита необходимо расширять, так как это способствует выбору правильного метода лечения осложненных кариозных поражений.

Очевидно, что без рентгенологического исследования не может осуществляться точная диагностика заболеваний п а р о-д о н т а. Показанием к нему является не только детальная первичная диагностика, но и оценка результатов лечения и дальнейшего течения процесса в динамике, которые требуют периодического рентгенологического контроля.

Рентгенологическое исследование должно широко использоваться при о р т о п е д и ч е с к и х м е р о п р и я т и я х, для проведения которых требуются подробные данные о состоянии сохранившихся зубов и окружающих периапикальных тканей, пародонта, височно-нижнечелюстных суставов.

В сферу внимания клинической стоматологии входят заболевания лицевого черепа: т р а в м а т и ч е с к и е п о в р е ж д е-н и я, в о с п а л и т е л ь н ы е п о р а ж е н и я, о п у х о л и, о п у-х о л е п о д о б н ы е з а б о л е в а н и я, к и с т ы, д е ф о р м а-ц и и и с и с т е м н ы е п о р а ж е н и я к о с т е й ч е р е п а. При всех перечисленных патологических состояниях рентгенологическое исследование является ведущим способом уточненной первичной диагностики, важнейшим подспорьем в оценке эффективности лечебных мероприятий, полноты обратного развития процесса и его динамики, своевременного выявления осложнений. Все перечисленные заболевания являются прямым показанием к тщательному и в части случаев неоднократному рентгенологическому исследованию. Оно является важнейшим способом активного выявления скрытых очагов одонтогенной инфекции, вызывающей аллергизацию и иммунологические сдвиги в организме.

Наиболее строго оцениваются показания к использованию лучевой диагностики у детей и подростков. Они рассматриваются под углом зрения объема ожидаемой информации и опасности воздействия ионизирующего излучения на развивающийся организм и будущее потомство. Вместе с тем отказаться от рентгенологического исследования челюстно-лицевой области в этой возрастной группе невозможно. Показаниями к нему являются диагностика травм зубов и лицевого черепа, нарушений прорезывания и формирования зубов, выявление скрытого кариеса и его осложнений, новообразований, кист и деформаций.

Обосновывая необходимость рентгенологического исследования лиц младших возрастных групп, необходимо особенно четко планировать его тактику, выбирая наиболее безопасные и эффективные методики. Таким образом, даже краткий перечень показаний свидетельствует, что без рентгенологических данных клиническое исследование не может считаться полным ни в одном разделе стоматологии.

Направляя больного на рентгенологическое исследование, стоматолог должен обязательно указать цель диагностики и предоставить в распоряжение рентгенолога историю болезни, содержащую необходимые сведения о клиническом статусе, данных анамнеза, состоянии прикуса и лицевого черепа, слизистой оболочки рта. Выбор способа рентгенографии является прерогативой рентгенолога, поэтому нет необходимости указывать в направлении, какой снимок должен быть произведен. Дав рентгенолаборанту соответствующие указания, рентгенолог обязан проконтролировать правильность и достаточность произведенного исследования и после окончательной обработки снимков дать заключение. Только после этого снимок вместе с рентгенологическим заключением поступает в распоряжение клинициста. Прямой контакт стоматолога и рентгенолаборанта допустим только при выполнении экстренных снимков с инструментами в процессе эндодонтических мероприятий. В остальных случаях исключение рентгенолога из процесса исследования не только ухудшает методические его аспекты и качество диагностики, но и чревато нарушением правил лучевой безопасности процедур.

Необходимо подчеркнуть, что за рентгенологом остается право отказаться от проведения исследования, которое он считает недостаточно обоснованным, нецелесообразным или небезопасным. В этом случае он должен осведомить клинициста о принятом им решении и обсудить его с ним. Рентгенограмма является документом, который может оказаться необходимым не только в конкретной клинической ситуации, но и в будущем. Это обязывает сохранять снимки в архиве в соответствии с установленными правилами, а также с учетом положений о хранении и сборе серебросодержащих материалов.

Рентгеновский кабинет в стоматологической поликлинике или стационаре должен получить санитарный паспорт. Площадь процедурного кабинета должна быть не менее 10 м² при наличии одного дентального аппарата или аппарата «Status-X» (фирма «Simens», ФРГ) или 20 м² для установки панорамного томографа. Если дентальный аппарат располагается в процедурной большого рентгеновского кабинета, то дополнительной площади для него не требуется. Монтаж ортопантомографа в общем рентгеновском кабинете на 3 рабочих местах разрешается, если его процедурная имеет площадь не менее 55 м². При установке нескольких штативов в одном помещении расстояние между ними не должно быть меньше 2 м. Для фотолаборатории минимальной площадью является 6 м². В случае отсутствия специальной пультовой персонал рентгеновского кабинета во время снимков должен находиться за большой защитной ширмой, которая устанавливается не ближе 2—3 м от рентгеновского штатива.

Организация рентгеновского кабинета, оборудованного дентальными аппаратами или ортопантомографами, в жилом доме разрешается только в исключительных случаях. При этом между жилыми помещениями и кабинетом по вертикали должен быть промежуток в один этаж. Защита стен процедурной рассчитывается в зависимости от мощности аппарата и для маломощных дентальных штативов, ортопантомографа и панорамного аппарата может не требоваться. Обычные деревянные двери должны защищаться из расчета 0,5 мм свинца. Защита окон ставнями осуществляется только при расположении ортопантомографа на первом этаже из расчета 0,25 мм свинца.

Помещение рентгеновского кабинета и фотолаборатории оборудуется повторным контуром заземления, приточно-вытяжной вентиляцией с трехкратным обменом воздуха, деревянным полом в процедурной и плиточным в фотолаборатории. Последняя должна иметь хорошую световую защиту, подводку горячей и холодной воды, специальные танки-баки с подогревом для проявления и фиксирования снимков, неактиничные фонари и негатоскопы, сухой лабораторный стол для перезарядки кассет, светозащитное хранилище для неэкспонированной пленки, сушильный шкаф, лабораторные часы.

В рентгеновском кабинете должны находиться просвинцованные фартуки и юбки для защиты детей и взрослых во время исследования, заключенные в полиэтиленовые чехлы для предотвращения загрязнения воздуха свинцовой пылью. Ежемесячно следует производить влажную уборку стен кабинета для устранения свинцовой пыли.

Расширение стоящих перед черепно-лицевой рентгенологией задач невозможно без существенного видоизменения спектра используемых в широкой практике рентгенологических методик.

В противоположность другим клиническим дисциплинам, где разработаны многочисленные новые способы лучевой и нелучевой диагностики, практическая стоматология все еще традиционно базируется на использовании очень небольшого числа способов внутри- и внеротовой рентгенографии.

Основой рентгенологического исследования при большинстве заболеваний зубов и пародонта по-прежнему служит в н у т р и р о т о в а я   р е н т г е н о г р а ф и я. В настоящее время существуют четыре ее методики, используемые при съемке зубов, пара- и периодонта: рентгенография периапикальных тканей по правилу изометрической проекции, интерпроксимальная (bite-wings-рентгенография), съемка вприкус (окклюзионная) и рентгенография с увеличенного фокусного расстояния параллельным пучком лучей.

На протяжении 50 лет в рентгенодиагностике заболевания зубов в основном применялась методика съемки по правилу биссектрисы или изометрической проекции, разработанная Cieszinski (1907). Основной задачей исследований по этой методике является получение четкого изображения периапикальных тканей, поэтому центрация луча осуществляется на проекцию на кожу лица вершин корней различных зубов верхней и нижней челюстей. На верхней челюсти они проецируются по линии, соединяющей угол носа и нижний край мочки уха, а на нижней — по линии, проходящей параллельно краю нижней челюсти на 1 см выше него. Метод является способом близкофокусной контактной рентгенографии и осуществляется с помощью дентальных аппаратов различного типа. В Советском Союзе с этой целью обычно используют аппараты 5Д-1 и 5Д-2, имеющие тубус-центратор длиной 12,5 и 15 см. Питание током 7 мА осуществляется при стабильном напряжении 52 кВ. Съемка зубов разных групп варьируется лишь экспозицией.

Назначение конуса рентгеновской трубки — сохранить постоянным кожно-фокусное расстояние и унифицировать условия рентгенографии за счет коллимации рентгеновского пучка. Для этого служат сам конус, изготовляемый из пластмассы, и алюминиевая диафрагма в его основании, фильтрующая рентгеновские лучи и ограничивающая размеры поля. Без коллимации пучка рентгеновских лучей дентальные аппараты при съемке с расстояния 15 см дают круглое поле диаметром до 12 см, которое необходимо уменьшить до 4—6 см. Наиболее эффективное излучение при 50 кВ дает алюминиевый фильтр толщиной 2 мм и 2,5 мм, если излучение более жесткое.

Дентальный аппарат 5Д-1 выпускался в 1962—1982 гг. и имел ручное механическое реле времени, которое обеспечивало выдержку от 0,1 до 6 с. Аппарат предназначен для исследования пациентов в положении сидя и выполнен в виде обтекаемого цилиндрообразного моноблока на уравновешенном стенном кронштейне, масса которого 4 кг. Он питается от сети напряжением 220 В и частотой 50 Гц; потребляемая мощность не превышает 1,3 кВ·А. К недостаткам аппарата 5Д-1 относятся невысокая точность и надежность в работе механического реле времени, отсутствие в комплекте подголовника и защитного фартука.

Дентальный аппарат 5Д-2 выпускается с 1982 г. и лишен перечисленных недостатков. При тех же номинальных параметрах (50 кВ, 7 мА) он снабжен электронным реле экспозиции с восемью уставками: 1—1,5—2,5—4—6—10—16—25 мА·с (мКл). Для сокращения затрат времени выбор уставок производится с помощью кнопочного переключателя на настенном пульте управления. На последнем расположены также сетевой выключатель, сигнальные лампы включения сетевого напряжения и выносная кнопка управления. Кнопка выполнена с двойным нажатием: при первом подготавливается первичная электрическая цепь аппарата, при втором замыкается управляющая цепь тиристорного контактора. Следует учитывать, что в силу инерционности нити накала рентгеновской трубки процесс съемки начинается через 0,2—0,3 с после нажатия. Для экстренного отключения высокого напряжения достаточно отпустить кнопку управления. Повторный снимок может быть выполнен с перерывом не менее 3 мин (для охлаждения рентгеновской трубки).

Аппарат питается от сети напряжением 220 В (допустимые пределы изменения ±22 В), частотой 50 Гц (±1 Гц); сопротивление сети не более 1,6 Ом. Наибольшая потребляемая мощность не превышает 1,3 кВ·А. Аппарат должен быть заземлен. Подводка питания и заземление осуществляются через двухполюсную вилку с заземляющим контактом. Внутри тубуса устанавливаются сменные диафрагмы, создающие в плоскости вершины тубуса круглое поле диаметром 45 мм или прямоугольное поле сечением 40×45 мм. Без сменных диафрагм рабочий пучок излучения в этой плоскости имеет круглое сечение диаметром 60 мм. Штатив аппарата крепится на высоте 150 см над полом. Подголовник закрепляется отдельно на стене в наиболее удобном месте, ориентировочно на высоте 107 см над полом. В комплект аппарата входит рентгенозащитный фартук для пациентов. Масса аппарата не превышает 25 кг.

Аппарат 5Д-2 рассчитан на использование в помещении при температуре воздуха от 10 до 35 °С и относительной влажности до 80 % (при 25 °С). Аппарат нельзя включать во взрывоопасной среде, например в атмосфере паров эфира или циклопропана. При съемке следует отходить от моноблока на полную длину шнура выносной кнопки, желательно за большую защитную ширму типа Б-40. Регулярно следует контролировать прочность крепления аппарата к стене. После окончания работы все органы управления приводят в исходное состояние, вилку отключают от сети.

Основные характеристики дентальных аппаратов приведены в табл. 1.1. и 1.2.

Таблица 1.1. Основные характеристики дентальных аппаратов, выпускаемых в социалистических странах

Характеристика	Тип аппарата, фирма и страна					
	D5 (TUR, ГДР)	D10 (TUR, ГДР)	Minident («Chirana», ЧССР)	Minident 55/1 («Chirana», ЧССР)	Minident 75 («Chirana», ЧССР)	Dent («Nic», СФРЮ)
Анодное напряжение, кВ	50	60	55	55	75	50
Анодный ток, мА	5	10	12	10	10	10
Выдержка, с	0,1—5	0,1—10	0,05—10	7 уст.	7 уст.	0,1—8
Реле времени	Ручное	Ручное	Ручное	Электрическое	Электрическое	Ручное
Размер фокуса, мм	0,8×0,8	0,8×0,8	0,8×0,8	0,8×0,8	1,2×1,2	1×1
Форма тубуса	Конус	Конус	Конус	Конус	Цилиндр	Конус
Питающее напряжение, В	220	220	120/220	220	120/220	110/220
Потребляемая мощность, кВ·А	1	1	0,8	1,6	1,8	1,1
Штатив	Настенный, напольный	Напольный	Настенный	Потолочный	Напольный	Настенный, напольный
Масса всего аппарата, кг	40		19	48	76	25
Масса моноблока, кг	4,2		4,2			5

Таблица 1.2. Основные характеристики дентальных аппаратов, выпускаемых в капиталистических странах

Характеристика	Тип аппарата, фирма и страна					
	«Ellinax» («Elin», Австрия)	«Oralix» («Philips», Голландия)	J-100 («General Electric», США)	«Minrey» («Soredex», Финляндия)	«Geliodent» («Siemens», ФРГ)	TDX («Tochiba», Япония)
Схема выпрямления	Полуволновая	Полуволновая	Полуволновая	Высокочастотная	Полуволновая	Полуволновая
Анодное напряжение, кВ	60	50	50—100	60, 65, 70	50	60
Анодный ток, мА	15	7	10	10	7	10
Выдержка, с	0,1—6	0,05—3	0,05—3	0,01—1,78	0,1—6	0,5—10
Реле времени	Ручное	Электрическое	Электрическое	Электрическое	Электрическое	Ручное
Размер фокуса, мм	1×1	1×1	1×1	$0,8 \times 0,8$	$0,6 \times 0,6$	$0,8 \times 0,8$
Форма тубуса	Конус	Конус	Цилиндр	Квадрат	Конус, цилиндр	Конус
Потребляемая мощность, кВ·А	1,6	1,0	1,2	1,0	1,0	1,4
Вид штатива	Настенный	Настенный	Настенный	Настенный	Потолочный	Напольный
Орган-автоматика	Нет	Нет	Нет	Имеется	Нет	Нет
Микропроцессор	Нет	Нет	Нет	Имеется	Нет	Нет
Масса аппарата, кг	30/80	25	25	23	20	74

Из приведенных в таблице аппаратов наиболее современным является дентальный аппарат «Minident 75» фирмы «Chirana» (ЧССР). Обращает на себя внимание переход к более высокому напряжению (75 кВ), электронному реле времени и цилиндрическому тубусу, имеющему в длину 30 см и более. Некоторые виды аппаратов можно снимать с приставки и крепить на стену.

В современном аппарате «Minrey» реализованы последние концепции рентгенотехники: высокочастотная схема выпрямления, обеспечивающая снижение дозы облучения пациента, наличие орган-автоматики, ускоряющей процесс исследования, и встроенных микропроцессоров выдающих значение доз облучения. Таким образом, усложнение внутренней структуры аппаратов обеспечивает упрощение и повышение эффективности их эксплуатации.

Учитывая отсутствие на протяжении длительного времени какого-либо иного способа внутриротовой рентгенографии зубов, этот вид съемки использовали с различными целями. Одной из его задач было получение изображения зубов, идентичного их истинным размерам. Ввиду анатомических особенностей строения челюстных костей почти невозможно расположить рентгеновскую пленку во рту параллельно коронке и корню зуба. При этой методике рентгенография осуществляется лучом, перпендикулярным к биссектрисе угла, который образуется между снимаемым зубом и рентгеновской пленкой, и центрируется на линию, являющуюся проекцией на кожу корней зубов.

Для облегчения повседневной работы рентгенолаборантов разработана шкала углов наклона трубки для каждой группы зубов: на верхней челюсти для резцов +55°, клыков +45°, премоляров +35°, моляров +25°, на нижней челюсти для резцов —20°, клыков —15°, премоляров —10°, моляров —5°. Приведенные показатели служат лишь ориентирами, так как совпадение эталонных данных и индивидуальных особенностей строения черепа может быть только случайным.

Больного усаживают таким образом, чтобы среднесагиттальная плоскость черепа располагалась перпендикулярно, а окклюзионная — строго горизонтально. Для съемки зубов нижней челюсти голову больного незначительно перемещают назад к подголовнику кресла, чтобы горизонтальной была линия, соединяющая угол носа с мочкой уха. Увеличение угла больше необходимого приводит к искажению размеров зубов. Поскольку во время снимка любые движения создают так называемую динамическую нерезкость, необходимо чтобы голова располагалась на подголовнике.

Съемку внутриротовых рентгенограмм производят на пленку размером 3×4 и 2×3 см. Качество пленки существенно влияет на информативность снимка. Оптимальные показатели дает специальная пакетированная отечественная рентгеновская планка Р31 и Р32. Использование усиливающих экранов позво-

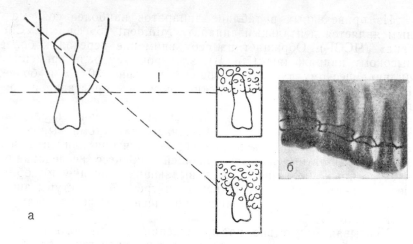

Рис. 1.1. Схема падения рентгеновских лучей на альвеолярный край при съемке параллельным пучком лучей (I) и по правилу биссектрисы (II) (а). Внутриротовой снимок фантома челюсти, произведенный по правилу биссектрисы. Проволочные нитки, размещенные на щечном и язычном краях межзубных перегородок, проецируются на расстоянии друг от друга (б).

ляет снизить дозу излучения в 8—10 раз. В этих случаях формируется изображение и за счет люминесцентного свечения экрана. Условия рентгенографии на аппарате 5Д-2 без экранов: 50 кВ, 7 мА, 0,3—1,5 с (2—10,5 мА·с).

Внутриротовые снимки по способу изометрической проекции можно с успехом использовать для определения пространственных взаимоотношений объектов, локализующихся в зоне корней и периапикальных тканей. В таких случаях, помимо основного снимка, производят дополнительную рентгенограмму со скосом луча в медиальную или дистальную сторону. Буккально расположенный объект смещается в направлении луча, а лингвально — в противоположную сторону. То же происходит при краниальном или каудальном смещении луча. Буккально лежащие предметы и в этом случае смещаются по ходу наклона луча.

Методика изометрической съемки разработана для получения изображения периапикальных тканей. При этом виде рентгенографии краевые отделы межальвеолярных гребней снимают скошенным лучом. Вследствие близости рентгеновской трубки и объемности альвеолярного края, особенно в зоне премоляров и моляров, изображения вестибулярного и лингвального краев межальвеолярных гребней проецируются на различные участки пленки и укорачиваются по сравнению с истинной их высотой. Расхождение между ними прямо пропорционально величине наклона луча и толщине альвеолярного края. В области нижних моляров оно может достигать, как показали Э. И. Жибицкая (1967), H. Joung (1965) и др., 0,7 см (см. рис. 1.1, б). Следовательно, методика изометрической съемки не может счи-

14

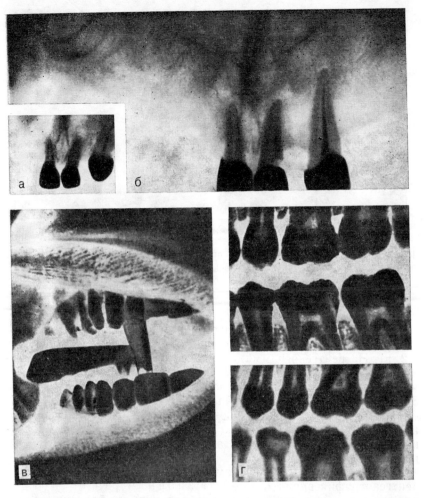

Рис. 1.2. Внутриротовой контактный снимок центральных верхних зубов. Пародонт ⌐12 зуба кажется неизмененным (а). Панорамная рентгенограмма того же больного. Видна резорбция кости вокруг ⌐2 зуба и кариес под коронкой ⌐2 зуба (б). Положение пленки во рту при интерпроксимальной рентгенографии (в). Интерпроксимальная рентгенограмма (г).

таться адекватным видом рентгенографии в пародонтологии и часто является источником гипер- и гиподиагностики. Именно поэтому при диагностике заболеваний пародонта от нее следует отказаться.

Наиболее четкое и правильное изображение краевых отделов альвеолярных отростков получается на интерпроксимальных рентгенограммах, предложенных Raper (1920) (bite-wings-рентгенография). При этих снимках используют специальные пленкодержатели, которые позволяют расположить рентгенов-

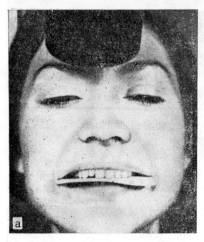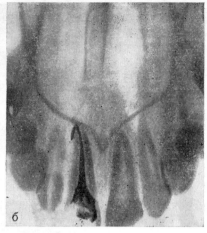

Рис. 1.3. Положение пленки во рту при рентгенографии верхних **центральных** зубов вприкус (а) и снимок **(б).**

скую пленку параллельно коронкам зубов на некотором расстоянии от них и таким образом, чтобы на снимке были зарегистрированы симметричные участки обеих челюстей (рис. 1.2, в). На рентгенограммах отображаются одновременно коронки и краевые участки альвеолярных отростков зубов верхней и нижней челюстей. Для изучения всего прикуса необходимо 3—4 снимка. Используя стандартную технику съемки и фотообработки пленок, можно объективно оценивать степень резорбции костной ткани в динамике. Методика является также лучшим способом выявления апроксимального и пришеечного кариеса.

Распространенным способом внутриротовой съемки является рентгенография вприкус (о к к л ю з и о н н а я р е н т г е н о г р а- ф и я), с помощью которой можно получить изображение большого участка альвеолярного отростка — на протяжении 4 зубов и более. Этот вид рентгенографии обычно используется как дополнительный, позволяющий уточнить пространственные особенности патологического очага — ретинированного зуба, большой кистозной полости и т. д. Съемку вприкус производят при обследовании детей и подростков, больных с нарушением открывания рта, а также людей с чувствительной слизистой оболочкой полости рта, у которых прикосновение пленки вызывает рвотный рефлекс. Рентгенография вприкус применяется и для получения изображения дна полости рта при подозрении на конкременты поднижнечелюстной и подъязычной слюнных желез, для получения изображения челюстей в аксиальной проекции (рис. 1.3). Она позволяет уточнять ход линии перелома в пределах зубного ряда, расположение костных осколков, со-

16

стояние наружной и внутренней кортикальных пластинок при кистах и новообразованиях, выявлять реакцию надкостницы.

Условия рентгенографии вприкус зависят от целей съемки. Рентгеновская пленка должна быть большего формата, чем при контактной рентгенографии (7×6 см для взрослых и 4×5 см для детей). Для получения окклюзионного снимка верхней челюсти пленку вводят как можно глубже в рот обследуемого и располагают перпендикулярно сагиттальной плоскости черепа. Голова пациента должна находиться в таком положении, чтобы линия, соединяющая козелок уха и крыло носа, была горизонтальной. Луч направляют вниз на центр пленки через границу волосистой части головы или под углом +80°. При такой методике получает отображение значительная часть альвеолярного отростка верхней челюсти и дна носовой полости. Если необходимо захватить только наиболее передние отделы челюсти, то луч центрируют на кончик носа под углом +70° к плоскости пленки. Условия окклюзионной съемки: 60—70 кВ, 10 мА, 0,6—0,8 с.

Для получения снимка боковых отделов верхней челюсти пленку максимально смещают в снимаемую сторону, а луч направляют под углом +65° через точку, расположенную на 1 см ниже центра нижнеглазничного края. Сходная методика съемки применяется для исследования дна верхнечелюстного синуса и определения взаимоотношения с ним корней зубов. Используется угол +65—80°.

При рентгенографии дна полости рта пленку вводят в рот как можно глубже. Голову больного отводят назад, а конус рентгеновской трубки центрируют на середину пленки под углом —80° и максимально приближают к коже. Чтобы получить снимок переднего участка тела нижней челюсти, трубку центрируют на зону симфиза и направляют луч под углом —55° к пленке. Конус рентгеновской трубки располагают вблизи кожи подбородка. Для снимка зоны нижних моляров и премоляров пленку максимально смещают в снимаемую сторону, а конус рентгеновской трубки подводят к краю нижней челюсти в области 5̄ 6̄ под углом —50°. Условия рентгенографии: 60—65 кВ, 10 мА, 0,5—0,8 с. Необходимо учитывать, что структура костной ткани на рентгенограммах вприкус видна хуже, чем на контактных снимках.

Методика окклюзионной съемки может использоваться и при внеротовом положении пленки, заключенной либо в светозащитную бумагу, либо в маленькие кассеты с усиливающими экранами (рис. 1.4).

Избежать недостатков изометрической съемки, сохранив многие ее положительные черты (охват значительной части альвеолярного отростка по вертикали, полное изображение зуба, хорошая передача структуры костной ткани), можно, используя внутриротовую рентгенографию с большого расстояния почти параллельным пучком лучей. Для исключения парал-

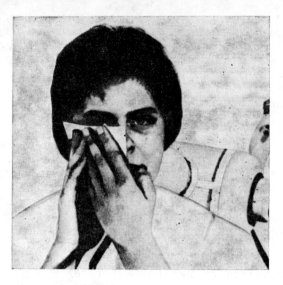

Рис. 1.4. Положение пленки или кассеты при внеротовой косой рентгенографии.

лакса изображения пленка в этих случаях располагается во рту параллельно длинной оси зуба. Такой способ рентгенографии, который называют по-разному (съемка параллельными лучами, длиннофокусная рентгенография) предложил E. Hilscher (1960). С тех пор она или ее модификация все чаще используется во многих странах вместо изометрической рентгенографии.

Естественно, для снимков по такому способу необходимы аппараты с более мощной рентгеновской трубкой и длинным конусом-локализатором (36—40 см минимально). Расстояние объект—пленка колеблется от 1,5 до 3 см, а луч падает на пленку перпендикулярно или под углом не более 15°. Изображение и объект по размерам практически равны друг другу. Чтобы расположить пленку параллельно длинной оси зуба, ранее использовали различные типы валиков из ваты или пористых материалов. В настоящее время применяют пленкодержатели разных конструкций или кровоостанавливающие зажимы. Методика съемки параллельным пучком лучей имеет много преимуществ перед изометрической рентгенографией в отображении краевых отделов альвеолярных отростков, которые не искажаются. В связи с этим она может быть использована в пародонтологии.

В отсутствие аппаратуры для панорамной рентгено- или томографии изучение всего прикуса может быть произведено при внутриротовой съемке либо путем комбинации периапикальных и интерпроксимальных рентгенограмм, либо с использованием съемки параллельными лучами. Показаниями к ис-

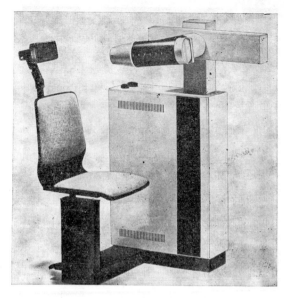

Рис. 1.5. Аппарат «Status-X» для увеличения панорамной рентгенографии.

следованию всего прикуса у взрослых являются первое обращение больного к участковому врачу, множественный кариес, заболевания пародонта. Одномоментное рентгенологическое исследование всего прикуса с помощью внутриротовых снимков противопоказано детям и беременным.

Более двух десятилетий назад в арсенал рентгенодиагностики заболеваний зубочелюстной системы, ЛОР-органов и других отделов черепа вошли панорамные рентгенография и томография. Впервые конструкция аппарата для панорамной рентгенографии была запатентована в 1944 г. фирмой «Koch, Sterzel» (ФРГ), а в 1954 г. начат промышленный выпуск этих штативов. В различных странах, в том числе в СССР, из всех видов аппаратов для рентгенографии наиболее широко используют штатив «Status-X». Особенностью таких аппаратов является наличие специальной рентгеновской трубки с микрофокусом 0,2 мм, а также аппликатор, который вводят в рот пациента во время съемки. Поток электронов, идущий с катода, попадает в полый анод и фокусируется электромагнитным полем на маленьком фокусном пятне, откуда исходят рентгеновские лучи, проходящие через бериллиевое окно. Фильтрация их осуществляется через фильтр 3,7 мм Al.

Трубка аппарата легко подвижна. В основном рабочем положении она центрирована на середину стула, на котором сидит пациент, но может применяться и при исследовании пациента, находящегося в горизонтальном положении (рис. 1.5). Большая часть аппаратов этого типа имеет фиксированный ток 0,5—1 мА, напряжение 55 кВ, а выдержка при использовании усиливающих экранов варьирует от 0,06 до 0,2 с. Аппарат располагает набором кассет как для прямой, так и для боковой рентгенографии челюстей. Изображение разных участков челюстей увеличивается в 1,5—2,5 раза.

Методика съемки прямых панорамных рентгенограмм следующая. Больного усаживают таким образом, чтобы средне-

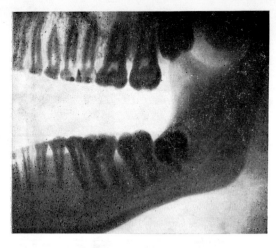

Рис. 1.6. Увеличенная боковая панорамная рентгенограмма челюстей.

сагиттальная плоскость черепа была строго перпендикулярна полу, а окклюзионная плоскость располагалась горизонтально. Аппликатор рентгеновской трубки вводят в рот на глубину 6 см у взрослых и 4,5 см у детей. Для снимков верхнего зубного ряда его наклоняют на 12° краниально, а нижнего — на 3—5° каудально. Изменения угла наклона трубки, отличающиеся от указанных, влияют на размеры и четкость изображения деталей. Так, если взрослому пациенту ввести аппликатор на глубину меньше 6 см, то средний отдел альвеолярного отростка и центральные зубы будут выявляться нечетко, а изображение вторых и третьих моляров будет резко искажено, или они вовсе не будут видны.

Во время рентгенографии верхнего зубного ряда кассета располагается вокруг верхней челюстной дуги; ее нижний край лежит на трубке рентгеновского аппарата. При съемке нижнего зубного ряда кассета располагается вокруг нижней челюсти. В обоих случаях больной придерживает кассету с наружной стороны ладонями, плотно прижимая ее к мягким тканям лица. Если кассета прижата неплотно, то изображение костной структуры челюстей получается нечетким.

Начальное положение головы пациента при получении рентгенограмм в боковой проекции такое же, как и в прямой, но затем ее поворачивают на 5—10° в снимаемую сторону. Аппликатор рентгеновской трубки повертывают на 90° в снимаемую сторону, вводят в рот на глубину 6—7 см и помещают эксцентрично по отношению к средней линии и параллельно боковым зубам. Его вершина должна находиться на уровне последних нижних моляров противоположной стороны. Больной прижимает пленку рукой к боковой поверхности лица; ее передний конец достигает рентгеновской трубки. На боковом панорамном снимке одновременно отображаются зубы верхнего и нижнего ряда каждой половины челюсти (рис. 1.6).

Чтобы снять дно полости рта с помощью панорамного аппарата, подбородок больного приподнимают, а голову откидывают назад на 5—10°. Трубку наклоняют вниз на 5° и аппликатор ее вводят в полость рта на глубину 7 см. Край кассеты, располагающийся вокруг подчелюстной области, находится на уровне подбородка. Если гибкую кассету размером 13×18 см расположить вокруг спинки носа таким образом, чтобы ее верхний край достигал границы волос, рентгеновскую трубку наклонить на 15° вверх, а аппликатор ввести на глубину 7 см, то можно получить рентгенограмму костей средней зоны лица.

На аппарате для панорамной рентгенографии можно снять и скуловые кости. Для этого используют пленки большего формата (18×24 см). Аппликатор трубки вводят в рот на максимальную глубину и располагают по средней линии. Напряжение на трубке, если позволяет конструкция аппарата, повышают до 70 кВ, а если оно постоянно, то соответственно увеличивают экспозицию. Для снимков скуловых дуг пленка должна быть такой ширины, чтобы охватить пространство лицевого черепа от сосцевидного отростка до спинки носа снимаемой стороны. Остальные показатели такие же, как и при рентгенографии скуловых костей. Если пленку сместить еще дальше и окутать ею сосцевидный отросток, а трубку сместить в снимаемую сторону, то получится рентгенограмма сосцевидного отростка и височно-нижнечелюстного сустава. Ветвь нижней челюсти с помощью аппарата для панорамной рентгенографии можно снять и на кассету размером 13×18 см, наклонив рентгеновскую трубку на 10—12° в снимаемую сторону.

Наши наблюдения показали, что прямые панорамные рентгенограммы имеют преимущество перед внутриротовыми снимками по богатству деталями изображения костной ткани и твердых тканей зубов. При минимальной лучевой нагрузке они позволяют получить широкий обзор альвеолярного отростка и зубного ряда, облегчают работу рентгенолаборанта и резко сокращают время исследования. На этих снимках хорошо видны полости зуба, корневые каналы, периодонтальные щели, межальвеолярные гребни и костная структура не только альвеолярных отростков, но и тел челюстей. На верхней панорамной рентгенограмме выявляются альвеолярная бухта и нижняя стенка верхнечелюстной пазухи, а на нижней — нижнечелюстной канал и основание нижнечелюстной кости (рис. 1.7).

На основании панорамных снимков диагностируют кариес и его осложнения, кисты разных типов, новообразования, повреждения челюстных костей и зубов, воспалительные и системные поражения. У детей хорошо определяется состояние и положение зачатков зубов. Значительно сложнее оценить значимость панорамной рентгенографии при заболеваниях пародонта. Широта обзора и хорошая выявляемость деталей состояния костной ткани позволяют легко ориентироваться в характере костных изменений и рано выявлять их наличие. Начальные костные изменения обнаруживаются во всех участках обеих челюстей, за исключением зон моляров, где альвеолярные отростки часто плохо отображаются или практически не выявляются. Однако в связи с особенностями получения изображе-

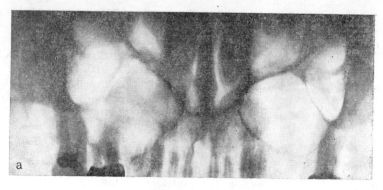

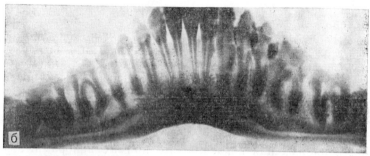

Рис. 1.7. Увеличенные прямые панорамные рентгенограммы верхней (а) и нижней (б) челюстей. Киста правой верхнечелюстной пазухи.

ния при панорамной рентгенографии искажаются взаимоотношения межальвеолярных гребней и эмалево-цементной границы, поэтому степень разрушения костной ткани объективно определить невозможно.

Сопоставление у большой группы больных прямых и боковых панорамных снимков заставило нас отдать предпочтение боковым. Они очерчивают полностью и без деформации весь зубной ряд обеих половин челюстей, отличаются более равномерным увеличением изображения и меньше искажают взаимоотношения межальвеолярных перегородок и зубов. Ошибки укладки при снятии боковых панорамных рентгенограмм наблюдаются реже. Зато более часто выявляются погрешности при выборе экспозиции и фотообработке пленок, в частности суперэкспонирование зоны резцов или недоэкспонирование зоны моляров.

Недостатком всех видов панорамной рентгенографии является невозможность контролировать положение во рту аппликатора рентгеновской трубки, так как оно не обусловливается какими-либо анатомическими ориентирами. Это предопределяет индивидуальные искажения взаимоотношений отдельных анатомических деталей, которые относительно просто оцениваются рентгенологами, но не всегда понятны клиницистам. Очень трудно добиться идентичности снимков. Необходимо постоянно учитывать индивидуальные особенности строения черепа и зубных рядов и вносить поправки при укладках.

Около 20 лет в стоматологии широко используют панорамную томографию или, как ее чаще называют, ортопантомографию. Эта методика не имеет себе равных по ряду показателей (обзор большого отдела лицевого черепа в идентичных условиях, минимальная лучевая нагрузка, малые затраты времени на исследование). Без преувеличения можно сказать, что появление ортопантомографии явилось своего рода революцией в рентгенологии челюстно-лицевой области.

Панорамная томография позволяет получить плоское изображение изогнутых поверхностей объемных областей, для чего используют вращение либо больного и кассеты, либо рентгеновской трубки и кассеты. В основном получили развитие аппараты второго типа. Рентгеновская пленка, изогнутая вокруг специального кассетодержателя, придающего ей форму полуцилиндра, заключена в пластиковую кассету, вынесена в сторону от головы больного и укреплена консолью на одной стороне движущейся оси. По другую сторону той же оси находится рентгеновская трубка. Во время снимка трубка и пленка описывают эксцентрическую неполную окружность вокруг головы обследуемого. Одновременно пленка на кассетодержателе концентрически вращается вокруг вертикальной оси. Рентгеновские лучи, проходя через различные отделы дистальной половины черепа, попадают на разные участки пленки. Четко выделяется слой, который во время снимка двигается с той же скоростью, что и пленка. Все объекты, имеющие скорость движения, отличающуюся от той, которая характерна для выделяемого слоя, «размазываются». Если длинная ось объекта, расположенного в пределах выделяемого слоя, параллельна направлению движения трубки, то изображение его не размывается, но удлиняется. Объекты, перпендикулярные траектории движения, «размазываются». Имеется определенное соотношение скорости вращения пленки и скорости движения центра вращения; чем оно больше, тем дальше от центра выделяется четкий слой. Толщина последнего зависит от длины радиуса, соединяющего центр слоя и центр рентгеновского пучка, т. е. длины пути трубки. Чем длиннее радиус и короче амплитуда движения, тем толще выделяемый слой. На толщину его влияет также ширина пучка лучей, т. е. размер щели, через которую он проходит.

У ряда томографов, имеющих концентрические и эксцентрические оси вращения трубки, амплитуда движения трубки неодинакова. Вокруг концентрической оси трубка поворачивается на 102°, а вокруг эксцентрической на 65°. В связи с этим толщина выделяемого слоя в центральных отделах черепа составляет 4,6—5 мм, а в боковых 16 мм. Именно этим объясняется нечеткость изображения центральных отделов зубных рядов, возникающая при малейшем нарушении точности установки.

На протяжении короткого времени специалистами различных стран создано несколько вариантов способа получения панорамного изображения и около 50 типов специальных аппаратов. Различия между ними сводятся к количеству центров вращения и форме выделяемого слоя. Разнообразие моделей обусловливается стремлением свести к минимуму дисторсию изображения и его увеличение (рис. 1.8, 1.9).

Для получения изображения геометрически сложной дистальной половины черепа найдены разные пути. Если трубка имеет один стационарный центр ротации, расположенный в области одной половины нижней челюсти, то получается изображение противоположной половины челюсти. Такой принцип использован в ортопантомографе «Panorex» (США). В других конструкциях во время снимка происходит непрерывное движение трубки вокруг трех разных центров вращения. По такому принципу ортопантомографы разработаны фирмами «Palomex» (США) и «Simens» (ФРГ). Существуют аппараты с непрерывным движением самого центра вращения, например, «Phenix» (фирма «Radiante», Финляндия). Исследования в этом направлении продолжаются.

Особенностью методики панорамной томографии является сложность расшифровки изображения. О р т о п а н т о м о г р а м м а представляет собой своеобразный снимок, на котором наряду с изображением челюстных костей зубных рядов, полости носа, верхнечелюстных синусов, присутствуют тени этих же анатомических структур, резко искаженные по форме и размерам. O. Lageland и F. Sippi (1968) установили, что увеличение объектов по вертикали обусловливается соотношением расстояний фокус—пленка и объект—пленка. В среднем объекты выделяемого слоя увеличиваются в этом направлении на 31,7 % (увеличение варьирует от 29 до 35 % в зависимости от индивидуальных особенностей строения челюстей). Дисторсия изображения по ширине в основном определяется скоростью движения рентгеновской трубки и внутри выделяемого слоя колеблется от 30 до 46 %.

W. Updegrave (1966), Rejibian (1979), O. Lageland и соавт. (1985), В. Я. Новикова (1986) и др. указывают, что степень увеличения изображения на ортопантомограммах неодинакова в центральных и боковых отделах челюстей и при использовании аппаратов разных конструкций варьирует от 7 до 32 %. При этом по вертикали объекты увеличиваются гораздо меньше, чем по горизонтали. Следовательно, имеет место не только увеличение, но и деформация анатомических структур. Степень увеличения зависит от локализации объекта по отношению к выделяемому слою. Анатомические образования, расположенные ближе к оси вращения, деформируются и увеличиваются преимущественно в горизонтальном направлении, а удаленные от нее — в вертикальном. Вертикальные изменения размеров

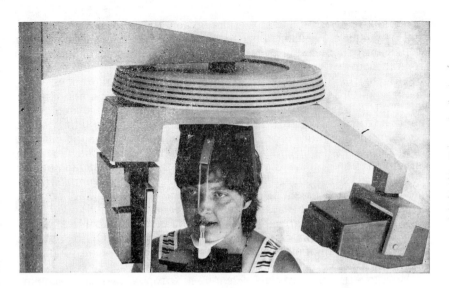

Рис. 1.8. Ортопантомограф фирмы «Phenix» (Финляндия).

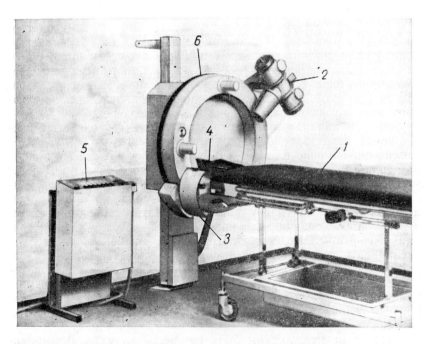

Рис. 1.9. Ортопантомограф ОП-6 «Sonark» (фирмы «Medco», Финляндия).
1 — постель для больного; 2 — рентгеновская трубка; 3 — кассета на подставке; 4 — подголовник; 5 — переключатель программ; 6 — поворотное устройство.

определяются углом расхождения лучей от фокуса рентгеновской трубки, а горизонтальные зависят от скорости движения пленки по отношению к центру вращения. При постоянном расстоянии фокус—пленка во время снимка расстояние фокус—объект постоянно меняется, что и приводит к дисторсии изображения. Отдельные объекты могут отображаться на пленке 2 и даже 3 раза (на своей стороне, в центре пленки и на противоположной стороне). Имеется несколько принципиальных типов ортопантомографов с одной — тремя осями вращения и плавающим центром вращения трубки. Движение кассеты с пленкой может осуществляться как в направлении вращения трубки, так и в противоположном, что влияет на горизонтальную длину изображения. Применяются гибкие пластиковые, изогнутые и плоские металлические кассеты. В СССР наиболее часто используются отечественный ортопантомограф ТП-1, аппараты «Cranex» (фирма «Soredex», Финляндия), ОП-5 (фирма «Palomex», Финляндия) и «Sonark» (фирма «Medco», Финляндия). (табл. 1.3).

Можно выделить глубокий слой, в котором видны височно-нижнечелюстные суставы. На обычной ортопантомограмме изображение височно-нижнечелюстных суставов получается не в истинной боковой проекции, а точность передачи внутрисуставных взаимоотношений, по нашим наблюдениям, недостаточно велика. Более правильное боковое изображение сочленений получается при установке головы обследуемого со смещением ее на 2,5—4 см вперед. По другой методике голову располагают с поворотом на 45° к средней линии. Трубку смещают вниз. Угол ее наклона составляет 7—15° в зависимости от длины шеи. На одной пленке получается изображение обоих суставов: одного в прямой, а другого в боковой проекции. Снимки можно производить в разном положении нижней челюсти.

Каждый аппарат имеет свои коэффициент увеличения изображения и показатель толщины выделяемого слоя. Чем более тонкий слой можно выделить на аппарате, тем легче возникают погрешности при неправильной установке больных. Для их уменьшения необходимо выпрямлять шею обследуемого, заставлять мужчин снимать пиджак, чтобы правильно видеть расположение плечей, голову пациента следует наклонять вниз, чтобы линия, соединяющая крыло носа и козелок уха, составляла с горизонталью угол 5°. При плоском небе наклон следует увеличивать до 10°, а при высоком уменьшать. Очень важно установить подбородок на подставке без смещений или перекосов в какую-либо сторону, иначе изображение будет асимметричным. Зубы во время снимка должны находиться в центральной окклюзии, чтобы коронки не перекрывали друг друга и не создавали препятствий для выявления кариозных дефектов.

Губы пациента должны быть сомкнуты во избежание появления дополнительных теней, а кончик языка должен располагаться на небе, иначе возникает необычная воздушная полоса

Т а б л и ц а 1.3. Основные характеристики панорамных томографов

Характеристика	Значение характеристики для пантомографов						
	ТП-1 (СССР)	«Panelips» (США)	«Ortopan» (ФРГ)	ОП-5 (Финляндия)	«Panex» (Япония)	«Phenix» (Финляндия)	РМ-2002 (Финляндия)
Вид траектории системы излучатель — приемник	Трехосевая	Эллипсоидная	Трехосевая	Двухосевая	Эллипсоидная	Многоосевая	4 вида траекторий
Номинальное напряжение, кВ	90	100	85	85	98	80	82
Анодный ток, мА	15	8—15	15	15	10	10	12
Время экспонирования, с	15	20	15	15	15	15	4—20
Размер фокуса, мм	0,8×0,8	0,6×0,6	0,8×0,8	0,6×0,6	0,6×0,6	0,6×0,6	0,6×0,6
Размер пленки, см	12×30	12×30	15×30	12,5×30	12×30	12,5×30	15×30
Положение пациента при исследовании	Сидя	Сидя, стоя	Стоя	Стоя	Стоя	Стоя	Стоя
Сетевое напряжение, В	220	220	110, 125, 210, 220	220	110	220	100, 110, 220, 240
Масса, кг	200	200	215	173	200	85	108
Тип кассеты	Гибкая	Гибкая	Жесткая цилиндрическая	Жесткая цилиндрическая	Жесткая цилиндрическая	Жесткая плоская	Жесткая плоская

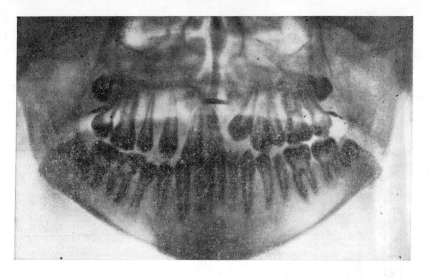

Рис. 1.10. Стандартная ортопантомограмма больного с левосторонней сквозной расщелиной неба и альвеолярного отростка. Голова больного незначительно отклонена кзади. Размеры центральных зубов увеличены, изображение верхнечелюстных синусов нечеткое.

над корнями верхних зубов, мешающая интерпретации их состояния. Дополнительные тени дают серьги, оправы от очков, украшения на шее, неправильно расположенные застежки от защитных фартуков. Нельзя автоматически использовать условия съемки, отработанные на одном аппарате, при исследовании с помощью другого. Чем больше масса тела пациента, тем больше должно быть напряжение на трубке. Необходимо увеличивать напряжение при обследовании лиц с повышенной пигментацией кожи и снижать его при частичной или полной адентии. Пациенты с короткой шеей должны как можно больше вытягивать вперед голову и приподнимать подбородок.

Если на снимке центральные зубы имеют нечеткие контуры, то пациент установлен неправильно; следует наклонить его голову вниз и установить зубы в центральную окклюзию. В тех случаях, когда на центральном участке снимка получается широкая интенсивная тень, оставляемая шейными позвонками, необходимо, чтобы пациент выпрямил спину.

Признаком излишнего запрокидывания головы назад является увеличение размеров передних зубов (рис. 1.10).

При обычной установке больного, рассчитанной на выделение слоя, в котором расположены зубные ряды, верхнечелюстные пазухи удлиняются, на их изображение накладываются детали соседних отделов черепа. Чтобы получить более четкое изображение пазух, голову пациента нужно сместить на подставке вперед на 2,5 см. Тогда выделяемый слой пройдет через

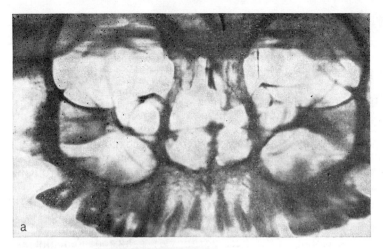

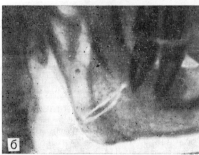

Рис. 1.11. Специальная ортопантомограмма верхнечелюстных пазух
(а). Внеротовой снимок, произведенный на дентальном аппарате у
больного с переломом нижней челюсти (б).

обе верхнечелюстные пазухи, их изображение будет свободно
от наслоения скуловых костей и ширина приблизится к анатомической. Эта же укладка пригодна для одновременного получения изображения обеих височно-нижнечелюстных суставов
(рис. 1.11 а).

Определяя возможности методики ортопантомографии, необходимо подчеркнуть, что она может и должна использоваться
при диагностике любых заболеваний зубочелюстной системы и
патологии околоносовых пазух. Ее достоинством, несмотря на
дисторсию изображения, является передача относительно правильно размеров зубов, что может быть важно для ортопедов
и ортодонтов. Не менее важно то, что ортопантомограмма может быть использована при диспансеризации и эпидемиологических скринингах. Преимуществом ортопантомографии является
возможность демонстрировать межчелюстные контакты, оценивать результаты воздействия межчелюстной нагрузки по состоянию замыкающих пластинок лунок и определять ширину периодонтальных путей. Однако ортопантомография не лишена некоторых недостатков: в центральных отделах челюстей изображе-

ние зубов и окружающих костных тканей может быть недостаточно четким, что требует дополнительных снимков.

Для выявления кариеса и его осложнений можно производить интерпроксимальные внутриротовые или панорамные рентгенограммы, а с целью диагностики патологии пародонта — боковые панорамные рентгенограммы.

При переломах нижней челюсти в зоне угла или мыщелкового отростка для определения направления смещений фрагментов по ширине требуются дополнительные прямые обзорные снимки черепа. В случае выявления патологии височно-нижнечелюстных суставов ортопантомограммы приходится дополнять томограммами или зонограммами суставов в других проекциях, в том числе при смещениях нижней челюсти.

При опухолевых, системных, воспалительных и травматических поражениях черепных костей также нередко приходится производить дополнительные снимки, в том числе панорамные.

Ортопантомограммы демонстрируют взаимоотношения зубов верхнего ряда с дном верхнечелюстных пазух и позволяют выявить в нижних отделах пазух патологические изменения одонтогенного генеза. Но более детальное изучение состояния слизистой оболочки и других стенок верхнечелюстных пазух, определение изменений в других околоносовых пазухах требует дополнительных продольных зонограмм. Таким образом, внедрение в широкую практику ортопантомографии дало возможность резко сократить число исследований, но не привело к полному отказу от других методик.

Особенно важно использовать ортопантомографию в детской стоматологии, где она не имеет конкурентов в связи с низкими дозами облучения и большим объемом получаемой информации. Практически именно с разработкой ортопантомографии появилась возможность более широко использовать рентгенологический метод при обследовании детей и подростков.

В детской практике ортопантомография помогает диагностировать переломы, опухоли, остеомиелит, кариес, периодонтиты, кисты, определять особенности прорезывания зубов и положение зачатков.

Не все конструкции аппаратов позволяют произвести ортопантомографию маленькому ребенку. Оптимальными возможностями обладает аппарат «Phenix» (фирма «Radiante», Финляндия). Большое удобство при обследовании детей обеспечивает разработанная Ю. И. Воробьевым и А. Г. Надточием (1983) приставка, которая может использоваться с любым ортопантомографом. По их методике, детей исследуют в условиях медикаментозного сна. Используют приспособление к детскому стулу, к верхней поверхности которого крепится горизонтальная пластинка с вырезом для головы и тела ребенка и спинкой. Ширину отверстия можно изменять с помощью винтов. К подбородочному упору и головным зажимам добавлены специальные приспособления, позволяющие фиксировать голову ребенка.

На прорезь диафрагмы рентгеновской трубки надевают дополнительную пластинку из свинца толщиной 3 мм, уменьшающую размер щели и ограничивающую излучение.

Помимо внутриротовых снимков зубов, панорамных рентгенограмм и ортопантомограмм, при диагностике заболеваний зубочелюстной системы и поражений лицевых костей используется большая серия внеротовых снимков. Часть из них следует выполнять на мощных рентгеновских аппаратах с учетом возможностей современной техники, позволяющей варьировать экспозицию, использовать жесткое фильтрованное излучение, отсеивающие решетки, оптические центраторы для выбора проекций. Для получения отдельных внеротовых рентгенограмм могут быть использованы дентальные аппараты и неподвижные растры, поскольку во многих стоматологических учреждениях имеется только такая аппаратура (рис. 1.11, б).

Экстраоральная рентгенография челюстей на дентальных аппаратах производится следующим образом. Для съемки тела нижней челюсти на уровне боковых зубов больного усаживают в кресло так, чтобы среднесагиттальная плоскость головы была перпендикулярна плоскости пола, а линия, соединяющая козелок уха и угол рта, располагалась горизонтально. Голову поворачивают на 20° в снимаемую сторону, кассету прижимают к исследуемой области. Больной придерживает ее рукой с тыльной стороны. Трубку рентгеновского аппарата отводят к углу нижней челюсти противоположной стороны, смещают на 2 см вниз и направляют луч на центр кассеты. Нижний край кассеты устанавливают параллельно краю нижней челюсти на 2—2,5 см ниже нее. Условия съемки: 60—65 кВ, 10 мА, 0,5 с (для аппарата 5Д-2, 52 кВ, 1,5 с соответственно). Для съемки зоны нижнечелюстного угла и моляров кассету и луч необходимо сместить кзади.

Используя специальный черепной штатив типа РГЧ конструкции Гинзбурга, можно с помощью дентального аппарата произвести снимки верхнечелюстных пазух. Для этого переднюю панель штатива наклоняют на 30—45°, голову пациента укладывают так, чтобы среднесагиттальная плоскость черепа была перпендикулярна плоскости пола.

Больной касается панели стола подбородком и кончиком носа. Кассету размером 13×18 см устанавливают большей стороной вертикально. Луч центрируют на середину кассеты. Условия съемки: 65 кВ, 10 мА, 2—5 с, кожно-фокусное расстояние (КФР) 60—70 см.

Обзорные снимки черепа в прямой, боковой, полуаксиальной и аксиальной проекциях следует выполнять в соответствии с принятыми в рентгенологии правилами. Предпочтительно осуществлять съемку в вертикальном положении пациентов с КФР не менее 1,5 м. Это позволяет уменьшить облучение туловища, в том числе половых желез и тканей черепа. Увеличение изображения при съемке с этого расстояния, не превы-

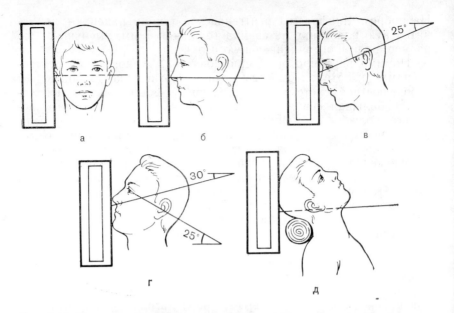

Рис. 1.12. Расположение головы пациента и схема хода центрального луча при съемке обзорных рентгенограмм в боковой (а), прямой (б), лобно-носовой или эксцентрической прямой (в), подбородочно-носовой полуаксиальной (г) и задней аксиальной (д) проекциях.

шает 4—6 %. Пучок лучей максимально экранируют диафрагмами тубусов, которые ограничивают поле по размерам кассеты, что улучшает качество снимков и ограничивает лучевую нагрузку на пациента. Во время снимка используют защитные приспособления в виде специальных фартуков. При центрации угловые ориентиры следует предпочитать анатомическим точкам. Голову необходимо фиксировать (рис. 1.12).

Для получения прямой обзорной рентгенограммы черепа используются кассеты размером 24×30 см. Центр трубки совмещают с центром стойки для снимков или пересечением разметок на столе. Кончик носа пациента должен быть направлен в центр кассеты. Основная линия черепа, соединяющая угол глаза и козелок уха, горизонтальна, среднесагиттальная плоскость совпадает с центральной вертикальной разметкой и перпендикулярна плоскости пленки. Иногда вместо передней прямой рентгенограммы черепа производят заднюю с соблюдением всех перечисленных правил. Такую съемку осуществляют у тяжелобольных, перенесших черепно-мозговую травму, и выполняют в горизонтальном положении пациента.

Нередко в челюстно-лицевой патологии используют и эксцентрическую прямую проекцию, которая хорошо очерчивает зону орбит, лобную кость и лобные синусы. В этой проекции можно производить как обзорную рентгенограмму черепа, так и ограниченный снимок глазниц (рис. 1.13). В обоих случаях лоб и кончик носа больного должны касаться плоскости стола или стойки. Соблюдают указанные выше положения относительно среднесагиттальной плоскости и основной линии черепа. Для получения обзорной рентгенограммы луч центрируют на плоскость носа, для снимка орбит — на межорбитальное пространство, причем данный снимок чаще выполняют в горизонтальном положении больного и на кассете меньшего формата.

Обзорный снимок черепа в боковой проекции должен полностью захватить не только лицевой, но также мозговой череп, а при телерентгенологическом исследовании и мягкие ткани лица. Больного устанавливают боком к стойке таким образом, чтобы на пересечении разметок находился наружный слуховой проход. Основная линия черепа должна быть горизонтальной, а среднесагиттальная плоскость вертикальной. Луч центрируют на центр разметок через наружный слуховой проход противоположной стороны. При правильной установке верхние шейные позвонки также отображаются в боковой проекции.

Для изучения костей лицевого черепа удобна передняя полуаксиальная рентгенограмма, которая может выполняться и у стойки, и на столе (рис. 1.14). При этом виде рентгенографии основная линия черепа должна составлять с плоскостью стола или стойки угол от 45 до 60°, а средняя сагиттальная плоскость должна быть перпендикулярна плоскости кассеты.

Из аксиальных проекций целесообразна передняя. Больной ложится на живот на край стола, шею максимально вытягивает вперед. Приставной столик или подставку поворачивают так, чтобы их плоскость стала продолжением снимочного стола, и опускают несколько ниже его уровня, чтобы обеспечить удобное положение пациента. Основная линия черепа должна быть параллельна, а среднесагиттальная плоскость перпендикулярна плоскости стола. Луч центрируют через темя на середину разметок. Переднюю аксиальную рентгенограмму трудно произвести у полных людей с короткой шеей.

Заднюю аксиальную рентгенограмму черепа удобнее снимать у сидящего больного, используя вертикальную стойку. При этом больной максимально откидывает голову назад, чтобы основная линия черепа стала параллельной плоскости кассеты. Голову располагают строго симметрично. Луч центрируют на середину кассеты через подчелюстную область.

Если полуаксиальная рентгенограмма дает наиболее широкий обзор костей средней зоны лицевого черепа, полости носа и его придаточных пазух, то обе аксиальные проекции позволяют изучить основание черепа, основную пазуху, наклон головок мыщелковых отростков в аксиальной плоскости, скуловые дуги (рис. 1.15).

В качестве дополнительных методик в стоматологии целесообразно использовать косую рентгенографию в контактной и тангенциальной проекциях по способу Котельникова и Во-

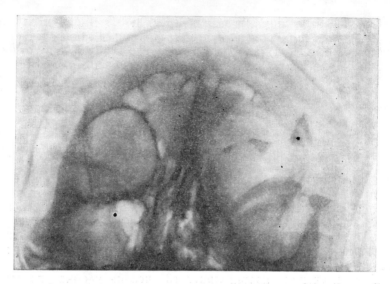

Рис. 1.13. Рентгенограмма лицевого черепа в эксцентрической прямой проекции (зона орбит). Обширный перелом костей средней и верхней трети лицевого черепа, смещение левой скуловой кости вниз, дефект левой орбиты, лобной кости.

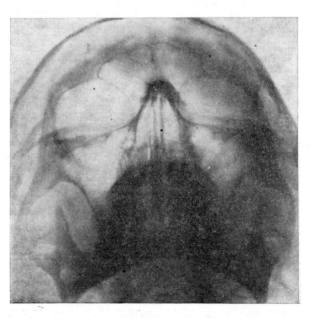

Рис. 1.14. Рентгенограмма лицевого черепа в полуаксиальной проекции.

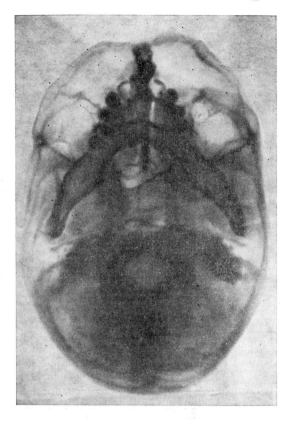

Рис. 1.15. Рентгенограмма черепа больной с асимметричной деформацией лицевых костей в аксиальной проекции.

робьева. Эти исследования осуществляют с помощью дентального рентгеновского аппарата и пленки размером 13×18 см с кассетой или без. Для получения снимка в тангенциальной проекции больного усаживают таким образом, чтобы среднесагиттальная плоскость черепа составляла с рентгеновской пленкой тупой угол, исследуемая область располагалась перпендикулярно к пленке, а луч направлялся по касательной к снимаемому участку челюсти и перпендикулярно к пленке. Для рентгенографии каждой половины лицевого скелета имеется 5 тангенциальных проекций соответственно кривизне челюстных дуг у каждой группы зубов.

В контактной косой проекции плоскость пленки и сагиттальная плоскость черепа составляют острый угол. Пленка располагается почти параллельно исследуемому отделу. Центральный луч проходит перпендикулярно к плоскости пленки через пространство между противоположной ветвью нижней челюсти и позвоночником. Производят три контактных косых снимка каждой половины лицевого черепа: фронтальных отделов, зоны малых и больших коренных зубов, зоны угла и ветви нижней челюсти. Больного усаживают в кресло, голову устанавливают так, чтобы основная линия черепа проходила горизонтально, а кассета или пленка располагалась вертикально. Нижний край кассеты находится на 2—2,5 см ниже края нижней челюсти. При съемке центральных отделов кассету прижимают к наружному краю глазницы и височному отростку скуловой кости. Между кассетой и крылом носа сохраняется расстояние 1 см. Чтобы получить снимок области клыка, кассету прижимают к скуловой кости, надбровной дуге и крылу носа, снимок премоляров — к надбровной дуге и крылу носа, а снимок зоны моляров — к надбровной дуге, над переносью и кончику носа. Условия рентгенографии: 60 кВ, 7—10 мА, 0,5—1 с, КФР 60 см (см. рис. 1.5).

С. Х. Юсупов (1982) разработал способ рентгенографии скуловой дуги на дентальном аппарате. Голову больного наклоняют на 30° в исследуемую сторону, слегка поворачивают вокруг вертикальной оси и запрокидывают назад. Кассету размером 13×18 см прижимают к исследуемой области с височной стороны так, чтобы она была параллельна среднесагиттальной плоскости черепа. Рот должен быть открыт. Луч направляют на центр кассеты через точку, находящуюся в 2 см от угла нижней челюсти на противоположной стороне, под углом 60°. КФР 22—30 см. На таком снимке, помимо скуловой дуги, хорошо видны крыловидный отросток основной кости и бугор верхней челюсти.

Этому же автору принадлежит методика получения косых рентгенограмм верхней челюсти и верхнечелюстной пазухи. Их производят следующим образом. Больной садится так, чтобы среднесагиттальная плоскость черепа была перпендикулярна плоскости пола. Голова его должна быть на 20° повернута в снимаемую сторону и наклонена вперед так, чтобы подбородок был прижат к шее. Кассету 13×18 см больной прижимает к снимаемой области, чтобы она касалась верхненаружного края глазницы, скуловой кости и кончика носа. Центральный луч проходит от сосцевидного отростка противоположной стороны через точку, расположенную на 2 см ниже его вершины, перпендикулярно кассете между шейными позвонками и нижней челюстью и центрируется на премоляры исследуемой стороны. КФР 25—30 см. На снимке отображаются верхнечелюстная пазуха, альвеолярный отросток верхней челюсти, нижнеорбитальный край, подглазничный канал. Отмечается дисторсия изображения с укорочением его по горизонтали и увеличением по вертикали.

С помощью косой рентгенографии на дентальном аппарате можно одновременно произвести снимок зубов одной половины верхней и нижней челюстей. Больного усаживают так, чтобы среднесагиттальная плоскость черепа была перпендикулярна полу, а основная линия параллельна ему. Голову на 30° поворачивают в снимаемую сторону. Кассету размером 13×18 см располагают вертикально, ее верхний край соответствует уровню надбровной дуги. Больной касается кассеты верхненаружным краем глазницы, кончиком носа и скуловой областью. Луч проходит через точку на 2—3 см ниже вершины сосцевидного отростка противоположной стороны перпендикулярно кассете между шейными позвонками и ветвью нижней челюсти с ориентацией на зону премоляров.

При решении диагностических задач в стоматологии важную

роль играет исследование околоносовых пазух, которые часто вторично поражаются при заболеваниях зубов. Многочисленные исследования, в том числе проведенное нами совместно с Г. И. Голубевой (1983), убедительно показали, что широко используемая в клинической практике методика рентгенографии пазух в подбородочно-носовой проекции не является оптимальной и приводит к ошибочным заключениям в 10—65 % случаев. Наиболее эффективна продольная зонография в вертикальном положении пациента, при повороте трубки на 8°. Зонограммы производят в двух проекциях — классической прямой и лобно-носовой. В большинстве случаев достаточно получить один срез на глубине 4 см у женщин и 5 см у мужчин. Срезы проходят через середину пазух и благодаря своей толщине (около 2,5 см) дают представление о состоянии слизистой оболочки на всех стенках, позволяют легко обнаружить даже небольшие скопления выпота. На указанных зонограммах наряду с верхнечелюстной пазухой четко видны решетчатый лабиринт, лобные пазухи и передние отделы клиновидной пазухи, которые также нередко вовлекаются в воспалительный процесс. При дифференциальной диагностике риногенных и одонтогенных гайморитов, кроме зонограммы, следует выполнять ортопантомограмму или прямую панорамную рентгенограмму верхней челюсти, которые демонстрируют источник одонтогенного процесса и состояние дна верхнечелюстной пазухи (рис. 1.16, 1.17).

Сложность анатомического строения лицевого черепа заставляет широко использовать при уточненной диагностике поражений не только ортопантомографию, но и продольную томографию и зонографию. Показанием к их применению являются патологические изменения мелких костных фрагментов вокруг полости носа и глазницы, основания черепа, клеток решетчатого лабиринта. Такая необходимость нередко возникает при сложных переломах средней зоны лица, посттравматических деформациях, новообразованиях, системных поражениях. В этих случаях до последнего времени традиционно использовались линейные томограммы с углом поворота трубки 30, 45 и 60°. Они позволяют обнаружить прорастания опухолей лицевых костей и пазух в глубинные отделы черепа, переломы и структурные изменения тонких костей.

Томография в прямой и боковой проекциях стала основным способом рентгенологического исследования мягкого неба, а также височно-нижнечелюстного сустава и позволила решить многие вопросы диагностики его заболеваний в том числе дисфункций. При томографии необходимо использовать основные легко воспроизводимые проекции — прямую, боковую, заднюю или переднюю аксиальные. Голову пациента во время съемки необходимо фиксировать, чтобы не усиливать нечеткость снимков.

Много преимуществ для снижения дозы облучения больного должна была бы давать симультанная томография, при которой

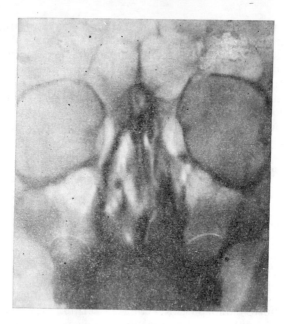

Рис. 1.16. Линейная зонограмма верхнечелюстных пазух, произведенная в лобно-носовой проекции в вертикальном положении пациента.

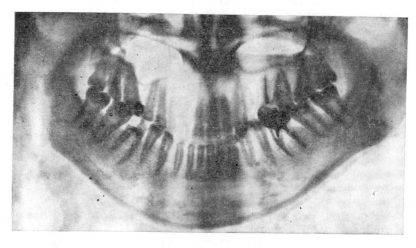

Рис. 1.17. Ортопантомограмма больного острым одонтогенным гайморитом слева, развившимся вследствие обострения периодонтита ⌐6 зуба. Уровень жидкости занимает половину объема пазухи.

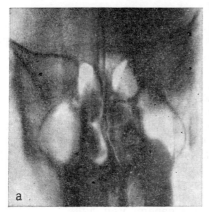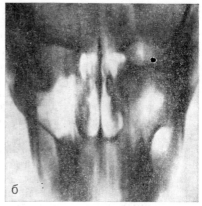

Рис. 1.18. Томограмма верхнечелюстных пазух в прямой проекции.

а — на глубине 4 см видно утолщение слизистой оболочки на дне левой пазухи. В остальном пазухи прозрачны. Передние отделы клиновидных пазух воздушны. Носовая перегородка искривлена вправо. Левые носовые раковины гиперплазированы; б — на глубине 5,5 см утолщена слизистая оболочка на всех стенках левой верхнечелюстной пазухи и в клиновидной пазухе слева. Задние отделы носовой перегородки имеют вертикальный ход.

используются специальные кассеты, позволяющие за одну экспозицию получать несколько томограмм с заданным интервалом между слоями. Однако неудовлетворительное качество симультанных томограмм ограничило применение этой методики.

Томография производится с различными интервалами между слоями (0,5—1 см и более), но так или иначе требует обычно нескольких срезов в каждой из проекций (рис. 1.18). Только височно-нижнечелюстной сустав удается изучить на одном стандартном срезе (2 или 2,5 см). Этот вид исследования связан с большим расходом рентгеновской пленки и значительным облучением пациентов.

В последние 10—15 лет томографию вытесняет зонография — послойное исследование с малыми углами поворота трубки (как правило, на 8°). Ее преимуществом является выделение «толстых» срезов (1,5—2,5 см), что позволяет существенно сократить количество снимков, сделать процедуру более экономичной и безопасной в лучевом отношении и получить такую же информацию, какую дает серия томограмм.

Удобный аппарат для многопроекционной зонографии черепа создан в 80-х годах. Он выпускается фирмой «Medko» (Финляндия) под названием ортопантомограф ОП-6, или «Sonark» (см. рис. 1.9). Этот аппарат выгодно отличается от всех других тем, что позволяет, не меняя положения пациента, произвести зонограммы различных отделов черепа.

Аппарат состоит из вертикальной колонны, несущей трубку и кассету, горизонтальной подвижной постели для пациента и пультов управления. На штативе осуществляется три типа движений трубки и кассеты: перемещение их по вертикали, одновременный поворот по окружности на 270° и движение кассеты вокруг вертикальной оси. Голова больного располагается на специальном подголовнике, который легко поднимается и опускается. Точность укладки достигается благодаря системе световых центраторов, укрепленных в разных отделах станины. Световые указатели очерчивают снимаемое поле, среднесагиттальную плоскость черепа, основную горизонталь и другие анатомические ориентиры (см. рис. 1.9).

Съемку зонограмм можно проводить по 7 различным программам: для зубочелюстной системы, средней зоны лица и орбит, височно-нижнечелюстных суставов, среднего и внутреннего уха, атлантоокципитального сочленения в прямой проекции, шейных позвонков и лицевого черепа или лицевых костей в боковой проекции, задних стенок орбиты и отверстий зрительного нерва. Нажатие соответствующей клавиши обеспечивает автоматический выбор объема и формы движения трубки и кассеты. Условия исследования на аппарате «Sonark»: 50—90 кВ, 15—30 мА, выдержка 7—13 с (автоматически регулируется для каждой из программ). Съемку производят на пленку форматом 15×40 см, заключенную в изогнутую металлическую кассету с усиливающими экранами.

Благодаря изменению ширины щели на трубке «Sonark» позволяет выделять слои различной толщины — 1,3 и 2,8 см. При каждой программе можно снять либо стандартный заданный слой, либо более или менее глубоко расположенные участки той же зоны. Уровень слоев устанавливается автоматически и документируется на дисплее. При каждом виде зонографии на аппарате «Sonark», в отличие от других типов ортопантомографов, сохраняется одна ось вращения трубки, но положение ее меняется. Выделяемый слой имеет цилиндрическую форму. Деформация изображения на этом аппарате минимальна. Не отмечено также дублирования изображения каких-либо объектов. При использовании каждой из программ увеличение изображения различно, но равномерно по всему выделяемому слою. Качество изображения объектов лицевого черепа превосходит таковое при других видах томо- и зонографии (рис. 1.19).

Регистрировать изображение можно не только на рентгеновскую пленку, но и на электрозаряженные селеновые пластины, покрытые слоем графита, с которых оно переносится на бумагу.

Электрорентгенография достаточно информативна при выявлении патологических изменений в костях, имеет преимущества при исследовании мягких тканей, более экономична и ускоряет процесс получения снимка. Однако меньшая чувствительность селеновых пластин вынуждает увеличивать напряжение и лучевую нагрузку на пациента. Это ограничивает использование электрорентгенографии при обследовании детей и женщин. Помимо этого, повседневному применению методики

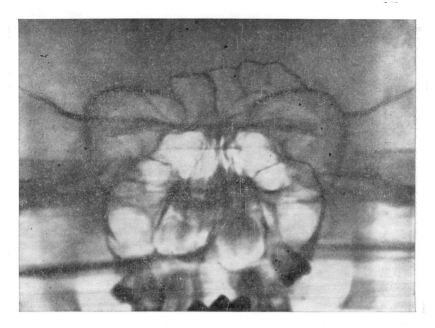

Рис. 1.19. Зонограмма костей средней и верхней трети лицевого черепа, полученная на ортопантомографе ОП-6 «Sonark». В слезопроводящие пути справа введен контрастный препарат (дакриоцистография).

часто препятствуют плохое качество селеновых пластин, которые выпускаются в основном форматом 30×40 см, и необходимость располагать приставку в вытяжном шкафу, так как в процессе фиксации изображения используют бензол и толуол. Естественно, при бескассетной съемке зубов электрорентгенографию производить невозможно.

Среди многочисленных способов контрастных рентгенологических исследований при челюстно-лицевой патологии наиболее часто используются артрография височно-нижнечелюстных суставов, ангиография, сиалография, дакриоцистография.

Задачей а р т р о г р а ф и и является детализация диагностики поражений височно-нижнечелюстного сустава путем уточнения состояния внутрисуставного мениска. Методику ввел в рентгенологическую практику в 1947 г. Т. Norgaard. Практически она используется с конца 60-х годов, с момента широкого внедрения в практику послойных исследований, облегчивших интерпретацию артрограмм. Как правило, достаточно контрастировать нижний этаж сочленения. Манипуляцию осуществляют после анестезии кожи под рентгентелевизионным контролем. Сустав пунктируют в задних отделах иглой, через которую вводят от 0,8 до 1,5 мл вязкого водорастворимого контрастного препарата. Производят томограммы или зонограммы сустава при различных движениях нижней челюсти (рис. 1.20). Про-

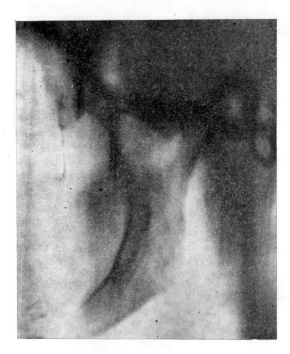

цедура требует осторожности и опыта. Некоторые авторы [Husted E., 1967] производили воздушную артрографию сустава, но ее результаты труднее поддаются расшифровке.

Контрастирование артериальных и венозных сосудов челюстно-лицевой области наиболее широко осуществляется при новообразованиях различного типа, особенно гемангиомах [Горбушина Г. М., 1966]. Контрастный препарат можно вводить тремя способами. Наиболее простым из них является пункция гемангиомы с введением контрастного вещества в толщу опухоли и регистрацией изображения на отдельных снимках. Чтобы получить представление о распространенности опухоли в прямой и боковой проекциях, пункцию выполняют 2 раза. Методика обеспечивает выявление характера венозных изменений, но не всегда позволяет увидеть детали кровотока, подходящие к гемангиоме сосуды, и не пригодна для контрастирования артериальной сосудистой сети.

При кавернозных гемангиомах и артериовенозных шунтах практикуют введение контрастных препаратов в приводящий сосуд, который выделяют операционным путем. При пульсирующих артериальных и артериовенозных образованиях производят серийную ангиографию после введения контрастных препаратов в приводящий сосуд, который выделяют операционным путем. При пульсирующих артериальных и артериовенозных образованиях производят серийную ангиографию после введения контрастных препаратов в общую сонную артерию путем ее пункции. В последние годы чаще осуществляют контрастирование бассейна наружной сонной артерии через катетеры, проведенные либо обычным для ангиографии путем (через бедренную или подключичную вену), либо через наружную сонную артерию.

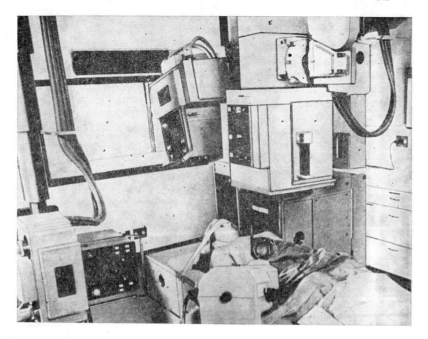

Рис. 1.21. Положение больного при обследовании на ангиографическом комплексе для одномоментной двухпроекционной ангиографии.

Ангиография — сложная процедура, которую следует выполнять в специально оборудованном рентгенооперационном кабинете в условиях асептики и антисептики, под местным обезболиванием. Ее осуществление требует специальной аппаратуры, обеспечивающей автоматизированную съемку серии ангиограмм с большой скоростью и в соответствии с заданной программой. Большинство современных ангиографических установок укомплектовано автоматическим шприцем, включающим трубку и серийную кассету по заданной программе, двумя рентгеновскими трубками и двухпроекционной кассетой, которая регистрирует состояние сосудов в прямой и боковой проекциях одновременно при однократном введении контрастного препарата (рис. 1.21). Проведение катетеров и правильность их расположения в сосудах контролируются с помощью рентгенотелевизионного канала усилителя рентгеновского изображения. Спектр водорастворимых контрастных препаратов для ангиографии очень велик. Выбор их зависит от многих показателей: вязкости, концентрации йодсодержащих веществ, аллергизирующего действия. Чаще всего используются верографин (ЧССР), урографин (ФРГ), гайпик (Швеция, Великобритания), кардиографин и кардиотраст (СССР).

Методика ангиографии постоянно совершенствуется и в настоящее время сочетается со специальным видом субтракции (дигитальная субтракционная ангиография), во много раз повышающей ее разрешающую способность и позволяющей зарегистрировать самые мелкие разветвления сосудов и определить изменения артериальной, капиллярной и венозной сосудистой сети при контрастировании небольшими количествами препаратов путем пункции или катетеризации периферических вен. Объем использования ангиографии в хирургической стоматологии относительно невелик и имеются все основания для расширенного внедрения этой методики как в диагностику, так и в лечение ряда заболеваний.

Крайне редко используется при челюстно-лицевой патологии п р я м а я л и м ф о г р а ф и я, которую применяют для визуализации лимфатических узлов. Предварительно в толщу кожи вводят красящее вещество, которое делает видимыми тонкие лимфатические сосуды. После небольшого разреза, который по косметическим соображениям часто производят в заушной области, окрашенный сосуд берут на лигатуру и медленно вводят в него ультражидкий липойодол, после чего делают снимки. В настоящее время такое исследование все больше вытесняется непрямой изотопной лимфографией.

С и а л о г р а ф и я — самый старый и наиболее часто используемый способ контрастного исследования в стоматологии [Barsony T., 1925]. Методика ее с момента внедрения в практику изменилась относительно мало. Контрастные вещества вводятся в протоки слюнных желез при помощи обычного шприца через затупленную и слегка изогнутую по форме протока иглу, канюлей или катетером. Использование иглы имеет ряд недостатков: ввести ее в проток не всегда удается, она не фиксируется в протоке и может выйти из него в момент введения контрастного вещества, инстилляция иглы нередко представляет собой трудоемкую для врача и болезненную для пациента процедуру.

Первоначально при сиалографии широко использовался йодолипол, который одновременно рассматривался как дезинфицирующее средство, дающее лечебный эффект при воспалениях слюнных желез. В дальнейшем обнаружилось, что вязкие йодированные масла обладают рядом недостатков. Нередко они надолго задерживаются в протоках, нарушая функцию слюнных желез и усиливая склеротические изменения в них. Большая вязкость их заставляет вводить препарат под давлением, намного превышающим физиологическую резистентность слюнных протоков. В результате возникают их перерастяжение, экстравазаты, нарушается целость концевых разветвлений. Повреждение стенок слюнных протоков может привести к попаданию йодолипола в мягкие ткани челюстно-лицевой области, где формируются болезненные олеомы, требующие оперативного иссечения. Иногда теневые симптомы, считающиеся характерными для воспалительных или опухолевых заболеваний слюнных желез, появляются вследствие нефизиологического контрастирования.

В последние годы стали применять водорастворимые контрастные вещества повышенной вязкости или резко разжиженные и эмульгированные масляные препараты (дианозил, ультражидкий липойодол, этийодол, майодил и др., вязкость которых составляет 0,2—0,25 Па·с). Эти препараты следует вводить через тонкие катетеры под визуальным рентгенотелевизионным контролем и с использованием манометрии, чтобы давление при введении соответствовало физиологическому (30—40 см вод. ст.). Менее вязкие водорастворимые контрастные препараты не позволяют получить четкую картину протоков, так как они гипертоничны, обладают малым поверхностным натяжением и быстро выводятся из протоков, не давая четкой рентгенологической картины. Кроме того, эти вещества раздражают внутреннюю выстилку протоков и вызывают неприятные ощущения у пациентов. Перед введением контрастные препараты нагревают до 37—40 °C во избежание спазма протоков. Количество введенного препарата зависит от вида железы, пола и возраста пациента (1—6 мл). Для околоушной железы оно чаще всего составляет 2—2,5 мл, а для подчелюстной — около 1—1,5 мл. Перед контрастированием протоки промывают изотоническим раствором хлорида натрия и бужируют тонким глазным бужом. Катетер должен иметь наружный диаметр не более 0,6 мм. Его вводят в проток с мандреном, который извлекают только перед введением контрастного вещества, либо заполняют контрастной взвесью до введения, чтобы избежать попадания слюны или воздуха. Его продвигают в проток на глубину 2—3 см и фиксируют лейкопластырем на коже щеки.

Телевизионная рентгеноскопия позволяет дозировать заполнение протоков и избегать избыточного введения контрастных препаратов, а также выбирать оптимальные проекции для рентгенографии. Обычно выполняют обзорные прямые, боковые, аксиальные, тангенциальные снимки, ортопантомограммы и панорамные рентгенограммы. Помимо тугого заполнения на снимках, произведенных через 15 и 30 мин, регистрируются скорость и полнота опорожнения протоков, что позволяет судить о функции слюнных желез. Для стимуляции саливации нередко используют фармакологические препараты, например, лимонную кислоту. Нередко протоки заполняют малыми порциями — по 0,5—0,8 мл в три приема с интервалами в 10 мин. Между вторым и третьим введением контрастного вещества больному дают экстракт лимонной кислоты. Рентгенографию осуществляют в трех фазах: фазе заполнения протоков, фазе контрастирования паренхимы и постэвакуационной фазе [Jung H., Klatte E., 1972]. Заполнить проток подъязычной слюнной железы удается только в том случае, если он впадает в поднижнечелюстной.

Ортопантомография существенно упрощает методику сиалографии и позволяет получить одновременно изображение различных желез без наслоения костной ткани нижней челюсти. Можно использовать и панорамную рентгенографию: при исследовании околоушной слюнной железы в боковой, а поднижнечелюстной — в прямой проекции. При подозрении на слюнокаменную болезнь исследование всегда должно начинаться с обзорных (прямых, боковых, окклюзионных или панорамных) снимков.

В последние годы разработан еще один способ рентгенологического изучения слюнных желез — п н е в м о с у б м а н д и б у л о г р а ф и я. Ее введение в практику связано с исследованиями, выполненными Л. С. Розенштраухом и Л. Е. Пономаревым (1963), М. И. Другобицким (1966). Тень подчелюстных желез видна на фоне кислорода или углекислого газа, введенного в клетчатку подчелюстного пространства с помощью пневмотораксного аппарата. Местом введения служит дно полости рта или подчелюстное пространство. Результаты исследования чаще всего регистрируются на прямых и боковых томограммах, которые производят в положении больного на спине, животе или боку. Нередко пневмосубмандибулографию сочетают с сиалографией.

Широкое использование в повседневной практике радионуклидных исследований, термо- и эхографии приводит к сокращению числа контрастных исследований слюнных желез, особенно с применением газовых сред.

Значительный прогресс в рентгенологическом исследовании различных органов и систем связан с введением в практику к о м п ь ю т е р н о й т о м о г р а ф и и. Она позволяет получить поперечное послойное изображение любой области человеческого тела, в том числе черепа. Анализируя плотностные характеристики рентгеновского изображения, с помощью ЭВМ, компьютерного томографа можно выявить тонкие изменения тканей. Современные компьютерные томографы имеют высокую разрешающую способность, позволяют различать очень небольшие перепады плотностей, быстро сканируют исследуемую часть тела (один срез в секунду) и могут воссоздавать обзорное изображение на основании исследования, произведенного в одной проекции. В настоящее время это единственный способ одновременного получения изображения не только костных отделов, но и мягких тканей, в том числе мозга. Компьютерная томография широко используется при распознавании заболеваний лицевого черепа и зубочелюстной системы: патологии височно-нижнечелюстных суставов, особенно менисков, врожденных и приобретенных деформаций, переломов, опухолей, кист, системных заболеваний, патологии слюнных желез, болезней носо- и ротоглотки. Она позволяет точно определить локализацию поражений, провести дифференциальную диагностику заболеваний, планирование оперативных вмешательств и лучевой терапии.

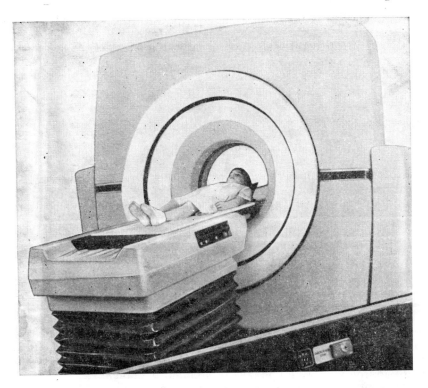

Рис. 1.22. Положение больного при обследовании на компьютерном томографе.

Большие разрешающие способности компьютерных томографов сочетаются с низким уровнем облучения пациентов и широкими возможностями документирования и хранения изображения с помощью магнитной записи, рентгенографии и фотографии.

C. Cuting и соавт. (1986) разработали способ совмещения для трехпроекционного анализа объемного изображения скелета и мягких тканей, основанный на использовании компьютерного томографа типа «Somatom DR-3» (рис. 1.22). Он незаменим при планировании пластических и реконструктивных операций и прогнозировании их результатов.

В последние годы программы предоперационных исследований все больше усложняются. Оценке подвергаются не только результаты двухпроекционной телерентгенографии и компьютерной томографии. При помощи ЭВМ индивидуальные показатели сравнивают с вариантами нормы, характерными для данной географической зоны. Планируемые зоны остеотомии маркируют по анатомическим ориентирам, и компьютер располагает их в том положении, которое должно возникнуть после операции. Хирург может увидеть и оценить возможный результат лечения и сделать оптимальный выбор. При исследовании височно-нижнечелюстных суставов компьютерную томографию сочетают с артрографией.

В ряде стран уже начаты исследования челюстно-лицевой области с помощью ядерно-магнитного резонанса, который демонстрирует возможности еще более точной диагностики многих патологических изменений.

Особое место среди рентгенологических методов, используемых в стоматологии, занимает т е л е р е н т г е н о л о г и ч е с к о е и с с л е д о в а н и е. Оно применяется как способ количественного изучения пропорций и взаимоотношений различных отделов лицевого и мозгового черепа у больных с нарушениями взаимоотношений зубных рядов и деформациями врожденного и приобретенного генеза, по снимкам, произведенным с расстояния не менее 1,5 м. Телерентгенография помогает оценить характер деформации, направление роста костных отделов и определить сроки и порядок хирургических и ортодонтических мероприятий.

В различных странах создано около 50 схем количественной оценки телерентгенограмм, однако отсутствуют сообщения, анализирующие их информативность и предлагающие единую методику краниометрии, которая позволяла накапливать коллективный опыт. Наряду с несомненными преимуществами методика имеет ряд недостатков, которые влияют на оценку результатов, чему долгое время не придавали должного значения.

Основу методики составляет многопроекционная рентгенография черепа. Исследования, проведенные E. Hauser (1964), свидетельствуют, что минимальное увеличение изображения достигается при рентгенографии с расстояния 4 м, однако в большинстве стран, в том числе в СССР, снимки производят с расстояния 1,5 м. При этом увеличение составляет 2—4 % и им можно практически пренебречь. Существенным является соблюдение минимального расстояния между головой пациента и пленкой. Оно влияет на качество изображения, величину дисторсии и не должно превышать 7 см. Установку больных для телерентгенографии производят с соблюдением правил для данной проекции. Для уменьшения динамической нерезкости съемку осуществляют с короткой выдержкой, а голову больного фиксируют головодержателем или в краниостате (рис. 1.23).

Можно устанавливать голову и в естественном для данного пациента положении, как рекомендует, например, Ф. Я. Хорошилкина (1976). Однако в этих случаях необходимо использовать фотосфат, позволяющий контролировать индивидуальные особенности положения головы и состояние мягких тканей лица. В случае отсутствия его требуются система зеркал, присутствие ортодонта во время исследования и неоднократные репетиции. Наклон головы при съемке вносит дополнительные проек-

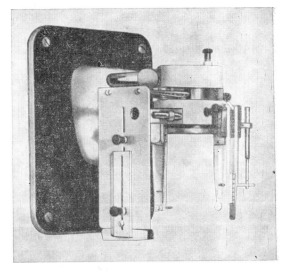

Рис. 1.23. Фиксация черепа больного в краниостате.

ционные искажения. В связи с этим мы настоятельно рекомендуем общепринятые стандартные легко воспроизводимые укладки.

Съемку телерентгенограмм во всех проекциях следует производить на пленках размером 24×30 см, чтобы на снимках получалось изображение лицевого и мозгового черепа. Для сокращения экспозиции и уменьшения облучения обследуемых рекомендуется правильно подбирать условия рентгенографии, используя усиливающие экраны ЭВ-А, ЭУ-Л1, «Perlux» (ГДР), «Special» (ФРГ). На снимках должны быть видны не только костные массивы, но и мягкие ткани челюстно-лицевой области, мягкое небо, язык и задняя стенка глотки. Мягкие ткани обычно маркируют вязким контрастным веществом — бариевой взвесью в смеси с вазелиновым маслом или йодолиполом, суспензией, танталовой пудрой, а на мягкое небо наносят рентгеноконтрастные метки (рис. 1.24).

Во время съемки телерентгенограмм должны соблюдаться правила лучевой безопасности: следует укутывать тело больного защитным фартуком, использовать гонадный фартук вертиграфа. Поле облучения должно быть тщательно экранировано. Для идентификации анатомических структур обязательно хорошее качество снимков, поэтому используют острофокусные рентгеновские трубки и отсеивающие решетки. Телерентгенограммы производят при напряжении, превышающем 75 кВ, что исключает применение дентальных аппаратов. Изучение только боковых телерентгенограмм, до сих пор широко практикуемых в ортодонтии, является ошибочным. Объемность черепа вызывает проекционные искажения его отделов, не расположенных в плоскости, параллельной пленке. При чрезвычайной сложности строения и индивидуальной изменчивости черепа проекционные искажения делают сомнительными результаты ряда измерений. На точность показателей влияет и топография анатомических ориентиров, часть которых определяется весьма относительно. Отмечаются ошибки измерения всех линейных и угловых параметров. Опыт позволяет снизить их количество, но

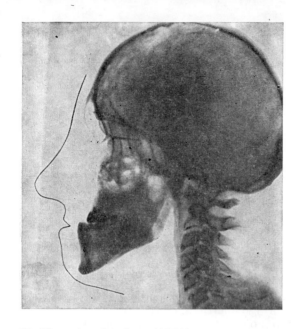

Рис. 1.24. Телерентгено-
грамма в боковой проек-
ции черепа больного с
сочетанной деформацией
костей лицевого черепа.

полностью избежать
неточности не уда-
ется. Погрешности
первичных замеров
влияют на резуль-
таты статистической
обработки данных,
в том числе и на
коэффициенты кор-
реляции.

Очень часто
ошибки связаны с
неточностью вы-
бора анатомиче-
ских ориентиров.

F. Van der Linden (1971) показал, что наиболее часто используемые при изучении боковых рентгенограмм точки
N, S, Se, Gn, Pg не соответствуют их анатомическому
смыслу и устанавливаются произвольно. Например, истинный nasion часто не располагается в сагиттальной плоскости и не может быть правильно идентифицирован на боковых
телерентгенограммах. Точка А находится на различных участках у лиц разного возраста. Экспериментальные исследования
на изолированных черепах и фантомах, критический анализ
клинических наблюдений доказывают иллюзорность соответст-
вия краниометрических расчетов истинным анатомическим параметрам. Введение математических поправок для разных размеров сложно при повседневном практическом использовании и
также не позволяет учитывать индивидуальные колебания
строения черепа. Попытки для большей объективности исследования увеличить число врачей, анализирующих каждую рентгенограмму, также не способствуют достижению абсолютной точности результатов и усложняют без того трудоемкое и длительное исследование. Учитывая, что меньше всего искажаются
угловые параметры, некоторые авторы предлагают отказаться
от анализа линейных размеров и ограничиться только угловыми
[Bergerhoff W., 1953; Echstein K., 1967].

Для нивелировки неточностей измерения вполне правомерно
использовать статистическую их обработку. Однако при этом
нельзя избавиться от погрешностей, вызванных проекционными
искажениями и индивидуальными особенностями строения черепа. Проблема объективности краниометрии в этом случае не

решается, а ошибочность результатов часто усугубляется.

С большой осторожностью следует применять статистическую обработку при сравнении краниометрических показателей у различных индивидуумов и определении отклонений от нормальных эталонов. Нельзя представить себе череп человека как некий средний эталон или набор средних эталонов, с параметрами которого следует сравнивать показатели данного больного. Как указывает H. Gerlach (1954), краниометрические исследования с математической точки зрения дают бесконечное количество комбинационных возможностей. В таких случаях наиболее правомерна биометрическая статистика.

Следует учитывать, что расхождение между парными точками на телерентгенограммах тем выраженнее, чем больше истинное расстояние между ними, чем дальше от центрального луча они находятся, чем короче КФР и больше расстояние объект—пленка. Если плоскость изучаемого угла параллельна пленке, то его величина не зависит от КФР. В остальных случаях показатели углов также изменяются. Необходима предельная стандартизация съемки.

Рабочее место врача, производящего краниометрию, должно быть оборудовано приспособлениями, позволяющими делать необходимые измерения. При расчете рентгенограмм следует пользоваться негатоскопом с равномерной подсветкой лампами дневного света. Удобнее анализировать снимки на горизонтально расположенном негатоскопе. Чтобы не повредить рентгенограмму, необходимые анатомические ориентиры можно переносить на прозрачную пленку соответствующего размера.

Несмотря на перечисленные недостатки, краниометрический анализ широко используется и, по-видимому, долгое время будет применяться ортодонтами и хирургами при обследовании и лечении больных с деформациями лицевого черепа и нарушениями прикуса. Этому виду исследования нельзя отказать в наглядности при определении диспропорций различных отделов лицевого черепа у взрослых, соотношений лицевого и мозгового черепа, а также при демонстрации результатов лечения у одного и того же индивидуума. С большой осторожностью, с нашей точки зрения, следует использовать краниометрию для оценки сменного прикуса, так как отличить возрастные и патологические диспропорции практически невозможно.

Краниометрические расчеты выполняют по определенной схеме. Наиболее часто отечественные специалисты пользуются системой, предложенной А. Шварцем (1960), с теми или иными модификациями и добавлениями. Прежде чем дать описание этой схемы, приводим определение некоторых параметров, входящих в нее.

Границы передней черепной ямки могут определяться по-разному: до основания переднего клиновидного отростка (точка T — tuberculum sellae), до середины входа в турецкое седло (точка Se), до середины площади турецкого седла или на середине дуги его дна (точка S). Нам кажется анатомически правильным использование точки Т. Передней границей обычно считают точку N (костный nasion, точка слияния носовых швов), однако более правильно определять истинную границу передней черепной ямки у места ее перехода в крышу по внутренней поверхности черепа, т. е. точку D. Точка N не имеет четких анатомических ориентиров, так как слияние швов не обязательно контурируется на боковых снимках. Кроме того, эта точка существенно смещается вперед в соответствии с выраженностью лобной пазухи и не соответствует истинной границе передней черепной ямки.

Для измерения основания верхней челюсти нередко используют расстояние между передней и задней носовой остью. При этом длина передней носовой ости (spina nasalis anterior) может искажать данный показатель. Лучше определять переднюю границу основания верхней челюсти по точке А на передней поверхности верхней челюсти.

Для анализа прямых и боковых телерентгенограмм, наиболее часто используются следующие анатомические точки:

А — наиболее вогнутая часть передней поверхности альвеолярного отростка верхней челюсти, расположенная в среднесагиттальной плоскости на уровне вершин корней центральных верхних зубов.

В (Pr) — простион — такая же точка на нижней челюсти на уровне вершин корней центральных нижних зубов.

Pg (погонион) — самая передняя точка подбородка.

Gn (гнатион) — верхушка подбородка по краю нижней челюсти в среднесагиттальной плоскости.

Go (гонион) — пересечение касательных к заднему краю ветви и нижнему краю тела нижней челюсти.

Р — (порион) — наиболее высокая точка ветви в месте ее перехода в головку мыщелкового отростка.

D — точка перехода передней черепной ямки в чешую лобной кости по внутренней поверхности черепа.

Т — основание переднего клиновидного отростка, переход передней границы турецкого седла в planum chiasmaticum.

Ва (базион) — передняя точка затылочного отверстия в среднесагиттальной плоскости.

Sp. nas. ant. — передняя носовая ость.

Sp. nas. post. — задняя носовая ость.

Мх — точка пересечения наружной стенки верхнечелюстной пазухи с горизонталью, проведенной через вершины моляров во фронтальной плоскости.

С — петушиный гребень.

Br (брегма) — пересечение венечного шва с крышей черепа.

Se (селла) — середина входа в турецкое седло по линии, соединяющей вершины передних и задних клиновидных отростков в среднесагиттальной плоскости (рис. 1.25, 1.26).

На боковых телерентгенограммах целесообразно определять

Рис. 1.25. Схема линий и точек для краниометрии по телерентгенограммам в боковой проекции. Объяснение в тексте.

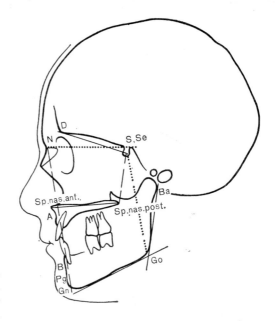

следующие линейные показатели (средний нормальный показатель у взрослых приведен в скобках): TD (60—62 мм), NS (68—72 мм), A—Sp. nas. post. (50—55 мм), P—Go или MT_2 (50—53 мм), Gn—Go или MT_1 (70—73 мм), N—A (30 мм), N—Gn (120 мм); T—Sp. nas. post. (60 мм), S—Go (70—80 мм). На прямых снимках чаще всего приходится измерять отрезки Go—Go_i (190—194 мм), Mx—Mx (45—50 мм), P—P (198 мм). Наиболее употребительные углы: ANB (P_2) (3,7°); TNB<F, лицевой (86°), SnA (82°) и SnB (80°), угол между TD и мандибулярной плоскостью (32°), гониальный (128—138°); базисный угол Велкера между TD и касательной к скату основной кости (120°), угол между основаниями челюстей (18—20°), углы наклона центральных зубов к основаниям своих челюстей ($\beta = 107°$ и $\alpha = 99°$).

До сих пор окончательного мнения о значении телерентгенологического исследования при ортодонтическом и хирургическом лечении больных нет. Большая часть специалистов полагают, что его необходимо производить не более чем в 30 % случаев. Однако американские ортодонты считают его обязательным при любых ортодонтических вмешательствах [Stockfisch H., 1980]. Не вызывает сомнений целесообразность создания крупных диагностических центров, где телерентгенологическое исследование может быть осуществлено в условиях, сводящих к минимуму его погрешности (оборудование не только мощной рентгеновской аппаратурой, но и ЭВМ, которые помогают осуществить краниометрию с использованием факторного анализа полученных данных). Это позволяет не только сопоставлять данные конкретных пациентов с эталонами нормы, но и прогнозировать результаты комплексной терапии. С нашей точки зрения, для получения сопоставимых материалов необходимы унификация и стандартизация исследования.

Изучение тонкостей состояния лицевого скелета в его взаимоотношениях с мозговым черепом, зубами и альвеолярными

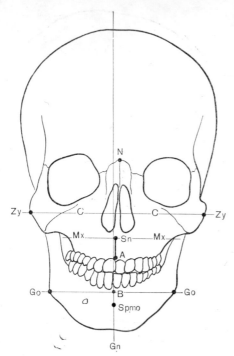

Рис. 1.26. Схема линий и точек для краниометрии по телерентгенограммам в прямой проекции. Объяснение в тексте.

отростками должно проводиться в трех направлениях: вертикальном, трансверзальном и сагиттальном. E. Coben и J. Delaire (1978) предложили с этой целью определять лицевую глубину. Все показатели выражают в процентах по отношению к должным в системе координат и составляют графическую кривую в виде карты, на которой хорошо видны отклонения от нормы.

Ряд краниометрических показателей может быть получен и на других снимках, например ортопантомограммах. Особенности аппаратуры и методики съемки не позволяют сравнивать результаты замеров ортопантомограмм у разных индивидуумов, но они могут быть использованы в динамике обследования одного и того же больного. По нашему мнению, так же как по данным К. Nawrath (1979) и J. Dahan (1974), на ортопантомограммах можно определять длину и ширину коронок зубов, соотношения ширины зубного ряда и костного ложа, высоту альвеолярного отростка, размеры гониального угла соотношения длины тела и ветви нижней челюсти. С нашей точки зрения замеры этих параметров не вызывают возражений и кажутся вполне оправданными для разных целей. Однако показатели MT_1 и MT_2 должны рассматриваться с учетом неравномерности увеличения и дисторсии изображения. В связи с этим их можно применять только при асимметрии нижней челюсти.

У больных с деформациями может быть проведено с т е р е о-р е н т г е н о л о г и ч е с к о е   и с с л е д о в а н и е,   позволяющее не только более наглядно представить объемные взаимоотношения костных массивов, но лучше оценить количественную сторону деформаций. Полученные данные помогают планировать операции, особенно костнопластические, если анализ стереорентгенограмм осуществляется в трехмерной шкале координат с использованием математической обработки полученных данных. Однако такая методика является трудоемкой и может использоваться только в крупных специализированных центрах, оснащенных сложной аппаратурой. Базой для анализа являются стереоснимки, которые производят в одной проекции из двух положений рентгеновской трубки, как бы в точках левого и правого глазного зрачка. Положения трубки фиксируют специальными приспособлениями. Рентгенограммы совмещают в стереоскопе, а объемное изображение математически анализируют с помощью ЭВМ. Методика обработки рентгенограмм предложена В. П. Ипполитовым совместно с А. Н. Чернием (1981), а также разработана B. Savar и соавт. (1985). Применяют стереокомпаратор STR (фирма «Opton», США), который регистрирует положение каждого анатомического объекта в системе координат с учетом параллакса изображения.

При обследовании больных с врожденными деформациями, у которых нарушена фонация, с успехом может быть использована контрастная и бесконтрастная фарингография в боковой проекции, осуществлять которую наиболее просто под рентгенотелевизионным контролем, используя для регистрации серийные, прицельные снимки, видеозапись, крупноформатную флюорографию или рентгенокинематографию. При изучении количественной стороны велофарингеальных взаимоотношений могут использоваться томо- или зонография, телерентгенография в боковой проекции (рис. 1.27). Для контрастирования глотки применяются масляные или вязкие водорастворимые контрастные препараты, из которых лучшими являются дионозил (пропилйодон). Основание мягкого неба маркируют контрастными метками.

Таким образом, диагностические методики рентгенологического исследования могут дать разнообразную информацию о морфологии и функции различных отделов челюстно-лицевой области и необходимы для распознавания патологических процессов и их динамической оценки. Вместе с тем рациональные схемы исследования обычно используются крайне ограниченно, преимущественно в крупных научно-исследовательских центрах. В основной же массе амбулаторных стоматологических учреждений применяется исключительно внутриротовая изометрическая рентгенография, причем бессистемно и часто в значительно меньшем объеме, чем необходимо. Это лишает клинициста ценной информации и отрицательно влияет на качество лечебных мероприятий.

В хирургических стационарах спектр использующихся методик обычно существенно более велик, но их применение также не упорядочено и в большинстве случаев основывается на устаревших и недостаточно информативных способах рентгенографии. Учитывая необходимость оптимизации рентгенодиагностического процесса в стоматологии с целью повышения его информативности и лучевой безопасности, мы считаем целесообразным.

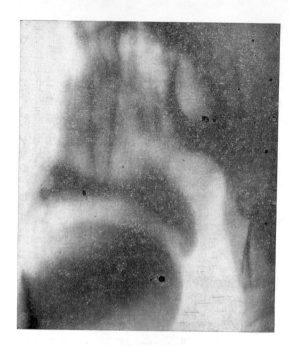

Рис. 1.27. Боковая томограмма глотки, произведенная для определения велофарингеальных соотношений (срез на расстоянии 11 см от поверхности стола).

1. Упростить схему исследования на базе современных, более информативных методик и ввести стандартизованные рациональные программы для каждого заболевания.

2. Проводить рентгенологическое исследование челюстно-лицевой области только силами рентгенологов и соответственно решать задачи подготовки квалифицированных кадров.

3. Обеспечить систему хранения рентгеновской документации и преемственность между специалистами в ее использовании.

В частности, внедрение стандартизованных программ может быть осуществлено незамедлительно и даже независимо от технической базы учреждений. Имеются в виду оптимизация технических условий и схем рентгенографии, пересмотр сроков и порядка динамических контрольных исследований при ряде заболеваний, широкое внедрение зонографии вместо томографии и даже обзорной рентгенографии, повышение квалификации персонала рентгеновских кабинетов, а также более полное ознакомление клиницистов с актуальными проблемами рентгенодиагностики.

Для наглядности приведем несколько стандартизованных схем исследования, не обсуждая технические параметры рентгенографии и общую стратегию исследования, так как эти вопросы никем специально не разрабатывались.

Для первичной диагностики кариеса и его осложнений, которая требует однократного исследования всего зубного ряда, оптимальные данные могут быть получены либо при сочетании ортопантомографии с дополнительными отдельными внутри-ротовыми снимками, если какие-то участки зубных рядов не получили достаточно четкого отображения на ортопантомо-грамме, либо при использовании двух увеличенных панорамных рентгенограмм. Выбор методики дополнительной рентгеногра-фии диктуется данными ортопантомографии и клиническими показателями. При динамическом исследовании в процессе ле-чения достаточно одиночных «периапикальных» рентгенограмм, которые могут заменяться панорамными, если необходимо контролировать состояние нескольких зубов. Отсутствие спе-циализированной аппаратуры усложняет и удлиняет процесс рентгенологического исследования, так как требует нескольких (минимально семи) дентальных снимков, произведенных парал-лельными лучами с большого КФР, либо сочетания изометри-ческой «периапикальной» и интерпроксимальной рентгеногра-фии (12—14 снимков). Суммарная доза, измеренная на коже пациента в этих случаях, в несколько десятков раз превышает дозу при ортопантомографии.

Диагностику заболеваний пародонта лучше всего осуществ-лять по ортопантомограммам, сочетающимся с боковыми пано-рамными снимками, а в отсутствие специальной аппаратуры — по косым внеротовым снимкам. При контрольных исследова-ниях в динамике схема исследования редуцируется по клиническим показателям и в зависимости от данных первич-ного исследования. У детей при диагностике следует принимать во внимание только данные ортопантомографии как наиболее щадящей в лучевом отношении методики.

Диагностика воспалительных и травматических, опухолевых или кистозных поражений нижней трети лицевого черепа осу-ществляется главным образом на основании ортопантомограмм, которые при переломах нижней челюсти дополняются прямыми обзорными снимками черепа и зонограммами височно-нижне-челюстных суставов, а при остеомиелите — обзорными сним-ками тела или ветви нижней челюсти, панорамными рентгено-граммами или окклюзионными внутриротовыми рентгенограм-мами. И в этих случаях, если ортопантомография не проводится, количество внеротовых обзорных рентгенограмм приходится увеличивать.

Повреждения и опухоли средней зоны лица проще всего выявляются на зонограммах, полученных на аппарате «Sonark». Последние дополняются лишь боковым обзорным снимком че-репа для пространственной ориентации в смещении фрагментов и выявления переломов основания черепа или прорастания новообразований. Только повреждения скуловой дуги могут быть не обнаружены при использовании такой схемы и требуют дополнительного использования снимка в полуаксиальной или аксиальной проекции. Панорамная зонограмма лишь частично заменяется двумя обзорными снимками — прямым эксцентри-ческим снимком области глазниц и рентгенограммой в полуаксиальной проекции, а также дополнительной линейной зонограммой верхнечелюстных пазух. Кисты верхней челюсти наиболее хорошо видны на прямых панорамных снимках.

Схема обследования больных с врожденными деформациями сложна. Обязательно используется комбинация обзорных снимков (телерентгенограмм) в трех — двух проекциях, панорамных зонограмм нижней и средней трети лицевого черепа, зонограмм суставов, а нередко и фарингограмм.

При сложных костных реконструктивных и пластических операциях, хирургическом лечении больных с новообразованиями дополнительно осуществляются компьютерная томография черепа, стереорентгенография, контрастные исследования.

Особого внимания заслуживает схема рентгенологического исследования, которая должна применяться при ортопедических мероприятиях, когда недостаточно только данных клинического осмотра и изучения моделей. Рентгенограммы дают ценную дополнительную информацию о состоянии сохранившихся зубов и костной ткани, а также зонах дефектов зубных рядов — выявляют анатомические особенности альвеолярных отростков, скрытые кариозные дефекты, периодонтальные изменения, погрешности лечения, аномалии корней зубов, соотношение зубов и межальвеолярных костных гребней, определяют наличие или отсутствие резистентности костных отделов пародонта к нагрузке. Перечисленные показатели требуют применения ортопантомографии и могут оказаться неполными или искаженными на одиночных внутриротовых «периапикальных» рентгенограммах. Ортопантомограммы позволяют получить ориентировочные сведения о состоянии височно-нижнечелюстных суставов, судить о кривизне окклюзионной поверхности, определять величину смещения зубов и зубоальвеолярные удлинения.

Рентгенологическое исследование очень важно и при подготовке зубов к протезированию, поскольку выявляет особенности строения их полостей. В дополнение к ортопантомограммам с этой целью могут быть использованы интерпроксимальные, но не «периапикальные» рентгенограммы. В ортодонтии многие вопросы диагностики, как правило, решаются с помощью ортопантомографии, а для оценки характера деформации необходимо исследовать череп в различных проекциях.

Панорамная томография может использоваться при эпидемиологических исследованиях и скрининге. Скрыто протекающие патологические процессы выявляются на снимках при этом у 35—67 % обследованных.

ГЛАВА 2

РАДИАЦИОННАЯ БЕЗОПАСНОСТЬ ПАЦИЕНТОВ ПРИ РЕНТГЕНОЛОГИЧЕСКИХ ИССЛЕДОВАНИЯХ В СТОМАТОЛОГИИ

В настоящее время в 70—80% случаев клинический диагноз устанавливают на основании данных рентгенологических исследований, которые одновременно создают более 90% надфонового облучения населения. В среднем на каждого жителя страны приходится около 1,1 рентгенологического исследования в год. Обеспечение радиационной безопасности пациентов, в том числе в стоматологии, важно для уменьшения степени облучения населения, тем более, что этот раздел рентгенодиагностики повсеместно развивается ускоренными темпами. Например, в США с 1970 по 1982 г. число исследований в стоматологии увеличилось на 48 %, а число рентгеновских стоматологических установок за этот же период возросло в 2 раза (по данным Научного комитета по действию атомной радиации — НКДАР ООН, 1978 г.). Табл. 2.1 показывает, что в разных странах доля рентгенологических исследований в стоматологии относительно других видов рентгенологических процедур достаточно велика.

Распределение по возрасту лиц, проходящих дентальные рентгенологические исследования, в большой степени отличается от такового при других исследованиях. Наибольшая их частота приходится на возраст 18—20 лет. Приведенные факты свидетельствуют о необходимости тщательного контроля за дозами при рентгенологических исследованиях, выполяемых в стоматологической практике. Наличие информации о дозовых на-

Таблица 2.1. Число рентгенологических исследований в стоматологии на одного жителя и их доля относительно всех видов рентгенологических исследований в ряде стран (по данным НКДАР ООН, 1986 г.)

Страна	Число исследований на одного жителя	Число снимков на одного жителя	Процент от всех видов рентгенологических исследований
Великобритания	0,14	0,255	32,0
США	0,456	1,65	38,0
Япония	0,517	0,8	43,0
Швеция	—	1,5	68,0

грузках может позволить в какой-то степени оптимизировать процедуру выполнения самого исследования, заставляя использовать методики, которые, будучи эффективными, могут свести к минимуму дозовую нагрузку на пациента.

Биологическое действие малых доз ионизирующих излучений, которые связаны с рентгенологическим исследованием, не вызывает непосредственных лучевых реакций, но может обусловить так называемые отдаленные последствия в виде индуцированных злокачественных заболеваний, генетических последствий, сокращения срока жизни и др. Существует, правда, мнение, что длительное облучение в малых дозах может сопровождаться увеличением продолжительности жизни. Особенностями отдаленных последствий облучения являются их неспецифичность и вероятностный характер проявления. Индуцированные ионизирующим излучением злокачественные заболевания не отличимы от спонтанно возникающих, поэтому выявить их можно только путем статистических сопоставлений больших групп людей, отличающихся наличием или отсутствием дополнительного фактора радиационного воздействия в малых дозах. Появление таких отдаленных последствий облучения можно ожидать только спустя длительное время после радиационного воздействия. Имеет место так называемый латентный период опухолеобразования, который зависит от вида ткани, возраста и пола облученного, дозы излучения и колеблется от нескольких до десятков лет. Принято считать средней величиной латентного периода 20—25 лет.

Радиационную чувствительность отдельных органов и тканей принято оценивать с помощью риска развития злокачественных заболеваний (число случаев на 1 млн облученных в эквивалентной дозе 1 мЗв). По данным НКДАР ООН и Международной комиссии по радиологической защите (1978), риск появления миелоидной лейкемии, например, составляет 2 случая на 1 млн облученных в дозе 1 мЗв, риск появления рака молочной железы — 1,5 случая, рака легких — 2 случая, щитовидной железы — 0,5 случая, костей — 0,5 случая, головного мозга, слюнных желез, слизистых оболочек — 0,2—0,5 случая, генетических нарушений в первых двух поколениях — 4 случая и т. д.

Таким образом, в отношении перечисленных органов и тканей оценивается вероятность появления радиационного канцерогенеза при действии малых доз излучения. Именно эти данные о риске канцерогенеза используются для установления эффективной эквивалентной дозы неравномерного облучения, в частности при дентальных рентгенологических исследованиях.

Уместно напомнить о дозиметрических величинах, с помощью которых можно оценить дозовую нагрузку на пациентов, а также о последствиях облучения.

Поглощенная доза ионизирующего излучения (доза ионизирующего излучения) — D — энергия ионизирующего излучения, переданная им единице массы облучаемого вещества. Единицей ее является грей (Гр). Он равен поглощенной дозе ионизирующего излучения, при которой веществу массой 1 кг передается энергия ионизирующего излучения 1 джоуль (1 Дж); 1 Гр = 1 Дж/кг.

Мощность дозы ионизирующего излучения (Р) — доза излучения за единицу времени (t): $P = \dfrac{D}{t}$. Основной единицей мощности дозы излучения является грей в секунду (Гр/с) — мощность дозы излучения, при которой в 1 с в веществе создается доза излучения 1 Гр.

В связи с тем что не всегда можно непосредственно измерить поглощенные дозы и мощности доз ионизирующего излучения, на практике используют специальные величины и единицы, которые поддаются непосредственному измерению дозиметрическими приборами.

Экспозиционная доза фотонного излучения (экспозиционная доза) — X — отношение суммарного электрического заряда ионов одного знака, созданных фотонным ионизирующим излучением, к массе воздуха в этом объеме. Единицей экспозиционной дозы является кулон на килограмм (Кл/кг) — экспозиционная доза, при которой в 1 кг воздуха под действием фотонного излучения создается электрический заряд, равный 1 Кл. Допускается использование внесистемной единицы экспозиционной дозы — рентгена (Р) : $1 Р = 2,58 \cdot 10^{-4}$ Кл/кг, или 1 Кл/кг $= 3,876 \times \times 10^3$ Р. Десятичными кратными и дольными единицами от рентгена являются 1 мР $= 10^{-3}$ Р; 1 мкР $= 10^{-6}$ Р, 1 кР $= 10^3$ Р.

Мощность экспозиционной дозы фотонного излучения (мощность экспозиционной дозы) — $\dot{X}$ — экспозиционная доза за единицу времени: $\dot{X} = \dfrac{X}{t}$. Единицей мощности экспозиционной дозы является ампер на килограмм (А/кг). 1 А = 1 Кл/с, поэтому 1 Кл/кг·с = 1 А/кг. Внесистемной единицей мощности экспозиционной дозы является рентген в секунду (Р/с). Используемыми в практике десятичными кратными и дольными единицами Р/с являются: 1 мкР/с $= 10^{-6}$ Р/с, 1 мР/с $= 10^{-3}$ Р/с, 1 кР/с $= 10^3$ Р/с.

Эквивалентная доза ионизирующего излучения (эквивалентная доза) — Н — поглощенная доза с учетом коэффициента качества ионизирующего излучения. Для рентгеновского излучения поглощенная (D) и эквивалентная (Н) дозы равны. Единицей эквивалентной дозы является зиверт (Зв).

Эффективная эквивалентная доза — $H_{эф}$ — это эквивалентная доза такого равномерного облучения всего тела, которое может вызвать такие же отдаленные (стохастические) эффекты, как и неравномерное облучение. Иными словами, если имеет место (например, в стоматологической практике) неравномерное облучение тела, то необходимо использовать понятие о эффективной эквивалентной дозе, которая позволяет установить равноэффективную ей эквивалентную дозу равномерного облучения. Для оценки эффективной эквивалентной дозы используются те-

Таблица 2.2. Значение взвешивающих факторов риска для различных органов

Орган или ткань	ω_T
Половые железы	0,25
Молочная железа	0,15
Красный костный мозг	0,12
Легкие	0,12
Щитовидная железа	0,03
Поверхность кости	0,03
Каждый из пяти выбранных органов или тканей (так называемые остальные органы или ткани)	$0,06 \times 5$
Всего...	1,00

же единицы, что и для эквивалентной дозы (Зв). Определение эффективной эквивалентной дозы возможно, если известны эквивалентные дозы для ряда органов и тканей (половые железы, молочная и щитовидная железы, красный костный мозг, легкие, поверхности костей и еще пяти органов и тканей, подвергающихся наибольшему облучению при данном виде радиационного воздействия). Для каждого органа или ткани (Т) принято значение так называемого взвешивающего фактора (ω_T), характеризующего отношение вероятности риска (стохастического риска) появления отдаленных последствий только для данного органа или ткани к суммарному риску при равномерном облучении всего тела. Значения взвешивающих факторов приведены в табл. 2.2.

При определении набора так называемых остальных органов и тканей приходится сталкиваться с трудностями, так как при рентгенологических исследованиях различных органов и систем организма в зону наибольшего облучения попадают разные участки тела. В связи с этим при исследованиях головы и шеи рекомендуется в качестве «остальных органов и тканей» использовать полушария головного мозга, гипофиз, слюнные железы, язык, хрусталик глаза.

Таким образом, оценка эффективной эквивалентной дозы может быть произведена при наличии информации об эквивалентных (тканевых или поглощенных) дозах облучения 13 органов и тканей. В свою очередь сведения о эквивалентных дозах могут быть получены расчетным или чаще экспериментальным путем. Для экспериментального определения распределения эквивалентных доз по органам и тканям используют антропоморфные фантомы, представляющие собой модели всего тела и отдельных органов (легкие, костные, мышечные ткани и др.). В фантомах предусматриваются специальные отверстия, в которых размещают малогабаритные детекторы рентгеновского излучения (например, термолюминесцентные). По показаниям этих детекторов устанавливают величину эквивалентной дозы для каждого органа или ткани.

Ниже приведены эквивалентные дозы при различных видах рентгенологических исследований, выполняемых в стоматологии с помощью разной специализированной рентгенодиагностической аппаратуры. Кроме того, показана эффективность использования различных защитных приспособлений, применяемых для экранирования жизненно важных органов и тканей (щитовидная, молочная, половые железы и др.).

Эквивалентные и эффективные эквивалентные дозы при стандартной интраоральной рентгенографии зубов верхней и нижней челюстей. С целью стандартной интраоральной рентгенографии обычно используют дентальные аппараты двух основных типов: 5Д-1 — с большим телесным углом выхода рабочего пучка рентгеновского излучения и диаметром рабочего пучка на облучаемой поверхности 50 мм, 5Д-2 — с малым телесным углом и диаметром рабочего пучка на облучаемой поверхности 25 мм.

Стандартные экспозиции, необходимые для рентгенографии различных зубов обеих челюстей, представлены в табл. 2.3.

Т а б л и ц а 2.3. Стандартная экспозиция для аппаратов 5Д-1 и 5Д-2

Исследуемая область		Угол наклона первичного пучка относительно горизонтали	t, c	q, мА с
челюсть	зуб			
Верхняя	2, 1	+55°	0,8	5,6
	3	+45°	1,0	7,0
	4, 5	+35°	1,2	8,4
	6, 7, 8	+25°	1,6	11,2
Нижняя	2, 1	—20°	0,8	5,6
	3	—15°	1,0	7,0
	4, 5	—10°	1,2	8,4
	6, 7, 8	—5°	1,6	11,2

Именно для этих экспозиций и положений первичного пучка относительно облучаемой поверхности ниже представлены величины дозовых нагрузок. Если экспозиции отличаются от данных, приведенных в табл. 2.3, то значение эквивалентной или эффективной эквивалентной дозы можно получить, исходя из табличных значений ($q_{табл}$; $H_{табл}$)

$$H = \frac{H_{табл} \cdot q_{табл}}{q},$$

где q — экспозиция (мАс), применяемая на практике.

Эквивалентные дозы, получаемые отдельными органами и тканями при рентгенографии с помощью аппарата типа 5Д-1, представлены в табл. 2.4, а с помощью аппарата 5Д-2 в табл. 2.5.

Сопоставление данных этих таблиц показывает высокую эффективность ограничения сечения рабочего пучка рентгеновского излучения. Снижение дозовых нагрузок при использовании аппарата 5Д-2 по сравнению с аппаратом 5Д-1 составляет 1,5—2 раза.

При дентальной рентгенографии для защиты молочных желез и половой сферы принято использовать просвинцованные фартуки. Для защиты щитовидной железы, дозы на которую достаточно велики, рекомендуются специальные экраны

Таблица 2.4. Эквивалентные дозы, получаемые отдельными органами и тканями при дентальной рентгенографии с помощью аппарата типа 5Д-1

Исследуемая область	Эквивалентная доза, мкЗв										Эффективная эквивалентная доза, мкЗв
	железы			ККМ*	легкие	полушария мозга	гипофиз	слюнные железы	язык	хрусталик	
	половые	молочные	щитовидная								
21 | 12	3,5	5,0	300,0	6,3	1,0	1,0	5,0	300,0	500,0	80,0	64,7
|345	4,5	30,0	350,0	4,3	6,0	6,0	20,0	350,0	600,0	90,0	80,8
543|	4,5	30,0	300,0	4,5	6,0	6,0	20,0	300,0	500,0	90,0	70,8
|678	3,5	20,0	200,0	2,6	5,6	10,0	22,0	200,0	400,0	140,0	57,2
876|	3,5	17,0	200,0	5,1	6,0	10,0	20,0	200,0	400,0	140,0	67,8
21 | 12	0,1	5,0	100,0	16,0	0,3	10,0	10,0	100,0	200,0	200,0	36,9
|345	0,045	8,0	113,0	6,8	0,8	10,0	10,0	110,0	250,0	150,0	37,3
543|	0,045	8,0	100,0	6,8	0,8	10,0	20,0	100,0	200,0	150,0	34,3
|678	0,25	8,0	50,0	8,0	0,5	9,0	30,0	50,0	100,0	75,0	20,0
876|	0,25	8,0	50,0	7,1	0,2	9,0	30,0	50,0	100,0	75,0	19,5

* Здесь, а также в табл. 2.5 и 2.6 ККМ — красный костный мозг.

Таблица 2.5. Эквивалентные дозы, получаемые отдельными органами и тканями при дентальной рентгенографии с помощью аппарата типа 5Д-2

Исследуемая область	Эквивалентная доза, мкЗв										Эффективная эквивалентная доза, мкЗв
	железы			ККМ	легкие	полушария мозга	гипофиз	слюнные железы	язык	хрусталик	
	половые	молочные	щитовидная								
21 | 12	0,25	2,0	200,0	3,6	1,0	1,0	3,0	200,0	400,0	60,0	46,8
| 345	0,25	20,0	200,0	4,2	3,0	3,0	0,8	200,0	400,0	75,0	35,7
543 |	0,25	20,0	200,0	4,2	3,0	3,0	0,8	200,0	400,0	75,0	35,7
| 678	0,35	10,0	100,0	2,9	4,0	8,0	10,0	100,0	200,0	80,0	29,3
876 |	0,35	11,0	100,0	2,9	4,0	8,0	10,0	100,0	200,0	80,0	29,5
21 | 12	0,05	3,0	60,0	11,7	0,2	6,0	10,0	60,0	120,0	100,0	21,4
| 345	0,07	3,0	80,0	4,08	0,5	8,0	8,0	80,0	170,0	140,0	27,8
543 |	0,07	3,0	80,0	5,4	0,5	8,0	8,0	90,0	170,0	140,0	28,1
| 678	0,085	0,3	30,0	6,6	0,1	6,0	20,0	40,0	70,0	60,0	13,5
876 |	0,1	0,3	30,0	6,6	0,1	6,0	20,0	30,0	70,0	60,0	13,3

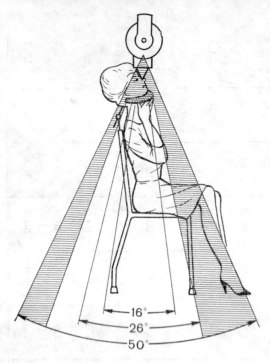

Рис. 2.1. Схема уменьшения поля, подвергающегося воздействию рентгеновских лучей, при использовании защитного экрана-воротника.

(рис. 2.1). В табл. 2.6 приведены эквивалентные и эффективные эквивалентные дозы в случае использования рентгеновского аппарата 5Д-1 и защитного экрана. При сопоставлении данных табл. 2.4 и 2.6 видно, что эффективность защиты относительно невелика (снижение эффективной эквивалентной дозы на 15—20%). Это объясняется тем, что вне защиты оказываются полушария головного мозга, гипофиз, слюнные железы, язык и хрусталик глаз. Защита же таких органов, как половые, молочные, щитовидные железы, легких весьма успешна (эквивалентные дозы снижаются в 10—100 раз), поэтому ее применение обязательно.

При рентгенографии всего зубного ряда дозовые нагрузки на каждую область суммируются. В этом случае эквивалентные и эффективные эквивалентные дозы зависят от числа снимков (11—21).

Использование данных табл. 2.4, 2.5 и 2.6 позволяет достаточно точно оценить суммарные дозовые нагрузки в зависимости от числа снимков.

Эквивалентные и эффективные эквивалентные дозы при интраоральной панорамной рентгенографии зубов верхней и нижней челюстей. При интраоральном панорамном обследовании зубов верхней или нижней челюсти необходимо выполнить всего один снимок для каждой челюсти. Эквивалентные и эффективные эквивалентные дозы при рентгенографии на аппарате «Status-X» (фирма «Simens», ФРГ) приведены в табл. 2.7. Режим работы рентгеновской трубки: U=55 кВ, i=1 мА, t=0,4 с (нижняя челюсть) и t=0,4 с (верхняя челюсть).

При ортопантомографии с помощью аппарата «Nanodor-2P» (фирма «Simens», ФРГ) эквивалентная доза в микрозивертах составляет: на половые железы — 0,1, на молочные — 5,0, на щитовидную — 200,0, на красный костный мозг — 150,0, на легкие — 1,0, на полушария мозга — 20,0, на гипофиз — 40,0, на слюнные

Таблица 2.6. Эквивалентные дозы, получаемые отдельными органами и тканями при дентальной рентгенографии с помощью аппарата типа 5Д-1 и защитного экрана

Исследуемая область	Эквивалентная доза, мкЗв										Эффективная эквивалентная доза, мкЗв
	железы			ККМ	легкие	полушария мозга	гипофиз	слюнные железы	язык	хрусталик	
	половые	молочные	щитовидная								
21 | 12	0,03	1,0	3,0	5,5	0,3	1,0	5,0	300,0	500,0	80,0	54,0
| 345	0,05	1,0	2,5	4,0	0,3	6,0	20,0	350,0	600,0	90,0	64,0
543 |	0,05	2,0	2,5	3,5	0,4	6,0	20,0	300,0	500,0	90,0	61,0
| 678	0,04	2,0	2,0	3,0	0,4	10,0	22,0	200,0	400,0	140,0	47,2
876 |	0,04	2,0	2,0	3,0	0,4	10,0	20,0	200,0	400,0	140,0	45,8
21 | 12	0,01	0,5	1,5	3,5	0,2	10,0	10,0	100,0	200,0	200,0	31,6
| 345	0,01	0,5	1,0	2,5	0,2	10,0	10,0	110,0	250,0	150,0	32,7
543 |	0,01	0,4	1,0	2,5	0,2	10,0	20,0	100,0	200,0	150,0	31,7
| 678	0,01	0,4	0,5	2,0	0,1	9,0	30,0	50,0	100,0	75,0	16,3
876 |	0,01	0,4	0,5	2,0	0,1	9,0	30,0	50,0	100,0	75,0	16,3

Т а б л и ц а 2.7. Эквивалентные и эффективные эквивалентные дозы при интраоральной панорамной рентгенографии с помощью аппарата «Status-X»

| Исследуемая область | Эквивалентная доза, мкЗв | | | | | | | | | | Эффективная эквивалентная доза, мкЗв |
| | железы | | | ККМ | легкие | полушария мозга | гипофиз | слюнные железы | язык | хрусталик | |
	половые	молочные	щитовидная								
Без дополнительной защиты											
Верхняя челюсть	0,075	0,4	0,4	6,8	0,4	10,0	10,0	160,0	250,0	50,0	34,3
Нижняя челюсть	0,9	200,0	800,0	4,3	100,0	5,0	0,6	$1,6 \times 10^3$	$2,6 \times 10^4$	10,0	232,0
С дополнительной защитой											
Верхняя челюсть	0,075	0,2	4,0	6,2	0,3	10,0	10,0	150,0	230,0	50,0	28,5
Нижняя челюсть	0,8	50,0	300,0	4,0	50,0	5,0	0,6	$1,6 \times 10^3$	$2,6 \times 10^4$	10,0	189,0

Таблица 2.8. Эквивалентные и эффективные эквивалентные дозы при различных методах рентгенологического исследования всего зубного ряда

| Аппарат | железы | | | ККМ | легкие | полушария мозга | гипофиз | слюнные железы | язык | хрусталик | Эффективная эквивалентная доза, мкЗв |
	половые	молочные	щитовидная								
Без защиты											
5Д-1 (10 снимков)	20,2	139,0	1763,0	67,5	27,2	81,0	189,0	1760,0	3250,0	1190,0	489,5
5Д-2 (10 снимков)	1,8	70,0	1080,0	52,2	16,4	57,0	100,4	1100,0	2200,0	870,0	281,0
«Status-X» (2 снимка)	1,0	200,0	304,0	13,1	100,0	15,0	11,0	1760,0	26250,0	60,0	266,0
«Nanodor-2P» (1 снимок)	0,1	5,0	200,0	150,0	1,0	20,0	40,0	150,0	100,0	10,0	44,0
С защитой											
5Д-1 (10 снимков)	0,26	11,2	14,5	31,5	2,6	81,0	189,0	1760,0	3250,0	1190,0	400,0
5Д-2 (10 снимков)	0,02	5,0	12,4	27,1	1,5	57,0	100,4	1100,0	2200,0	870,0	263,0
«Status-X» (2 снимка)	9,0	50,0	304,0	10,2	50,3	15,0	10,6	1750,0	2830,0	60,0	217,5
«Nanodor-2P» (1 снимок)	0,05	1,0	120,0	140,0	0,05	20,0	40,0	150,0	100,0	10,0	40,0

Эквивалентная доза, мкЗв

Т а б л и ц а 2.9. Эффективность дополнительного экранирования тела пациента при разных методах исследования всего зубного ряда

Аппарат	Эффективность экранирования (уменьшение), %
5Д-1 (10 снимков)	22,0
5Д-2 (10 снимков)	7,0
«Status-X» (2 снимка)	22,6
«Nanodor-2P» (1 снимок)	10,0

железы — 150,0, на язык — 100,0, на хрусталик — 10,0. Эффективная эквивалентная доза равна 43,8 Зв.

Из табл. 2.8 видно, что эффективная эквивалентная доза в основном определяется величинами эквивалентных доз для языка и слюнных желез. Следовательно, впечатление об относительной безопасности панорамной рентгенографии обманчиво. Слизистая оболочка рта при этом виде исследований подвергается существенному облучению, поэтому рекомендуется использовать его только при показаниях и не более 1—2 раз в год для каждого пациента. Дополнительная защита при этом виде рентгенографии малоэффективна, т. е. облучению подвергаются органы полости рта, находящиеся вне защитной зоны.

Эквивалентные и эффективные эквивалентные дозы при панорамной томографии. При панорамной томографии непосредственный контакт излучателя с биологическими тканями отсутствует. В связи с этим дозовые нагрузки относительно невелики и сравнимы с нагрузками при внутриротовой рентгенографии отдельных участков ротовой полости (см. табл. 2.8). Например, используя защитный экран, дозовую нагрузку щитовидной железы можно снижать приблизительно в 3 раза. При этом эффективная эквивалентная доза уменьшается на 30—40%.

Таким образом, умелым подбором средств диагностики и защитных приспособлений можно существенно уменьшить степень облучения пациента при рентгенологическом исследовании зубочелюстной системы. Особенно велики дозовые нагрузки при исследовании полного зубного ряда. В табл. 2.8 приведены сравнительные данные об эквивалентных и эффективных эквивалентных дозах, получаемых пациентами при различных методах панорамного обследования. Очевидно, что дозовая нагрузка наиболее велика при 10 снимках, выполненных на рентгенодиагностическом аппарате типа 5Д-1 без дополнительной защиты, а наименьшая — при исследовании всего зубного ряда с помощью экстраорального панорамного аппарата. Эффективность дополнительного экранирования, в том числе щитовидной железы, иллюстрируется в табл. 2.9.

Приведенные данные указывают на необходимость дополнительной защиты при снимках с помощью стандартных аппаратов типа 5Д-1 и при интраоральной панорамной рентгенографии.

ГЛАВА 3

ОБЩИЕ ПРИНЦИПЫ ИНТЕРПРЕТАЦИИ РЕНТГЕНОГРАММ. РЕНТГЕНОСЕМИОТИКА ЗАБОЛЕВАНИЙ ЗУБОЧЕЛЮСТНОЙ СИСТЕМЫ. ТИПИЧНЫЕ ОШИБКИ ПРИ РЕНТГЕНОЛОГИЧЕСКОМ ИССЛЕДОВАНИИ

Оценка рентгенограмм представляет собой сложный многоступенчатый процесс. Последовательность отдельных его этапов следующая.

1. Оценка технической правильности снимка по различным параметрам — правильности проекции, условий съемки и фотообработки, а при наличии погрешностей определение того, в чем они состоят, какими из них можно пренебречь, а какие требуют повторного исследования. К начальному этапу анализа необходимо подходить с пониманием того, что влияние погрешностей на результаты рентгенографии огромно. Неправильности укладки могут полностью скрыть зону патологических изменений и привести к непоправимым ошибкам в диагностике. Они могут резко искажать истинные анатомические детали и заставлять расценить нормальные варианты строения снимаемой области как патологические очаги. Неправильные условия рентгенографии приводят к исчезновению отдельных деталей объекта и создают видимость заболевания в тех случаях, когда его нет, или не позволяют обнаружить детали имеющихся изменений (рис. 3.1). Следовательно, врач, оценивающий данные рентгенологического исследования, должен быть хорошо осведомлен о методических приемах и технике исследования, их влиянии на качество рентгенограмм и постоянно руководить работой рентгенолаборанта. Необходимо помнить, что ошибки персонала рентгеновских кабинетов приводят к неоправданному повышению степени облучения пациентов.

2. Отличие нормальных вариантов строения снимаемой области от проявлений патологических изменений. Этот этап оценки снимка очень ответствен. Врач должен хорошо знать рентгеноанатомию, возрастные и индивидуальные варианты нормы.

3. При выявлении на снимке патологических изменений необходимо оценить их в сопоставлении с клиническими данными и дать объяснение на основании патоморфологической сущности процесса, осуществить дифференциальную диагностику со сходными по рентгенологической и клинической картине заболеваниями. Этот этап требует подробного знакомства рентгенолога с клинической картиной заболеваний, анамнестическими данными и предполагает знание им рентгеносемиотики различ-

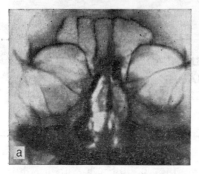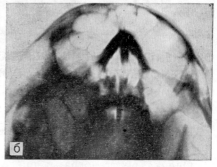

Рис. 3.1. Искажение изображения при нарушениях правил съемки.

а — снимок глазниц, произведенный в неправильной укладке: перелома лицевых костей не видно; б — перелом правой скуловой и верхнечелюстной костей на полуаксиальной рентгенограмме того же больного.

ных поражений, в том числе влияния на рентгенологическую картину современных лечебных мероприятий.

Конечным этапом анализа снимка должно быть оформление рентгенологического заключения, в котором не только дается описание, но и делаются вытекающие из него выводы. Они могут быть однозначны или содержать дифференциально-диагностический ряд из наиболее вероятных в каждой клинической ситуации процессов.

Таким образом, интерпретация рентгенограмм зубочелюстной системы требует специальной подготовки, изучения скиалогии и рентгенотехники, опыта и хорошей клинической базы, понимания общих закономерностей жизнедеятельности тканей зубочелюстной системы в нормальных и патологических условиях, знания особенностей роста и развития различных отделов черепа и формирования зубов.

Если общий обзор свидетельствует, что снимок произведен с соблюдением всех технических условий и правильной установкой больного, то можно переходить к оценке состояния костной ткани. Анализируя его, следует учитывать, что кость представляет собой пластичную субстанцию, непрерывно перестраивающуюся в зависимости от механической и функциональной нагрузки, местной и общей гемодинамики и иннервации. По особенностям строения костной ткани можно судить о многих сторонах гомеостаза. Степень минерализации кости отображает интенсивность процессов биологического освоения неорганических солей, которые коррелируются многими местными и общими регуляторами. Тот факт, что превращение вновь образованной остеоидной субстанции в губчатую или компактную кость обусловливается в основном механической нагрузкой, следует принимать во внимание при появлении необычной для данной анатомической области архитектоники костной ткани. Необходима дифференциация патологических изменений и функционального ремоделирования.

Жизнедеятельность костной ткани теснейшим образом связана с особенностями ее кровоснабжения. Местная артериальная гиперемия или венозный застой вызывают рассасывание, а ослабление артериального кровотока — уплотнение костной ткани. Помимо местного кровообращения, процессы костеобразования и резорбции регулируются гормональными воздействиями, витаминным балансом организма, уровнем общего обмена веществ, в том числе минерального обмена, а следовательно, деятельностью пищеварительной и выделительной систем. В норме все эти факторы строго координированы регулирующим воздействием центральной и вегетативной нервной системы. Нарушение в любом из звеньев в отдельности или в комплексе регулирующих механизмов сказывается на состоянии костной ткани и находит отображение на снимках в виде распространенных нарушений рентгеноанатомии исследуемой области.

Правильно произведенный снимок должен иметь общий насыщенно-серый фон. Интенсивность тени кости в разных участках пленки определяется только анатомическими особенностями строения исследуемой области. Четко различается структура костной ткани — губчатый и компактный слои, каналы, отверстия, замыкающие пластинки, периодонтальные щели и кортикальные пластинки, выстилающие лунки. Изображения зубов не должны накладываться друг на друга, менять привычную форму и размеры. В них следует различать полости зубов, корневые каналы и слой эмали, окаймляющий коронку.

Очаги патологически измененной костной ткани оценивают по следующим показателям: количество очагов, их локализация в кости, форма, размеры, контуры, интенсивность тени, состояние костной ткани в самом очаге и вокруг него. При оценке зубного ряда отмечают отсутствие каких-либо зубов, указывая первичность или вторичность адентии, особенности смыкания челюстей, наличие смещения зубов различного характера, сверхкомплектность зубов, ретенцию и дистопию, дефекты твердых тканей с указанием причины, локализации и глубины, изменения в полостях зубов и корневых каналах (обызвествления, дентикли, заместительный дентин, облитерация полостей, добавочные каналы и т. д.). Оценивают также состояние периодонтальных щелей, сохранность замыкающих пластинок, наличие изменений в окружающей периодонт костной ткани и связь их с корнями зубов.

О состоянии краевых отделов альвеолярных отростков судят по высоте межальвеолярных гребней по отношению к эмалевоцементной границе, сохранности анатомических деталей строения костной ткани межальвеолярных гребней. В молочном и смешанном прикусе определяют степень созревания и прорезывания зачатков зубов относительно календарного и костного возраста, отмечают смещения зубов или зачатков, если таковые имеются, изменение формы и размеров коронок и плотности их твердых тканей.

При патологических изменениях костной ткани вокруг верхних зубов регистрируют их связь с полостью носа и верхнечелюстными пазухами, а нижних — соотношение со стенками нижнечелюстного канала.

Анализируя пропорциональность лицевого черепа при деформациях любой природы, оценивают также состояние мозгового черепа, его основания, взаимоотношения костей различных отделов между собой и с основанием черепа, особенности их роста и структуры, переднюю и заднюю лицевую высоту.

При анализе рентгенограмм височно-нижнечелюстного сустава определяют не только состояние костных суставных отделов и рентгеновской суставной щели, но и особенности движений мыщелкового отростка.

Рентгеносемиотика патологических изменений скелета, в том числе и челюстных костей, складывается из ограниченного числа теневых проявлений: остеопороза, деструкции и остеолиза, остеосклероза, оссифицированного периостита, атрофии костной ткани. Сочетание этих симптомов создает разнообразную картину различных заболеваний. Нередко патологические процессы имеют патогномоничные рентгенологические проявления, которые позволяют осуществлять прецизионную диагностику. Часть заболевания имеет рентгенологическую картину, которая оценивается в зависимости от клинической характеристики процесса. Наконец, существуют такие рентгенологические признаки поражения, верифицировать которые можно только с учетом результатов патоморфологического исследования.

Одним из основных проявлений патологических изменений костной ткани является р а р е ф и к а ц и я различных видов (остеопороз, деструкция, остеолиз). Это всегда хронический процесс, не имеющий клинических проявлений на ранних этапах. В его основе лежит резорбция кости путем остеолиза и остеоклазии, рассасывания грануляциями или усилением кровотока. Рентгенологическая картина о с т е о п о р о з а довольно характерна и проявляется повышенной прозрачностью костной ткани. Остеопороз может быть диффузным. В этих случаях кость становится равномерно более прозрачной, ее трабекулярный рисунок смазывается, кортикальные пластинки истончаются, но на фоне менее интенсивной тени губчатой кости кажутся особенно плотными (см. рис. 3.2). Вторая форма рарефикации кости — пятнистый остеопороз — характеризуется наличием очагов пониженной плотности костной ткани, имеющих различную форму, величину и нечеткие, как бы смазанные контуры. Корковый слой в этих случаях либо не изменен, либо несколько разрыхлен, а трабекулярный рисунок кости более широкопетлистый, чем в норме. Пятнистая рарефикация обычно служит проявлением начального остеопороза или незначительной его степени, хотя известны случаи, когда характер пятнистого остеопороза длительное время не меняется или появлению равномерного остеопороза не предшествует стадия пятнистой рарефикации.

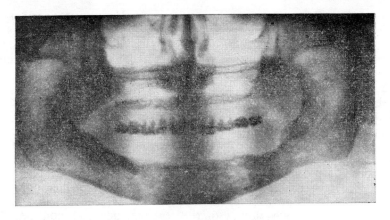

Рис. 3.2. Эксцентрическая атрофия челюстных костей в связи с полной вторичной адентией, остеопоротическая перестройка диффузного и очагового характера.

Остеопоротическая перестройка может ограничиваться зоной патологического очага в одной кости (местный остеопороз) или распространяться на анатомическую область (регионарный остеопороз). Системный остеопороз, характеризующийся поражением всего скелета, возникает или как один из симптомов некостного заболевания или как проявление процессов старения.

Остеопороз развивается вскоре после воздействия вызвавшей его причины, однако рентгенологически выявляется лишь по достижении определенной степени убыли костного вещества. Быстрота появления рентгенологических признаков зависит от массивности кости, качества рентгенограммы и опыта рентгенолога. При прочих равных условиях наиболее рано обнаруживаются очаги остеопороза в губчатых костях.

Как при диффузном, так и при пятнистом остеопорозе размеры кости не изменяются, что отличает этот процесс от атрофии, характеризующейся эксцентрическим или концентрическим уменьшением поперечника кости (рис. 3.2).

Д е с т р у к ц и я костной ткани связана со многими патологическими процессами, которые приводят к ее разрушению и замещению различными субстратами — грануляциями, гноем, опухолевой тканью. При полном рассасывании кости и исчезновении всех ее элементов без последующего замещения говорят об о с т е о л и з е.

Нередко деструктивные изменения оказываются единственным симптомом заболевания. Рентгенологически они выявляются не сразу; латентный период более длителен в костях губчатого строения, чем в кортикальной кости, где он составляет 4—10 дней. Инволютивный остеопороз задерживает рентгенологическую интерпретацию начальных деструктивных процессов. Изменения только в пределах губчатого вещества вообще могут не обнаруживаться на рентгенограммах. Истинные размеры зоны деструкции часто отличаются от рентгенологических.

Репаративные процессы в губчатых костях также выявляются менее отчетливо и позже. Они осуществляются преимущественно за счет эндоссального костеобразования из-за относительно небольшой активности надкостницы. Чем медленнее протекает репарация кости, тем более выражены процессы воссоздания новой костной ткани.

Противоположный рарефикации процесс уплотнения костной ткани носит название о с т е о с к л е р о з а. Он выражается как в утолщении отдельных костных балок, так и в увеличении их количества в определенном объеме кости. При резко выраженных склеротических процессах губчатая кость становится однородной и приобретает черты компактной. Остеосклеротическая перестройка также может быть местной, регионарной или системной.

Одним из проявлений патологического поражения костной ткани может быть изменение формы анатомического отдела или органа в целом, которое вызывается либо ассимиляцией оссифицированных периостальных наслоений, либо выпячиванием кортикальных пластинок под воздействием разрастающейся патологической ткани, либо узурацией или атрофией кости вследствие различных местных воздействий, либо нарушением (как увеличением, так и отставанием) роста. Этот симптом оценивают в соответствии со степенью сохранности архитектоники костной ткани и часто при сравнении с симметричными костными отделами.

Нередки случаи, когда клинические симптомы заболевания свидетельствуют о патологическом процессе в челюстных костях, а рентгенологические данные оказываются отрицательными. Такое несовпадение чаще всего встречается при острых, в частности воспалительных, процессах. Экспериментальные данные позволяют объяснять подобные факты, показывая, что расположение изолированного очага поражения в толще губчатой кости ткани может приводить к возникновению скиалогических проявлений только по мере вовлечения в процесс переходной зоны и кортикальной пластинки. Кортикальные дефекты, имеющие геометрически правильную форму, на рентгенограмме нередко изменяют ее в зависимости от их положения по отношению к ходу луча. Таким образом, рентгенологическую картину костной деструктивной полости создают либо глубокие эрозии коркового слоя, распространяющиеся снаружи внутрь, либо обширные изменения губчатой кости, распространяющиеся изнутри к ее поверхности, вовлекающие в процесс кортикальную пластинку или подлежащие участки переходной зоны.

Интенсивность очага просветления на рентгенограммах соответствует величине кортикальной деструкции. Обычно ее максимальная степень свидетельствует о разрушении обеих кортижальных пластинок пораженной зоны. Именно близость корней зубов к одной из замыкающих кортикальных пластинок челюсти определяет выявляемость костных изменений в пери- и пародонте. Не случайно раньше всего они обнаруживаются у центральных нижних зубов и верхних премоляров, корни которых находятся вблизи щечной замыкающей пластинки. По этой же причине в области моляров патологические процессы чаще обнаруживаются у медиальных корней.

Следует учитывать, что рентгенограмма отображает только часть происходящих в костной ткани изменений, и отрицательная рентгенологическая картина не означает отсутствия костного поражения в действительности. В силу известной условности и ограниченности рентгенограмма передает на двухмерной плоскости изображение трехмерного объекта, каковым является любой костный орган, тем более такой геометрически сложный, как челюстные кости. При интерпретации снимков необходимо также помнить, что ближайшие к пленке участки кортикальной пластинки, переходной зоны и губчатой кости отображаются значительно более отчетливо, чем отдаленные, и что только параллельные пленке и перпендикулярные ходу луча костные балки образуют на снимке характерный петлистый рисунок губчатой кости, а трабекулы, идущие под углом, могут создавать лишь бесструктурный фон.

Помимо перечисленных факторов, при расшифровке снимков челюстно-лицевой области необходимо учитывать следующее: 1) сохранность жизнедеятельности пульпы зубов при поражениях в пределах зубного ряда; 2) возраст и пол больного, длительность анамнеза, наличие неврологических и болевых проявлений; 3) протяженность очага поражения в костной ткани; 4) состояние других отделов скелета при распространенных процессах. Кортикальные деструкции обычно вызываются более быстро распространяющимися процессами инвазивного типа, а медленно увеличивающиеся изменения приводят к истончению и выбуханию этих пластинок. Резорбция корней зубов чаще наступает при медленно прогрессирующих процессах, для которых характерна пролиферация соединительнотканных или опухолевых элементов. Смещение зубов обычно вызывают медленно увеличивающиеся образования, а избыточную подвижность — быстро пролиферирующие процессы. Четкость контуров пораженных зон — симптом относительный, но все же свидетельствующий о медленной динамике патологических изменений.

В подавляющем большинстве случаев костные изменения в челюстях, основным теневым проявлением которых служат очаги деструкции или остеолиза, локализуются в зоне корней зубов. Периапикальные просветления, имеющие вид полости, у кариозных или леченых зубов с некротизированной пульпой обычно являются либо абсцессом, гранулемой, радикулярной кистой, либо периапикальным рубцом. Различить их только на основании рентгенологических данных практически невозможно. Если подобные изменения обнаруживаются вокруг интактного зуба, то следует в первую очередь предполагать развитие цементомы.

Симптом высокопрозрачной однокамерной полости с четкими контурами, локализующейся в зоне отсутствующих зубов или нижних моляров, обычно свойствен амелобластомам, примордиальным кистам, фибромам, резидуальным кистам (см. рис. 9.1, 9.3). Мелкие множественные полости в форме «мыльной пены» — проявления гигантоклеточной опухоли, аневризматической костной кисты, редких форм амелобластомы (см. рис. 9.4, 9.21). Дифференциальную диагностику проводят с учетом клинических проявлений заболевания, возраста пациента, локализации поражения, состояния соседних зубов, но не всегда успешно.

Четко очерченные просветления на снимках передних зубов верхней челюсти, не связанные с изменениями в их коронках, обычно являются симптомом неодонтогенных эпителиальных кист резцового, слезно-носового канала, глобуломаксиллярных кист (см. рис. 10.9).

Множественные, не сливающиеся между собой зоны остеолиза, возникают при системных поражениях — гистиоцитозах, диспластических изменениях, гиперпаратиреоидизме, миеломной болезни (см. рис. 15.2). Для каждого из них характерны не только своеобразные клинические проявления и сроки возникновения изменений, но и локализация, состояние и плотность окружающей костной ткани, изменения корней зубов.

Изолированные участки костной деструкции, не связанные с зубами, могут быть проявлением как первично-костных опухолевых поражений, так и распространения на челюстные кости новообразований слизистой оболочки рта, околоносовых пазух или симптомом метастатических опухолевых поражений.

Патологические изменения, сопровождающиеся увеличением плотности костной ткани, встречаются реже и часто отображают реакцию костной ткани на предшествовавшее повреждение, воспалительный процесс, увеличение механической нагрузки. Среди них на первом месте по частоте стоят периапикальные склеротические изменения, свидетельствующие о так называемом, конденсирующем остите, который нередко является своеобразным хроническим воспалением. Они могут быть и последствием завершившегося периодонтального абсцесса (см. рис. 9.23). Выраженными склеротическими проявлениями отличается особая форма остеомиелита — остеомиелит Гарре, встречающийся у подростков и стариков (см. рис. 8.13). Массивные гиперостозы челюстных костей чаще наблюдаются в молодом возрасте при одной из форм фиброзной дисплазии — костном леонтиазе, а в среднем и старшем возрасте могут быть проявлением полиоссальных поражений, таких, как мраморная болезнь, болезнь Педжета, каждая из которых имеет своеобразную клиническую и характерную рентгенологическую картину. Остеосклеротиче-

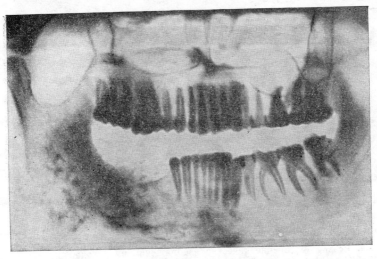

Рис. 3.3. Деструктивные изменения костной ткани в сочетании с очаговыми интенсивными тенями новообразованной кости при хондросаркоме.

ские изменения часты при доброкачественных костных опухолях и дермоидных образованиях типа одоптом.

Самую маленькую группу составляют те заболевания, которые проявляются сочетанием деструктивных и склеротических изменений костной ткани. Среди них встречаются пороки формирования различных тканей и опухоли разного типа, например оссифицирующиеся фибромы, хондросаркомы (рис. 3.3).

Наконец, немалочисленная группа патологических состояний характеризуется прежде всего симметричными и асимметричными изменениями формы и размеров различных отделов черепа, в том числе челюстей. В большинстве случаев это процессы, обусловленные нарушениями формирования и роста черепа врожденного, эндокринного или обменного генеза, последствиями травм или других заболеваний.

Учитывая влияние технических условий исследования на конечные его результаты, считаем необходимым остановиться на основных факторах, влияющих на качество рентгенограмм.

Качество рентгеновского снимка определяется четкостью контуров деталей изображения и контрастностью, т. е. разницей различия двух соседних деталей изображения. На четкость изображения влияет геометрическая нерезкость, зависящая от размеров фокусного пятна рентгеновской трубки и соотношения расстояний фокус — объект и объект — пленка. Оптимальная четкость изображения получается при малом фокусе рентгеновской трубки, большом расстоянии объект — фокус (кожно-фокусное) и малом расстоянии объект — пленка. Влияет на этот показатель и зернистость экранов и пленок. На безэкранных рентгенограммах изображение всегда более четкое. Кон-

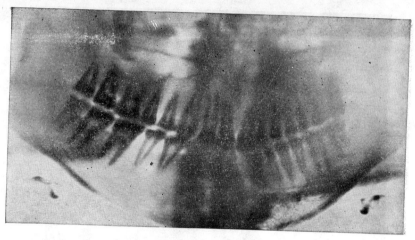

Рис. 3.4. Резкое ухудшение качества изображения на ортопантомограмме из-за нарушения режима проявления снимка.

трастность изображения определяется характеристиками рентгеновской пленки и химикалий, соблюдением правил фотообработки, ограничением рассеянного излучения с помощью диафрагмирования, правильным подбором условий рентгенографии.

При увеличении кожно-фокусного расстояния четкость изображения повышается, а сила тока и экспозиция увеличиваются по правилу инверсной квадратичной зависимости. Отодвигая трубку от больного, для определения новых условий рентгенографии необходимо умножить ранее использовавшуюся силу тока в миллиамперах на отношение квадратов нового и старого кожно-фокусных расстояний.

Важную роль играет соблюдение правил фотообработки рентгеновских материалов. Увеличение длительности проявления сверх времени, указанного на упаковке рентгеновской пленки, приводит к разложению серебросодержащего слоя эмульсии не только на участках пленки, подвергающихся облучению, но и по всей ее поверхности, что создает «вуаль» и снижает четкость передачи деталей (рис. 3.4). Отрицательно сказывается на качестве снимка его недопроявление. Важна и температура проявляющихся растворов: при температуре свыше 18 °С время проявления должно сокращаться на 1 мин, а при снижении ее — увеличиваться на 1 мин на каждый градус изменения температуры. Качество снимков улучшается при использовании проявляющих автоматов (рис. 3.5).

Большая «плотность» рентгенограмм при низкой контрастности обычно свидетельствует либо об излишнем сокращении времени проявления, либо о низкой температуре раствора, либо о сочетании обоих этих факторов. Если избыточное почернение сочетается с возникновением «вуали» на пленке, то возможны следующие нарушения: излишняя длительность проявления или

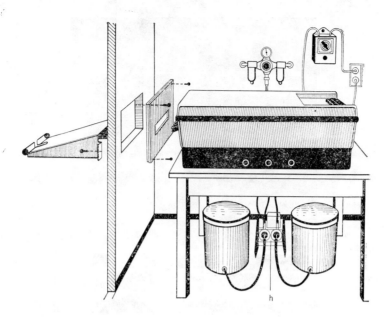

Рис. 3.5. Автомат для фотообработки рентгенограмм зубочелюстной системы.

более высокая, чем необходимо, температура раствора, удлинение экспозиции при снимке, недостаточная светоизоляция в фотолаборатории. Рентгенограммы приобретают желто-коричневую окраску при проявлении их в разложившемся или перенасыщенном растворе, зеленую — при плохой окончательной промывке, нежно-серую — при недостаточной промежуточной промывке.

Систематический анализ качества рентгенограмм свидетельствует, что погрешности техники исследования могут быть найдены почти на 60% снимков разного типа. Чаще всего они выявляются на внутриротовых изометрических рентгенограммах, реже — на ортопантомограммах, еще реже — на панорамных снимках нижней челюсти. Среди ошибок первое место занимают погрешности фотообработки снимков, второе — ошибки установки пациентов, третье — неправильный выбор условий рентгенографии, последнее — техническая неисправность аппаратуры.

Наиболее часто наблюдаются следующие дефекты внутриротовых «изометрических» рентгенограмм. На снимках центральных верхних и нижних зубов короткий закрытый тубус конической формы создает зону диффузной, пониженной плотности, симулирующий остеопороз. Особенно ярко эта картина проявляется у беззубых пациентов. Приближенный вплотную к коже лица тубус может обусловливать появление ложной линии перелома зуба. Перегиб пленки, наступающий в тех случаях, когда больной фиксирует пальцем ее не на десне, а на коронке зуба, также приводит к возникновению артефакта в виде линейной тени, симулирующей линию перелома (рис. 3.6). Особенно кон-

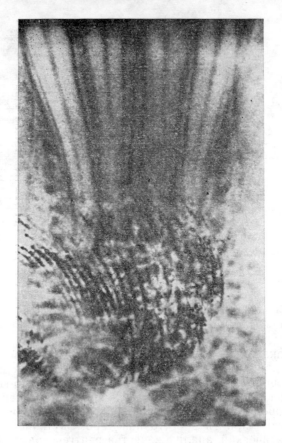

Рис. 3.6. Внутриротовая рентгенограмма $\overline{21\mid12}$ зубов. Наклон трубки увеличен — тени зубов вытянуты. Ошибка в центрации луча — коронки зубов «пробиты». Неправильная фиксация пленки во рту симулирует перелом корня $\overline{\mid 2}$ зуба. На пленке отпечаток влажного пальца рентгенолаборанта.

трастные, но короткие линейные и дуговые тени отмечаются при давлении ногтя. На пленке с истекшим сроком годности изображение завуалировано, имеет низкую контрастность. Точечные повреждения светозащитной бумаги вызывают появление округлых или овальных зон почернения, имитирующих полости.

Дисторсия корня на дентальных снимках, особенно верхних зубов, вызывается плохой фиксацией пленки пальцем. Нерезкость снимка чаще всего обусловлена движением головы больного во время экспозиции. «Ветвистые» тени на пленке вызываются разрядами статического электричества, возникающими при быстром извлечении пленки из коробки или упаковочной бумаги. Воздушные пузырьки в проявляющем растворе дают на снимках интенсивные округлые пятна.

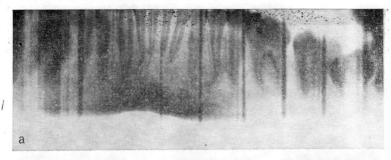

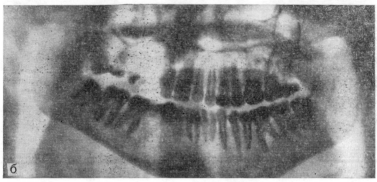

Рис. 3.7. Панорамная рентгенограмма. Полосатость вызвана ошибками в выборе экспозиции и фотообработке снимка (а). Асимметрия и плохое качество изображения челюстей на аортопантомограмме, обусловленные неправильной установкой головы пациента (б).

При попытках рентгенолаборанта исправить недопроявлением неправильно выбранную экспозицию с избыточным напряжением на трубке получаются «полосатые» рентгенограммы, на которых чередуются зоны недо- и перепроявленного изображения (рис. 3.7).

Полости зубов на внутриротовых рентгенограммах укорочены по вертикали по сравнению с их действительными размерами. Превышение углов наклона трубки еще больше уменьшает их размеры и вызывает ошибки при оценке глубины кариозных дефектов.

Неправильный наклон тубуса приводит к искажению размеров коронок. Если угол наклона в вертикальной плоскости уменьшен по сравнению с необходимым, то зубы удлиняются, а в противоположном случае укорачиваются. Ошибкой является попытка получения на внутриротовом снимке изображения более 3 зубов. В этом случае и коронки, и корни наслаиваются друг на друга и изображение оказывается малопригодным для интерпретации.

Любые небрежности при установке больного сказываются на качестве ортопантомограмм. В случае чрезмерного смеще-

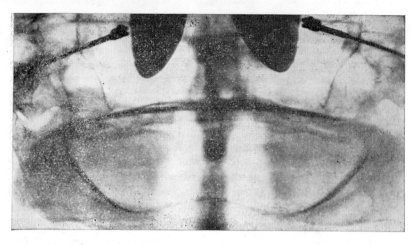

Рис. 3.8. Тени оправы очков. Ортопантомограмма.

ния основной линии черепа вниз зубы укорачиваются. При излишне приподнятом подбородке коронки центральных зубов увеличиваются в ширину и наклоняются по отношению к действительному их положению. Полосы почернения на ортопантомограмме отображают неравномерность хода трубки или кассеты либо являются следствием задевания кассеты за плечи пациента. Появление «ступеньки» в основании нижней челюсти связано с движениями больного во время съемки ортопантомограммы. Если во время рентгенографии голова смещалась в сторону движения трубки, то изображение удлиняется, а в противоположную сторону — укорачивается. Смещение фильтра, перекрывающего кассетодержатель, приводит к неравномерному почернению снимка.

Интенсивные по плотности тени камни слюнных желез, скопление контрастных веществ, металлические украшения на ортопантомограммах дают не только интенсивное изображение, но и служат источником «паразитарных» теней на противоположной стороне и центральных участках снимка (рис. 3.8). При погрешностях установки больного второй добавочный контур может давать и носоглотка.

Погрешности укладки относительно принятых антропометрических ориентиров, ошибки при введении в рот аппликатора рентгеновской трубки или наклоне приводят к деформации изображения челюстей на панорамных рентгенограммах. Так, если аппликатор вводят в рот недостаточно глубоко, то на рентгенограмме центральные зубы удлиняются, а задние укорачиваются и не выходят за пределы альвеолярного отростка. Если аппликатор введен глубже, чем нужно, то на снимке получают изображение только премоляров и моляров. При недостаточно глубоком введении аппликатора в рот на боковых панорамных

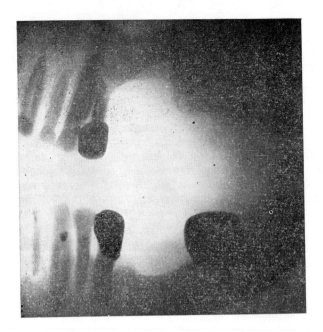

Рис. 3.9. Недостаточное введение аппликатора рентгеновской трубки при снятии боковой панорамной рентгенограммы. Ветвь челюсти и ее отростки не видны, тени зубов деформированы.

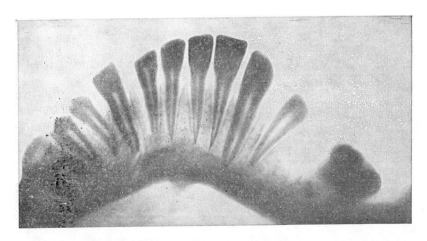

Рис. 3.10. Избыточное увеличение наклона трубки при съемке прямой панорамной рентгенограммы нижней челюсти. Искажение тени моляров и диспропорция в размерах зубов и межальвеолярных перегородок в разных отделах челюсти.

снимках ветвь челюсти и ее отростки не видны, а изображение задних зубов и окружающей их костной ткани мало структурно (рис. 3.9). В этом случае тени коронок наслаиваются друг на друга. Четкость деталей строения костной ткани уменьшается, если во время снимка больной неплотно прижимает кассету к снимаемой области. Нарушения положения головы пациента, углов наклона трубки или неправильность расположения кассеты приводят к искажению формы и размеров зубов. Вытянутые моляры получаются в том случае, если аппликатор трубки наклонен более чем на 15° вверх или более чем на 5° вниз (рис. 3.10). Если голова пациента наклонена вперед больше, чем необходимо, то коронки моляров укорачиваются. Дефекты фотообработки дают на панорамных снимках и томограммах такие же артефакты, как и на внутриротовых рентгенограммах.

ГЛАВА 4

РЕНТГЕНОАНАТОМИЯ ЛИЦЕВОГО ЧЕРЕПА И ЗУБОЧЕЛЮСТНОЙ СИСТЕМЫ. ВОЗРАСТНЫЕ И ФУНКЦИОНАЛЬНЫЕ ВАРИАНТЫ СТРОЕНИЯ ЗУБОВ И ЧЕЛЮСТЕЙ

Одним из основных отправных моментов рентгенодиагностики заболеваний зубочелюстной системы является определение нормальных вариантов строения лицевого черепа, в том числе челюстных костей на рентгенограммах различного типа.

Общая оценка пропорциональности роста и развития различных отделов черепа обычно производится по обзорным снимкам, чаще всего по телерентгенограммам. Череп достигает полного развития к 21—23 годам. Он отличается гармоничностью и пропорциональностью различных отделов (рис. 4.1), в частности одинаковой высотой средней, верхней и нижней третей лицевого черепа, что определяется равенством отрезков Br—N, N—Sp. n. ant., Sp. n. ant.—Gn [1]. При наиболее часто встречающемся мезоцефалическом типе мозгового черепа длина передней черепной ямки по расстоянию TD составляет около $2/3$ высоты черепа по линии Т—Br. Размеры передней и задней черепных ямок мало различаются. Наклон основания черепа к франкфуртской горизонтали составляет 12°, а угол между базисами обеих челюстей 20—25°. Хорошо выявляется костная структура покровных костей, венечный и ламбдовидный швы, сосудистые борозды, которые наиболее отчетливо видны в теменной и височной костях, где проходят разветвления средней менингеальной артерии. Диплоэтические вены лучше всего выражены в чешуе лобной кости, особенно у мужчин. Ширина полосы диплоэ во всех отделах мозгового черепа равна в норме 0,5—0,7 см и только в теменной области достигает 1 см. Пальцевые вдавления наиболее четко выражены в теменной и височной костях.

Турецкое седло имеет округлую или овальную форму, четкую спинку, хорошо выраженные передние и задние клиновидные отростки. Дно его в норме одноконтурное, а контур спинки может быть двойным или даже тройным. Если имеет место раздвоение дна, то оно обычно обусловливается неправильной установкой пациента и только в редких случаях асимметрией крыши основной пазухи. Наблюдаются большие индивидуальные колебания в размерах седла, однако только очень резкое уменьшение его ямки встречается при пороках развития и эндокринных заболеваниях. Какой-либо закономерности в соотношении размеров турецкого седла и других отделов основания

---

[1] Здесь и далее см. обозначения на рис. 1.25 и 1.26.

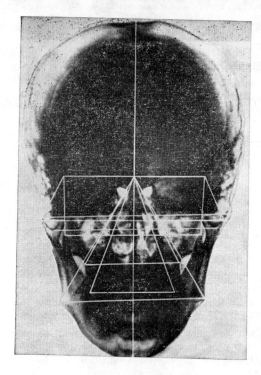

Рис. 4.1. Оси симметрии, проведенные на прямой рентгенограмме, свидетельствуют о симметричности и пропорциональности различных отделов мозгового и лицевого черепа.

черепа не обнаруживается. Угол DTBа в правильно сформированном черепе постоянен и равен 130—135°.

Лицевой череп взрослого человека имеет хорошо развитые массивы тела верхней челюсти, скуловой кости и области симфиза нижней челюсти. Высота альвеолярных отростков в зонах различных групп зубов почти одинакова, а точки А и В лежат на одной вертикали. Углы SNA, SNB важны для определения положения средней и нижней третей лицевого черепа по отношению к его основанию. В гармоничном черепе они составляют 80—82° и 78—80° соответственно. Однако наши данные свидетельствуют о том, что на величину этих углов, помимо положения точек А и В, которое в известной мере обусловлено размерами базисов челюстей и расположением челюстей в черепе, влияет наклон передней черепной ямки по отношению к горизонтальной плоскости. При одних и тех же абсолютных размерах TD (N—Se) и базисов челюстей указанные углы тем меньше, чем больший угол составляет передняя черепная ямка с горизонтальной плоскостью (рис. 4.2).

Если верхняя челюсть занимает дистальное положение, то угол уменьшается, а при избыточном смещении костей средней зоны вперед угол SNA увеличивается (свыше 82°). При дистальном положении нижней челюсти по отношению к основанию черепа угол SNB становится менее 76°, а при выдвижении этой кости вперед увеличивается более чем 80°. Взаимоотношения средней и нижней третей лицевого черепа документируются углом ANB, который в норме равен 2—3°. Дистальное смещение нижней челюсти, наряду с уменьшением угла приводит к увеличению угла ANB свыше 5°. Этот угол увеличивается и при переднем смещении верхней челюсти и достигает максимальной величины (10° и более), когда обе челюсти занимают неправиль-

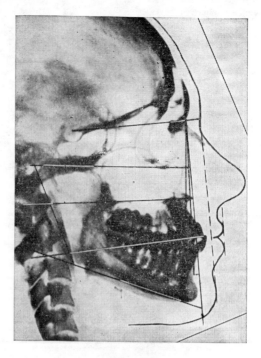

ное положение по отношению друг к другу и основанию черепа. В этом случае углы SNA и SNB также отличаются от нормальных. Гониальный угол составляет 123±10°, а ветвь челюсти идет почти вертикально.

На рентгенограмме в прямой проекции правая и левая половины черепа почти полностью симметричны. Высота мозгового черепа незначительно превышает высоту лицевого, а ширина на уровне нижнечелюстных углов почти в 2 раза больше ширины в области верхнечелюстных базисов. Границы имеют одинаковую форму, расстояние между ними составляет 32—33 мм (см. рис. 4.1).

При ортогнатическом соотношении зубных рядов угол между центральными резцами обеих челюстей составляет на боковых снимках 130—140°, а наклон их к основаниям собственных челюстей равен 70±5° для верхней и 85—90±5° для нижней челюсти. Ветвь нижней челюсти плавно переходит в шейку мыщелкового отростка и головку, которая при нормальном соотношении зубных рядов имеет овальную форму и занимает во впадине центральное или переднецентральное расположение. Значительной диспропорции в размерах элементов сустава нет.

При брахи- и долихоцефалии меняется соотношение длины и высоты черепа, но гармоничность профиля сохраняется. Турецкое седло у брахицефалов округлое, а у долихоцефалов почти четырехугольное. Естественно, в пределах нормы имеется бесчисленное количество индивидуальных колебаний, семейных и национальных особенностей, классифицировать которые невозможно.

Череп ребенка и подростка в норме существенно отличается от черепа взрослого непропорциональностью, которая тем больше, чем меньше возраст исследуемого (рис. 4.3). При рождении мозговой череп в 7 раз превышает объем лицевого и вследствие высоких темпов развития к 3 годам достигает 85% полного объема. Лицевой череп к этому времени составляет только 50%

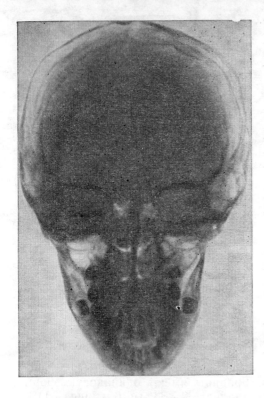

Рис. 4.3. Рентгенограмма черепа подростка 13 лет. Размеры мозгового черепа преобладают над размерами лицевого.

объема у взрослого. У мальчиков и девочек имеются различные периоды интенсивного роста черепа, что создает в сменном прикусе множество вариантов нормы.

Внутренняя и наружная пластика диплоэ, сосудистые борозды и венозные синусы начинают различаться на рентгенограммах после 2 лет жизни. Синхондрозы основания черепа, за исключением сфеноокципитального, который виден до пубертатного периода, полностью исчезают к 4 годам. К 3 годам основной и лобный синусы еще отсутствуют, но решетчатый лабиринт уже начинает выявляться. Лобный синус формируется к 5—6 годам, к 12 годам приобретает индивидуальную форму и полностью развивается к 20 годам.

Основной синус оформляется к 4—5 годам, пальцевые вдавления достигают максимума к 14 годам и лучше всего видны в лобной кости.

У новорожденных и маленьких детей комплекс костей средней зоны лица занимает задневнутреннее положение по отношению к точке N и по мере роста ребенка перемещается вниз и вперед. Твердое небо в первые годы жизни располагается высоко, глазницы сближены и раздвигаются по мере развития решетчатого лабиринта. Верхнечелюстные пазухи существуют уже у новорожденного, имеют щелевидную форму, на снимках не определяются. Отчетливая пневматизация пазух обнаруживается после 2,5 года, но и в этом возрасте их трудно обнаружить вследствие наслоения теней зачатков зубов. К 3 годам пазухи принимают вид маленьких треугольных просветлений, бухты их начинают формироваться после 4 лет. До пубертатного периода дно верхнечелюстных пазух и дно полости носа находятся на одном уровне. Позднее дно пазух опускается вследствие формирования альвеолярной бухты. В отличие от взрослых у детей и подростков часто имеется прямой контакт корней моляров со слизистой оболочкой верхнечелюстной пазухи.

Наблюдаются два периода роста средней зоны лицевого черепа: в первом (до 7 лет) рост приводит к увеличению объема глазниц и небольшому смещению вниз верхней челюсти, во втором (после 7 лет) — вызывает смещение вперед всей средней зоны лицевого черепа, характеризуется бурной аппозицией кости по поверхности лицевых массивов, в том числе и в области верхнеальвеолярного отростка. В результате к 12 годам размеры костей средней зоны увеличиваются вдвое. Существенно увеличивается высота носовой полости, дно которой удаляется от нижнеглазничного края.

Нижняя челюсть с возрастом мало изменяется по форме, но гониальные углы постепенно уменьшаются вследствие перемещения ветви вперед. У новорожденных впадины височно-нижнечелюстных суставов плоские, суставные бугорки и внутрисуставные мениски отсутствуют и появляются только по мере становления жевательной функции, роста жевательных мышц и прорезывания молочных зубов. Головки мыщелковых отростков в виде валиков эллипсовидной формы существуют уже в конце внутриутробного периода. С момента формирования появляются индивидуальные варианты формы головок ветвей нижней челюсти. Характерную форму элементы суставов приобретают к моменту прорезывания первых постоянных моляров. У детей объем суставных впадин в 2—3 раза превышает размеры головок.

Наиболее интенсивное удлинение ветви происходит в возрасте 10—14 лет и заканчивается раньше у девочек. В возрасте 1—4 лет размеры суставного бугорка практически не изменяются, а потом происходит напластование костной ткани в области его вершины и переднего ската с увеличением как высоты, так и ширины бугорка. В течение первых 10 лет жизни наблюдается так называемый функционально адаптирующийся рост мыщелкового отростка и всех костных элементов височно-нижнечелюстного сустава, а в дальнейшем процессы ремоделирования, преобладающие в суставной головке. С возрастом ширина и глубина суставной впадины увеличиваются, головка занимает в ней более глубокое положение, что обусловлено изменением фронтального перекрытия.

К 11 годам передний отрезок основания черепа равен длине тела нижней челюсти, затем челюсть продолжает удлиняться, а рост основания черепа и вздутие лобного синуса прекращаются.

Имеются известные половые различия в формировании черепа в различные возрастные периоды. В течение 1-го года жизни размеры мозгового черепа и основания у мальчиков достоверно больше, чем у девочек, а параметры лицевого черепа не различаются по полу. Относительный прирост размеров основания черепа у девочек происходит быстрее, но периоды интенсивного роста заканчиваются в среднем на 1 год раньше, чем у мальчиков. Периоды усиленного черепного роста также приходятся на разные возрасты. Мозговой череп у мальчиков наиболее интенсивно растет до 3 лет, у девочек до 2—2,5 лет. После 3 лет высота мозгового черепа практически не изменяется, а размеры основания продолжают увеличиваться. Расстояние N—T у мальчиков увеличивается до 14 лет, у девочек — до 13 лет за счет развития лобной пазухи. После 14 лет все основание черепа удлиняется медленно, темпы удлинения одинаковы, но количественный прирост у мальчиков больше. Размеры турецкого седла у девочек увеличиваются быстрее, но рост заканчивается раньше.

Лицевой череп растет интенсивно в 7—8 лет у мальчиков и в 14—15 лет у девочек. Особенно увеличивается высота лица за счет средней и нижней зоны. Увеличиваются размеры T—S. p. n. post, T—Gn, T—Go, N—Pr, Ba—Go, Gn—Go. В целом размеры всех отделов мозгового, лицевого и основания черепа у девочек до 15 лет меньше, верхняя челюсть короче, небо более плоское. Достоверные различия в росте и формировании височно-нижнечелюстных суставов у мальчиков и девочек неизвестны. Зато существенно разнятся параметры сочленения в зависимости от величины фронтального перекрытия зубов.

У мальчиков различного возраста существенно меньше размеры некоторых углов, в том числе базального. Наклон основания черепа у девочек устанавливается в 11 лет, а у мальчиков в 15 лет. Половые различия размеров черепа достигают максимума в возрасте 11—15 лет. Это необходимо учитывать при анализе рентгенограмм и оценке краниометрических показателей во всех возрастных группах, особенно у подростков, принимая во внимание половые различия. К 20 годам часть различий в размерах выравнивается и вновь выявляется с достоверностью в пожилом возрасте.

У взрослых женщин основание черепа и тело нижней челюсти короче, чем у мужчин, скат основной кости более плоский, лобные и затылочные выпуклости более крутые. Высота лицевого черепа также несколько меньше. Однако в целом различия размеров черепа по полу хотя и существуют, но не всегда достоверны. В старших возрастных группах вновь более достоверно выявляются небольшие различия параметров черепа по полу. Весь череп с возрастом уменьшается, скат становится более плоским, уменьшается наклон основания черепа. С годами у мужчин череп становится менее гармоничным, чего у женщин, как правило, не бывает.

Ко времени полного гармоничного формирования черепа (21—23 года) задняя высота лицевого черепа должна составлять 60—62% передней. Правильно-пропорциональный профиль характеризуется расположением нижних зубов на 2 мм впереди или позади лицевой плоскости N—Po. Для определения правильных пропорций можно пользоваться углами Tweed: I — угол между франкфуртской горизонталью и продолжением длинной оси центральных верхних резцов составляет около 65°, II — угол между MT_1 и центральными нижними резцами равен 90±5°, III — угол между франкфуртской горизонталью и MT_2 равен 25°. Гармоничный лицевой череп должен иметь хорошо развитые зубные ряды, пропорциональное соотношение размеров зубов и альвеолярных отростков, анатомически правильную окклюзию.

Оценка состояния лицевого черепа по телерентгенограммам производится с учетом нескольких краниометрических показателей, к определению которых необходимо прибегать в тех случаях, когда при обычном рассмотрении снимков невозможно полностью охарактеризовать картину. Следует учитывать, что в лицевом, как и в остальных отделах черепа, нет стабильных, несмещающихся за время развития точек. Именно поэтому более достоверно определение угловых размеров, чем линейных. Очень важно перед изучением лицевого черепа определить наклон основания черепа по отношению к истинной горизонтали. Если он превышает 6°, то в показатели, характеризующие комплекс костей средней зоны лица и переднюю черепную ямку, нужно вносить поправки. Это, в частности, относится к углу SBN.

Не только положение, но и форма основания черепа влияют на ориентацию нижней челюсти: если основание резко изогнуто — височно-нижнечелюстной сустав расположен более кпереди. В этих случаях, даже если нижняя челюсть имеет нормальные размеры, она может казаться укороченной или удлиненной в зависимости от положения суставной впадины. Плоскости SPP и MT_1 в норме должны иметь одинаковый угол наклона по отношению к горизонтали. Если симметрия их наклона нарушается, то задняя лицевая высота укорачивается больше передней и возникает открытый прикус.

В периоде роста отрезок Se—N (TD) увеличивается ежегодно почти на 2 мм, но не меняет положения. На такое же расстояние смещается вперед верхняя челюсть, развитие которой тесно связано с формированием верхнечелюстных пазух, аппозиционным костным ростом в сфеноокципитальном синхондрозе и деятельностью боковых лицевых швов. Положение точек S и T больше всего зависит от сфеноокципитального роста, а через связь задней черепной ямки и височной кости, определяющих положение суставной впадины, они влияют на топографию головки мыщелкового отростка. Если впадина расположена больше кзади, то ветви нижней челюсти удлиняются. Если смещения впадины не происходит, то ветви остаются короткими, что вызывает снижение задней высоты лица. В известной мере этот показатель обусловливается также высотой альвеолярного отростка и зубов в области моляров.

Показателем нормальной высоты средней зоны лица является величина угла NTSp. n. post., а нижней трети — Sp. n. post. GoGn. Величина последнего угла определяет степень роста нижней трети лицевого черепа, но отклонения показателей от нормальных не позволяют определить причину нарушения, поскольку на них влияет как рост нижнечелюстной кости, так и величина обоих альвеолярных отростков.

Различают три типа нижнечелюстной кости: I — с одинаково хорошо развитыми ветвями и телом, с почти прямым гониальным углом и бигониальным размером около 11 см; II — с короткой ветвью, нормальным телом, тупым гониальным углом и бигониальным размером около 7,5 см; III — с длинной ветвью, нормальным или коротким телом, острым гониальным углом и бигониальным размером около 14 см. Как правило, I тип нижней челюсти отличается уравновешенностью ширины ветви и высоты тела с зубами и альвеолярными отростками. Плоскость окклюзии в этих случаях почти параллельна краю нижней челюсти, симфиз хорошо развит, оси резцов почти перпендикулярны базису нижней челюсти, MT_1 составляет с основанием черепа угол 18—25°. Вершины венечного и мыщелкового отростков в этих случаях располагаются в одной горизонтальной плоскости, головка мыщелкового отростка широка в переднезаднем направлении.

При II типе нижней челюсти ветви и отростки узкие, венечные отростки короче мыщелковых. Угол, который MT_1 составляет с TD, больше, чем при I типе, и чем он больше, тем более дистально расположен лицевой череп. Хотя нижняя челюсть имеет нормальные размеры, она кажется короче, чем в действительности, что вызвано увеличением гониального угла и соотношением MT_1 и MT_2. Сюда же относятся те типы нижней челюсти, которые характеризуются увеличением размеров тела при нормальной или несколько укороченной ветви.

В этих случаях ветвь кажется более короткой, чем в действительности, из-за удлинения тела и развертывания гониального угла.

При III типе ветвь нижней челюсти прямая и широкая, тело высокое и короткое, нижнечелюстное основание вогнуто кверху, гониальный угол острый. Между MT_1 и TD образуется небольшой угол, симфиз выступает вперед, центральные нижние зубы наклонены к своему базису под углом меньше 90°.

В определенной мере различия в формировании нижнечелюстной кости связаны с ростом задней черепной ямки, центром которого является сфеноокципитальный синхондроз. В зависимости от длины этого отдела основания черепа височная кость и, следовательно, впадина височно-нижнечелюстного сустава, влияют на длину ветви и тела нижней челюсти: чем в более заднее положение смещается суставная впадина, тем больше размеры нижнечелюстной кости. Если рост в сфеноокципитальном синхондрозе нарушается, тело и ветвь нижнечелюстной кости остаются короткими и возникают проявления нижней ретрогнатии. Длины задней черепной ямки и ветви нижней челюсти обычно находятся в соотношении 3 : 4, прирост ветви в норме происходит на 1—2 мм в год.

Среди основных видов конфигурации костей средней зоны можно ориентировочно выделить два: при первом твердое небо почти параллельно франкфуртской горизонтали, а при втором укорочено, имеет приподнятый передний конец.

Описание нормальных вариантов строения челюстных костей, в том числе альвеолярных отростков, наиболее удобно проводить по прямым панорамным рентгенограммам или ортопантомограммам. На этих снимках видно, что нижняя челюсть на всем протяжении построена как плоскогубчатая кость. Лишь в основании ее проходит интенсивная однородная полоса компактной костной ткани, ширина которой варьирует. В центральных отделах челюсти она максимальная (0,3—0,6 см), по направлению к углам уменьшается и переходит в тонкую четкую полоску кортикальной кости, имеющей ровные контуры.

Альвеолярные края челюстей заканчиваются либо конусообразно, либо более плоско, образуя зубчатость межальвеолярных перегородок. Форма их представлена в основном двумя наиболее характерными вариантами: в центральных отделах челюстей они остроконечные, в боковых пологие, трапециевидные. Верхний край межальвеолярных гребней в норме находится на 2 мм ниже эмалево-цементной границы. Рентгенологическая граница может не соответствовать той, которая определяется при зондировании, так как данные электронной микроскопии свидетельствуют, что глубина нормального десневого кармана равна 0,4—0,6 мм и достичь эмалево-цементной границы можно, только перфорировав его дно.

Большое влияние на форму межальвеолярных гребней оказывает частота расположения зубов: чем больше расстояние между зубами, тем более пологи межальвеолярные гребни (рис. 4.4). Этот факт следует учитывать при изучении рентгенограмм, чтобы не принять широкие перегородки в зоне центральных зубов при диастеме и тремах за проявление процессов «атрофии» альвеолярного края, а остроконечные гребни в зоне тесно расположенных моляров и премоляров — за картину костного «кармана». Ориентиром в обоих случаях является сохранность непрерывности замыкающей пластинки. Она представляет собой тонкую окаймляющую кортикальную пластинку, которая прободается множеством канальцев; через них проходят сосуды и нервные волокна. Число их на верхней челюсти больше, чем на нижней; соответственно четкость кортикальной пластинки меньше. Особенно широки канальцы у лиц молодого возраста в зоне гребней перегородок, а по направлению к вершине корня их количество уменьшается. Кортикальная замыкающая пластинка всегда более мощная на нижней челюсти и менее четко видна на верхней. Диаметр ее широко варьирует у зубов различных групп и индивидуально. Вдоль каждой лунки также видна замыкающая кортикальная пластинка. Однако следует учитывать, что на рентгенограммах видны лишь медиальная и дистальная замыкающие пластинки, а вестибулярная

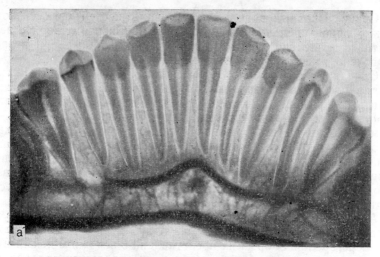

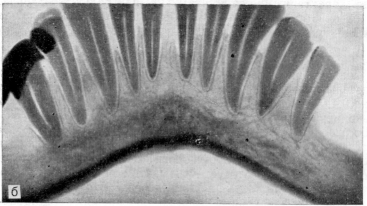

Рис. 4.4. Форма межальвеолярных гребней при обычном расположении зубов (а) и диастеме (б).

и лингвальная накладываются друг на друга и на тень корня и шейки зуба, сквозь которые они иногда прослеживаются в виде не совсем четкой линии. Диаметр и интенсивность замыкающей пластинки является в известной мере показателем величины функциональной нагрузки стенок альвеолы. Их изменения координируют с видом смыкания зубных рядов.

Структура костной ткани нижней челюсти характеризуется петлистым рисунком перекрещивающихся костных балок. Наиболее интенсивную тень дают горизонтально направленные трабекулы, являющиеся так называемыми функциональными балками. Характер трабекулярного рисунка обусловлен функциональной нагрузкой: давление, испытываемое зубами, через связки зуба и компактную выстилку лунок передается на губчатую кость. Наиболее густая петлистость костного рисунка соответствует зонам альвеолярного отростка по периферии лунок. Трабекулы, окружающие альвеолы, образуют траектории, идущие ниже лунок; затем они поднимаются диагонально вверх и назад через ветвь к мыщелковому отростку, передавая жевательное давление частично на основание черепа. В области подбородка нижняя челюсть испытывает наиболее мощные силовые нагрузки: здесь перекрещиваются трабекулы обеих половин челюсти, возникает самая густая сеть балок, а компактная кость имеет максимальную высоту.

Величина ячеек в различных участках нижней челюсти разная: они более мелкие в зоне резцов, более крупные в зоне моляров и углов нижней челюсти. В центральных отделах ячейки меньше в вершинах межальвеолярных перегородок. Представление о том, что крупнопетлистый, «юношеский» рисунок трабекул у лиц среднего и пожилого возраста — один из первых симптомов пародонтита, при анализе панорамных рентгенограмм и ортопантомограмм не подтверждается. Рентгенограмма свидетельствует, что величина ячеек является сугубо индивидуальной особенностью строения костной ткани и не может служить ориентиром при диагностике заболеваний пародонта.

Вместе с тем данные панорамной рентгенографии и томографии заставляют полностью согласиться с Г. А. Зедгенидзе (1962), различающим три типа костной структуры нижней челюсти: хорошо дифференцированную, плохо дифференцированную и переходную. Плохо дифференцированная структура кости в норме наблюдается в двух крайних возрастных группах: у детей и подростков, у которых трабекулярное строение нижнечелюстной кости выражено слабо, и у лиц преклонного возраста при склеротической перестройке костной ткани. Переходный тип структуры обычно встречается при диффузном остеопорозе.

«Плотность» костного рисунка на протяжении нижней челюсти неодинаковая. В центральных участках тела на уровне резцов находится полоса интенсивной плотности костной ткани, соответствующая зоне симфиза и подбородочного возвышения. По обеим сторонам от нее в основании подбородочного бугорка интенсивность тени костной ткани несколько убывает, а на уровне моляров вновь увеличивается из-за наличия бугристостей в зоне прикрепления жевательных мышц, идущих по наружной и внутренней поверхностям челюсти.

Костная структура верхней челюсти заметно отличается от таковой у нижней; она одинакова в различных участках кости. В верхнем альвеолярном отростке преобладают вертикально направленные костные трабекулы. Ячеистый рисунок этой кости относительно мало различается у лиц разного возраста. Только при диффузном остеопорозе рисунок приближается к переходному типу (см. рис. 1.7).

Различия в пространственной ориентации «функциональных» трабекул на обеих челюстях объясняются особенностями распределения механической нагрузки, состоящими в том, что жевательная нагрузка, воспринимаемая зубами нижней челюсти, гасится только в пределах этой кости, распределяясь в горизонтальном направлении. Нагрузка с зубов верхней челюсти передается этой тонкой костью в вертикальном направлении на «контрафорсы» средней зоны лицевого черепа вплоть до глабеллы. Это и обусловливает преимущественно вертикальный ход «функциональных» трабекул ее альвеолярного отростка.

Панорамные томограммы дистальной половины черепа позволяют визуализировать нижнечелюстной канал на всем его протяжении и не искажают его хода. Просвет нижнечелюстного канала на ортопантомограммах имеет диаметр 0,4—0,6 см. Форма его различна. Индивидуальные варианты могут быть объединены в три наиболее часто встречающихся типа: I — почти горизонтально направленный канал, заканчивающийся на уровне угла челюсти нижнечелюстным отверстием, которое чаще всего имеет овальную форму. Просветление отверстия превышает диаметр канала, контуры обычно не совсем четкие; II — верхний наружный конец канала подымается вверх, заходя на небольшом протяжении в ветвь. Дистальный отрезок канала имеет слегка косой ход; конечная часть широким раструбом переходит в отверстие нижней челюсти, которое в этих случаях не всегда имеет правильную геометрическую форму и четкие контуры; III (встречается реже всего) — канал имеет еще более косой ход, высоко заходит в ветвь, образуя петлеобразный изгиб в дистальной части. У детей нижнечелюстное отверстие может располагаться на 1—2 мм ниже режущего края зубов.

Границы нижнечелюстного канала образованы тонкими четкими кортикальными пластинками, хорошо видными в норме на всем протяжении тела нижней челюсти. С возрастом положение его несколько изменяется. У детей канал более узкий, сдвинут ближе к компактной полосе основания челюсти. У лиц молодого возраста он смещается более краниально, а у пожилых перемещается еще больше вверх, особенно при атрофии альвеолярного края вследствие потери зубов. Это необходимо учитывать при хирургических вмешательствах. Верхняя стенка канала всегда контурируется менее четко, чем нижняя (рис. 4.5).

Определение взаимоотношений канала с корнями зубов также представляет практический интерес. Внутриротовые снимки для этой цели мало пригодны, так как вследствие проекционных искажений часто симулируют проникновение корней в канал там, где этого нет в действительности. По данным ортопантомографии, прослойка губчатой кости между верхней стенкой нижнечелюстного канала и верхушками корней составляет 0,4—0,6 см. Подбородочные отверстия нижнечелюстного канала приходятся у детей на уровне клыков, а у взрослых на уровне премоляров, имеют округлую или овальную форму и окружены по периферии четким кортикальным ободком.

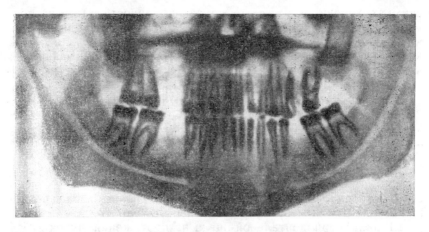

Рис. 4.5. Ход нижнечелюстного канала на ортопантомограмме.

Наружная косая линия ретромолярного треугольника доходит до переднего края ветви челюсти, а внутренняя (челюстно-подъязычная), начинаясь у нижнего края симфиза, поднимается вверх по внутреннему краю нижней челюсти до ветви. Обе линии имеют различную плотность, лучше всего видны в зоне моляров, где челюстно-подъязычная линия располагается ближе к нижнему краю челюсти.

На увеличенных панорамных рентгенограммах верхней челюсти боковые хрящи полости носа накладываются на изображение центрального участка альвеолярного отростка, создавая две большие овальные зоны просветления, не полностью разделенные перегородкой носа и ограниченные утолщением мягких тканей. Резцовые отверстия на этих снимках имеют бóльшие, чем обычно, размеры, а форма их почти всегда круглая из-за особенностей пространственных взаимоотношений при этом виде съемки. Накладываясь на корни центральных или боковых резцов, они требуют дифференциальной диагностики с гранулемой или кистой, которая основывается на отсутствии четкого кортикального ободка вокруг резцового отверстия. Следует также учитывать клинико-рентгенологическую характеристику состояния зубов, на корни которых накладываются резцовые отверстия, а также наличие неизмененной кортикальной пластинки вдоль всей лунки, просматривающейся сквозь просветление резцового отверстия. Интенсивная дополнительная тень с волнистой наружной границей в центре верхней плоскости образует небный валик (см. рис. 1.2, 1.7).

На боковых панорамных снимках также четко выявляется состояние альвеолярных отростков и обоих зубных рядов соответствующей половины челюстей. Иногда на снимке видны и центральные зубы противоположной половины челюстей. Особенности строения губчатой ткани челюстей видны на этих снимках хорошо и имеют те же закономерности, что и на прямых панорамных рентгенограммах. Кроме того, видны ветвь нижней челюсти, оба ее отростка, челюстно-подъязычная линия, которая переходит на тело нижней челюсти, накладываясь на корни третьих моляров. Определяются канал и отверстие нижней челюсти (см. рис. 1.6).

Дно верхнечелюстной пазухи на боковых снимках не всегда видно на всем протяжении, зато отчетливо выявляется боковая стенка, позади которой хорошо видна скуловая кость, переходящая в скуловую дугу. На верхнелатеральный отдел пазухи накладывается тень верхнечелюстного отростка скуловой кости. Определяются бугристость верхней челюсти, крючок и крыловидный отросток основной кости. Степень их выявления зависит от особенностей строения нижней трети лица и расположения во рту аппликатора рентгеновской трубки.

Ширина периодонтальной щели на протяжении лунок зубов различна и отражает особенности функциональной нагрузки на ее стенки. Наиболее узка щель на уровне нижней трети корней, наиболее широка — у альвеолярного края. Это является свидетельством горизонтально направленной нагрузки при физиологическом перемещении зубов.

Снимки зубов верхней челюсти имеют больше различных деталей. Питательные каналы здесь выявляются лучше; они шире и подходят к верхушкам зубов. На нижней челюсти их с трудом можно обнаружить на участке между отверстиями нижнечелюстного канала. В межальвеолярных перегородках обеих челюстей проходят каналы межлуночковых артерий. Они отчетливее выявляются в центральных отделах нижней челюсти, особенно у людей с не очень массивной нижнечелюстной костью при мелкопятнистом рисунке костных балок, адентии. На стенках верхнечелюстной пазухи на прямых панорамных рентгенограммах верхней челюсти определяются каналы разветвлений верхней альвеолярной артерии, которые идут сзади сверху вперед и вниз.

На уровне передних зубов плотность костной ткани верхней челюсти кажется меньше, чем в соседних отделах из-за наслоения воздушных носовых ходов (рис. 4.6).

Состояние костной ткани и альвеолярных отростков на внутриротовых снимках принципиально не отличается от такового на панорамных рентгенограммах. Более богаты деталями внутриротовые снимки верхних зубов.

На рентгенограммах центральных резцов по средней линии виден интенсивный межчелюстной костный шов. На него или несколько латеральнее наслаивается просветление резцового отверстия. Форма и размеры резцовых отверстий могут изменяться в зависимости от наклона луча при съемке. Обычно их диаметр 3—6 мм. При увеличении диаметра отверстий свыше 0,7 см можно говорить о кисте. Реже видны добавочные отверстия Скарпы, через которые проходят велопалатинальные арте-

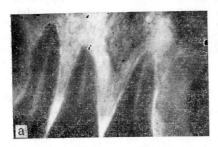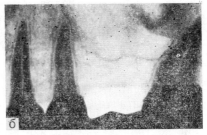

Рис. 4.6. Внутриротовые рентгенограммы центральных (а) и боковых (б) зубов верхней челюсти. Видны особенности трабекулярного рисунка, периодонтальные щели, кортикальная выстилка лунок дна верхнечелюстной пазухи, скуловая кость.

рия и вена. Выше резцового отверстия на внутриротовых снимках располагается интенсивная тень дугообразной формы — проекция передней носовой ости. Дно полости носа на внутриротовых снимках наслаивается на верхнечелюстную пазуху и иногда видно на уровне премоляров в виде интенсивной линии.

Дно альвеолярной бухты верхнечелюстной пазухи накладывается на изображение зубов от 4 | 4 до бугристости верхней челюсти. Если бухта узкая и глубокая, то она ограничивается не одной, а двумя кортикальными полосками. На зону боковых резцов может наслаиваться просветление небольшой интенсивности, образующаяся латеральная ямка, которая располагается на лабильной пластинке альвеолярного отростка верхней челюсти.

На снимках моляров определяется скуловой отросток в виде интенсивной дугообразной линии толщиной около 3 мм, за которым располагается сама скуловая кость, имеющая характер интенсивной бесструктурной тени. Иногда выявляются крючковидный выступ крыловидного отростка основной кости и венечный отросток нижней челюсти.

Подбородочная ямка нижней челюсти — углубление на лабиальной кортикальной пластинке на уровне боковых резцов — имеет на снимках вид участка меньшей плотности. Подбородочный бугорок определяется в виде зон костной плотности по бокам от средней линии или в виде треугольных выступов на окклюзионных рентгенограммах. В области корней моляров видна интенсивная полоса края ментальной бугристости. Подбородочное отверстие нижнечелюстного канала чаще всего выявляется в области премоляров ниже вершин их корней и имеет вид округлой четко очерченной полости диаметром 5—7 мм. Наслаиваясь на верхушку корня, она может симулировать периапикальную гранулему. Отличить нормальное анатомическое образование можно по сохранности периодонтальной щели и кортикальной замыкающей пластинки вокруг верхушки корня. Просвет нижнечелюстного канала также обычно располагается ниже корней зубов, однако на внутриротовых снимках он нередко пересекает корни последних моляров и создает ложное впечатление расширения периодонтальной щели.

За третьими молярами вверх вдоль внутреннего края ветви нижней челюсти и параллельно ему поднимаются две интенсивные линии разной ширины — внешняя и внутренние косые линии, последняя переходит в челюстно-подъязычную линию. Место контакта нижнечелюстной кости с подчелюстной слюнной железой (подподбородочная ямка) — участок более прозрачной костной ткани вблизи края нижней челюсти на уровне 76 | 67 зубов. Иногда прозрачность этой ямки очень высока и симулирует кистозную полость. Тени губ на снимках центральных зубов обеих челюстей всегда имеют вид широкой горизонтальной полосы малой интенсивности.

Полости зубов и корневые каналы на внутриротовых рентгенограммах отображаются отчетливо, часто лучше, чем на ортопантомограммах и даже панорамных снимках.

Экспериментальные исследования [Норре В., 1968] показывают, что в действительности полости зуба и каналы шире, чем на рентгенограммах. Данные рентгенологического исследования о состоянии корневых каналов очень важны при проведении эндодонтических мероприятий, однако они не всегда абсолютно точно передают изменения. Особенно важно выявить добавочные корневые каналы, которые, по данным анатомических исследований, проведенных V. Ferrucci (1985), наиболее часто имеются у $\dfrac{7654 \mid 4567}{754 \mid 457}$ зубов. Ширина полостей зубов меньше всего в области шеек и несколько увеличивается на уровне контактных пунктов, что чаще отображает не истинные анатомические варианты, а наличие проекционных искажений. Чем больше угол наклона рентгеновских лучей по отношению к снимаемому зубу, тем меньше размеры полости зуба в сравнении с истинными. Соответственно искажения максимальны в области зубов верхней челюсти. Учитывая их, следует соблюдать осторожность при препарировании глубоких кариозных полостей.

Представляет интерес и рентгенологически определяемое ремоделирование альвеолярных отростков при ортопедическом лечении после удаления зубов. При правильном восполнении дефектов зубы под кламмерами и коронками длительное время остаются устойчивыми, что свидетельствует о функциональной стабильности, эффективности ортопедических мероприятий и успешности проведенного до этого лечения. При недостаточности тканей пародонта они рассасываются и зубы расшатываются. Такие же изменения в тканях пародонта наблюдаются при полной вторичной адентии. У части больных результаты ортопедических мероприятий могут быть неудачными, так как ткани пародонта реагируют перестройкой на изменяющуюся функциональную нагрузку. Резистентность его тканей у опорных зубов выражается в расширении периодонтальной щели и кортикаль-

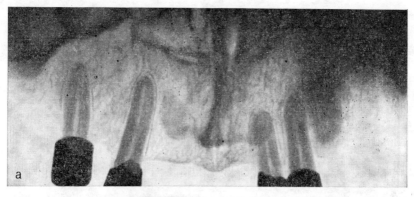

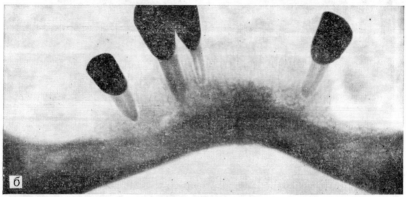

Рис. 4.7. Формирование кортикальных пластин по альвеолярному краю под базисами бюгельных протезов. На верхней челюсти слева видно отверстие резцового канала (а), на нижней — просветы каналов межсептальных артерий. Лунки отсутствующих зубов заполнены костной тканью (б).

ных пластинок, сохранении четкой функциональной направленности костных балок вокруг лунки (рис. 4.7), заполнении лунок удаленных зубов костной тканью, появлении горизонтально идущих замыкающих пластинок вдоль альвеолярного края и горизонтальной направленности костных балок в краевых отделах. При функциональной недостаточности пародонта у опорных зубов расширение периодонтальной щели не сопровождается уплотнением кортикальной выстилки лунок. Напротив, последняя выражена нечетко, местами исчезает. Выявляются глубокие периодонтальные карманы, зубы наклоняются. После удаления зубов их лунки не восполняются костной тканью, край альвеолярного отростка не закрывается четкой замыкающей кортикальной пластинкой, возникают диастема, тремы (рис. 4.8, а).

У новорожденных нижняя челюсть состоит из двух самостоятельных половин, связанных по средней линии соединительной тканью, которая редко до рождения, а чаще в первые месяцы

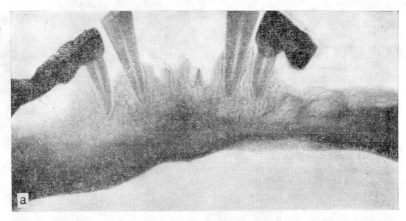

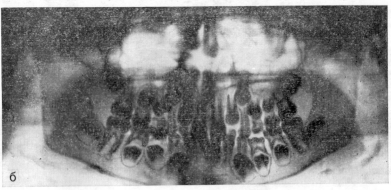

Рис. 4.8. Рентгенологические проявления функциональной недостаточности костной ткани пародонта (а). Ортопантомограмма ребенка 7 лет. Небольшая асимметрия положения и прорезывания зачатков (б).

жизни, начинает окостеневать. К концу 1-го года обе половины соединяются в одну целую кость. Нижний край тела челюсти в эмбриональном и особенно в раннем детском возрасте вогнутый. С установлением молочного прикуса, особенно в 5—6 лет, он превращается в выпуклый, оставаясь вогнутым только в дистальном участке за зубным рядом.

Проследить по рентгенограммам начало формирования коронок молочных зубов не представляется возможным, так как этот процесс происходит во внутриутробном периоде. После рождения ребенка можно наблюдать продолжение формирования коронок и корней всех зубов. В первые 6 мес жизни процессы минерализации во всех зубах нижней челюсти опережают по времени такие же процессы в зубах верхней челюсти. К 6 мес жизни ребенка обызвествлена вся коронковая часть центральных молочных резцов, бокового резца и первого моляра. Окончание формирования коронки клыка происходит на 9-м, а коронки второго моляра на 10—12-м месяце жизни. Формирование корней молочных зубов частично происходит в период фолликулярного развития, продолжается в процессе прорезывания зуба и после окончания прорезывания.

Развитие постоянных зубов также начинается во внутриутробном периоде. До начала минерализации твердых тканей фолликулы, окруженные тонким ободком кортикальной кости, имеют вид полости, размеры которой увеличиваются по мере роста ребенка. Минерализация начинается из нескольких точек обызвествления, которые постепенно сливаются между собой, формируют вначале коронку, а затем корни. Только часть фолликулов образуется к моменту рождения, а остальные дифференцируются в течение первых 5 лет жизни.

Физиологическое рассасывание корней молочных зубов является генетически обусловленным процессом и начинается примерно через 3 года после окончания формирования их корней. Процесс резорбции находится в определенной зависимости от сроков и последовательности формирования и прорезывания сменяющих их постоянных зубов, а также от положения фолликула постоянного зуба в отношении корня молочного. Началу рассасывания корня предшествует резорбция кости, отделяющей зачаток постоянного зуба от корней молочного (рис. 4.8, б).

Резорбция корня молочного зуба начинается с его верхушки и идет по направлению к коронке. После того как процесс рассасывания корня достигает шейки зуба, коронка выпадает.

Могут наблюдаться следующие варианты расположения фолликулов постоянных премоляров по отношению к молочным молярам, влияющие на порядок рассасывания корней. Если зачатки премоляров располагаются между корнями временных моляров, то раньше рассасывается тот корень, к которому ближе прилежит фолликул. При расположении зачатка на одинаковом расстоянии от верхушек корней временного моляра все корни последнего рассасываются одновременно. Раньше рассасываются и истончаются с обнажением канала поверхности корней, соседствующие с зачатком. В тех случаях, когда фолликул постоянного зуба расположен ближе к бифуркации, рассасывание корня временного зуба начинается не с верхушки, а со средней части.

В период прорезывания молочных зубов в первую очередь резорбируется костная ткань, расположенная над режущим краем или жевательной поверхностью формирующихся временных зубов, а также прилежащая к вестибулярной поверхности коронок, в то время как с язычной поверхности резорбция задерживается. Создается впечатление, что межальвеолярная перегородка уже сформирована и располагается выше коронок зубов. По мере прорезывания костная ткань, окружавшая фолликулы, рассасывается и с началом формирования корней развиваются межальвеолярные перегородки временного прикуса. Их вершины в период прорезывания как бы срезаны в сторону прорезывающегося зуба, кортикальная пластинка несколько утолщена, рисунок губчатого вещества не выражен.

В отсутствие зачатков постоянных зубов рассасывание корней начинается и заканчивается позже средних сроков, но в некоторых случаях корни не рассасываются или рассасываются незначительно и долгое время зубы в ряду сохраняются.

Процесс резорбции ускоряется, если молочный зуб испытывает повышенную функциональную нагрузку (при глубоком прикусе, ортодонтическом лечении, завышении искусственной коронки).

Рентгенологически следует различать физиологическую и патологическую резорбцию. При п а т о л о г и ч е с к о й р е з о р б- ц и и: 1) определяется очаг деструкции костной ткани вокруг коронки постоянного зуба или в области бифуркации корней молочного зуба; 2) фолликул постоянного зуба находится на значительном расстоянии от корней молочного, в то время как при физиологической резорбции он приближен к краям вплотную; 3) периодонтальная щель у корня молочного зуба выше резорбционной зоны не прослеживается; 4) при воспалительном процессе у корня молочного зуба процесс резорбции начинается преждевременно, даже если корень молочного зуба находится в стадии формирования и преждевременно разрушается стенка фолликула постоянного зуба (см. рис. 5.9).

Все рентгеноанатомические особенности зубочелюстной системы у детей и взрослых особенно хорошо выявляются на ортопантомограммах: отчетливо определяются полоски кортикальной кости в основании нижней челюсти и различия в характере трабекулярного рисунка челюстей, ход нижнечелюстного канала, оба его отверстия, форма и высота межальвеолярных гребней, особенности строения коронок и корней зубов. Видны челюсти, отростки, интенсивные линии бугристостей, которые служат местом прикрепления мышц (рис. 4.9).

На обычных ортопантомограммах верхнечелюстные пазухи отображаются только в передних отделах, поэтому костные их стенки видны хорошо, но из-за наслоения теней других анатомических образований не всегда удается детально изучить состояние слизистой оболочки, что заставляет производить дополнительные срезы.

Вместе с тем на ортопантомограммах обнаруживаются теневые картины, которые не видны на других типах рентгенограмм. Интенсивная линия, горизонтально пересекающая верхнечелюстные пазухи в их нижних полюсах, образована тенью вытянутого твердого неба. Выше нее проходит менее интенсивная полоса почти дугообразной формы, выходящая за пределы костных стенок верхнечелюстных пазух и бугристости челюстей, — проекция корня языка. Рядом с латеральной границей верхнечелюстных пазух имеется другая вертикальная полоса, идущая параллельно ей и отображающая переднебоковую стенку пазухи. Несколько выше латеральных границ пазух виден корень

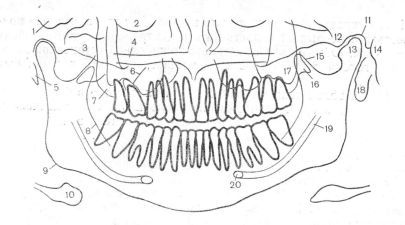

Рис. 4.9. Схема ортопантомограммы дистальной половины черепа.

1 — сосцевидный отросток; 2 — нижний контур орбиты; 3 — скуловая дуга; 4 — твердое небо; 5 — шиловидный отросток; 6 — костная перегородка внутри верхнечелюстной пазухи; 7 — верхнечелюстной бугор; 8 — внутренняя кортикальная пластинка ветви; 9 — угол челюсти; 10 — подъязычная кость; 11 — впадина височно-нижнечелюстного сустава; 12 — суставной бугорок; 13 — головка мыщелкового отростка; 14 — наружный слуховой проход; 15 — венечный отросток нижней челюсти; 16 — крыловидный отросток; 17 — верхнечелюстная пазуха; 18 — тень ушной раковины; 19 — нижнечелюстной канал; 20 — подбородочное отверстие.

височного отростка скуловой кости, продолжающийся в скуловую дугу. Позади латеральных стенок верхнечелюстных синусов определяются интенсивные тени верхнечелюстных отростков скуловых костей. В носовой полости хорошо очерчены все три носовые раковины с их костными основами и носовые ходы. Перегородка носа определяется по всей высоте, но преимущественно в передних отделах, как и клетки решетчатого лабиринта, частично перекрывающие медиальные отделы верхнечелюстных пазух. Отчетливо видны внутренняя пластинка крыловидного отростка основной кости и стенки крылонебной ямки.

Височно-нижнечелюстной сустав у взрослых, а тем более у детей отображается не в истинно боковой, а в переднебоковой проекции. Не все его элементы видны отчетливо, частично перекрываясь скуловой дугой. Чаще всего недостаточно четко определяются вершина головки мыщелкового отростка, верхний отдел суставной щели и скуловой бугорок. Нередко изображение головок мыщелкового отростка развернуто и они приобретают необычную форму: передняя их половина шире задней, менее плавным оказывается наружный контур, а дисторсия переднего полуцилиндра головки создает ложное впечатление наличия переднего экзофита. Передний отдел суставной щели всегда у́же, чем на боковых томограммах сочленения. Вся суставная впадина, включая бугорок, видна очень четко, подчас лучше, чем на боковых томограммах.

Центральный участок ортопантомограммы в вертикальном направлении перекрывает бесструктурная тень разной ширины.

Интенсивность тени может быть настолько велика, что она полностью перекрывает полость носа и центральные участки обеих челюстей. Обычно это объясняется ошибочной установкой больного: голова выдвинута вперед меньше, чем необходимо, шея согнута.

Интенсивные тени «металлической плотности» в боковых отделах черепа (украшения, камни околоушной слюнной железы и ее контрастированные протоки, инородные тела в мягких тканях околоушной области и латеральных отделах верхнечелюстных пазух) могут быть видны не только на той стороне, где они находятся в действительности, но и на противоположной.

На ортопантомограммах определяются шиловидные отростки височной кости и обызвествленные связки, идущие от них к рожкам подъязычной кости. Тело последней, прикрытое нижней челюстью, деформировано и увеличено в длину, а рожки выявляются на уровне моляров, дистальнее основания нижнечелюстной кости. Длина шиловидного отростка может варьировать от 5 до 50 мм. Иногда он состоит из нескольких фрагментов. Обызвествление связок между шиловидным отростком и подъязычной костью может быть проявлением порока формирования — наличия добавочного центра оссификации или следствием предшествующих воспалительных изменений связок, костной метаплазией ее тканей. Очень длинный шиловидный отросток, достигающий зоны миндалин, может обусловливать болевые ощущения в глотке или ухе при глотании.

Ветви нижней челюсти на ортопантомограммах кажутся более широкими, чем на обзорных снимках, так как они разворачиваются в ином ракурсе. Создается ложное впечатление несколько меньшей их высоты и укорочения мыщелкового отростка. Проведенное нами сопоставление с телерентгенограммами черепа в прямой и боковой проекциях показало, что соотношения размеров различных отделов черепа определяются на ортопантомограммах правильно, несмотря на увеличение изображения.

Как уже указывалось, при использовании всех типов ортопантомографов имеется возможность выделить срез, в котором верхнечелюстные пазухи видны особенно хорошо. На таких снимках фронтальные размеры пазух меньше, чем на стандартных ортопантомограммах, а изображение костных стенок и просвета полостей особенно отчетливое. Однако на этих снимках плохо видна структура челюстных костей и зубных рядов, коронки зубов наслаиваются друг на друга. Размеры челюстей уменьшены во фронтальной плоскости.

На рентгенограммах всех типов — внутриротовых, панорамных, ортопантомограммах — в твердых тканях зубов имеются участки пониженной прозрачности, так как здесь рентгеновский луч проходит через наименее массивные участки зуба. Указанная картина чаще всего отмечается в области шеек, на границе эмали и цемента, и ее следует отличать от кариозных дефектов. Участки теней малой плотности иногда видны и в коронках

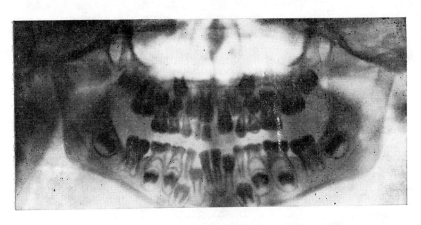

Рис. 4.10. Различия в высоте межальвеолярных гребней в зависимости от степени прорезывания временных и постоянных зубов. Ортопантомограмма.

центральных верхних зубов или в буграх моляров. Они отображают не кариозные поражения, а зоны пониженной минерализации эмали.

У детей и подростков замыкающие пластинки как на вершинах межальвеолярных гребней, так и вдоль лунок зубов рыхлые, тени их шире и менее интенсивны, чем у взрослых, а периодонтальные щели имеют больший поперечник. У растущих зубов кортикальная пластинка шире на дистальной стороне, где всегда преобладает давление (см. рис. 5.3, в).

После окончания прорезывания молочных зубов вершины межальвеолярных перегородок приобретают такие же очертания, как и в постоянном зубном ряду. Между центральными резцами верхней челюсти вершина всегда раздвоена, у других передних зубов чаще закруглена. В период смены зубов вершины перегородок постепенно уплощаются (рис. 4.10). По мере рассасывания корней временных зубов наблюдается уменьшение высоты межальвеолярных гребней за счет их резорбции, начинающейся у основания перегородки и идущей в направлении вершины.

Межальвеолярные гребни у детей находятся на уровне эмалево-цементной границы, а периодонтальные щели на уровне шеек расширены. У не полностью прорезавшегося зуба между верхушкой еще растущего корня и костной тканью периодонтальная щель особенно широка и может достигать в высоту 4—5 мм. После прорезывания зуба ширина периодонтальной щели и замыкающей пластинки постепенно изменяется в зависимости от функциональной нагрузки. У зубов, которые лишены антагонистов и испытывают не аксиальную нагрузку, а лишь давление щек, губ, языка, периодонтальная щель суживается. Замыкающие пластинки становятся узкими и прозрачными, а костный рисунок вокруг лунки теряет четкость и функциональную ориентацию. Вокруг зубов, соседних с отсутствующими, часто компенсаторно нарастает «плотность» костной ткани.

Для определения возможностей прорезывания постоянных зубов у детей и подростков можно пользоваться рентгенологическими данными. Для этого мезиодистальные размеры коронок соседних зубов, определенные на модели, делят на такие же показатели, измеренные на снимке (с учетом увеличения рентгеновского изображения). Если размер составляет 3 мм и более, то места для прорезывания нет, если меньше 2 мм, то имеется.

Аномалии соотношения зубных рядов также сказываются на состоянии замыкающей пластинки и ширине периодонтальной щели. При открытом прикусе у центральных неконтактирующих зубов обеих челюстей замыкающие пластинки особенно широки, тени их малоинтенсивны. Такая же картина наблюдается при нижней макрогнатии. Через 3—5 мес после оперативного лечения с установлением правильного контакта зубных рядов вокруг верхушек центральных зубов появляются широкие ободки уплотненной костной ткани.

Высота межальвеолярных гребней — показатель правильности вертикальных взаимоотношений между зубами. Она изменяется при любых смещениях зубов, что хорошо видно в случае боковых перемещений коронок во время протезирования. Видом функциональной перестройки является атрофия межальвеолярных гребней, возникающая при удалении зубов. Она происходит в относительно короткие сроки и приводит к уплощению альвеолярного края.

Одним из вариантов физиологического ремоделирования является и инволютивная перестройка зубочелюстной системы. Процесс старения костной ткани контролируется генетически запрограммированными биохимическими изменениями, метаболическими факторами эндогенного и экзогенного характера, механическими причинами. Влияние всех этих факторов, как и ответная реакция организма, индивидуально. Старение скелета приводит не только к атрофическим процессам, но и возникновению очагов необычного остеогенеза в сухожилиях, связках, периостальных зонах. Биохимические сдвиги вызывают старение хряща в суставах, что проявляется нарушением функции сочленений с последующими костными изменениями. Инволюция выражается в гиперостозах и периостальных костных разрастаниях, старческом ремоделировании и остеопорозе системного характера, остеоартрозе сустава. Все три типа изменений можно наблюдать рентгенологически в костях лицевого черепа и в зубах.

Диффузный остеопороз челюстных костей сопровождается резким сужением (вплоть до исчезновения) просветов периодонтальных щелей, истончением кортикальных выстилок лунок и смазанностью костного рисунка. Менее отчетливо определяются и даже исчезают анатомические детали — границы нижнечелюстного канала, бугристости мышц и т. д. Полости зубов и

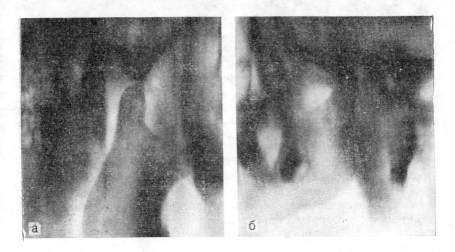

Рис. 4.11. Томограммы височно-нижнечелюстного сустава взрослого (а) и ребенка (б).

корневые каналы становятся узкими или не обнаруживаются, коронки зубов стираются. Уменьшение размеров зубных полостей происходит за счет новообразования дентина изнутри как проявления физиологического ответа на стираемость твердых тканей. Однако полная облитерация полостей встречается только при аномалиях формирования твердых тканей.

Элементы височно-нижнечелюстного сочленения полностью формируются к 15—17 годам. Головка нижней челюсти имеет вид овала, у которого высота преобладает над шириной, что хорошо видно на томо- или зонограммах. Она построена из мелкопетлистой губчатой кости, имеющей разную плотность в переднем и заднем полуцилиндрах, и по периферии окружена четкой кортикальной пластинкой. Толщина последней максимальна на уровне суставной площадки (в верхневнутреннем полуцилиндре головки) и составляет 2—2,5 мм. По задней поверхности головка плавно переходит в шейку мыщелкового отростка, а по передней у нижнего ее полюса может определяться выступ, который обычно хорошо виден только на ортопантомограммах. Как нормальная рентгеноанатомическая деталь этот выступ имеет довольно плавный контур (рис. 4.11). При обызвествлении прикрепляющихся к головке связок и сухожилия боковой крыловидной мышцы у выступа формируется шиповидный экзофит.

Шейка мыщелкового отростка построена так же, как трубчатая кость, имеет мощные кортикальные пластинки, разделенные костномозговым каналом. Головка переходит в шейку плавно или под углом, что зависит от положения сустава по отношению к основанию черепа и соотношений челюстей в гори-

111

зонтальной плоскости. Соответствие размеров и формы головки и впадины является скорее исключением, чем правилом.

Высота суставного бугорка по отношению к франкфуртской горизонтали колеблется от 1 до 2,5 см. Соответственно вершина его может быть более или менее пологой. Наружные контуры бугорка в норме ровные, плавные. Рентгеновская суставная щель является проекцией суставного диска и покровных хрящей суставных площадок, имеет различную ширину. При правильных внутрисуставных отношениях верхневнутренний ее участок наиболее узкий. При открывании рта в правильно функционирующем суставе суставная площадка головки устанавливается под вершиной суставного бугорка и отстоит от него на 2—3 мм.

В прямой проекции головка имеет вид валика шириной 2—3 см, над которым видна крыша суставной впадины в виде правильного вогнутого ободка из плотной костной ткани. Ширина рентгеновской суставной щели на прямых томограммах 2—3 мм.

Форма костных элементов височно-нижнечелюстных сочленений связана с видом окклюзии. При прогеническом типе смыкания зубных рядов головки узкие, тонкие, являются продолжением таких же тонких шеек. При открытом прикусе с горизонтальным несоответствием челюстей между шейкой и головкой формируется угол.

В случае отсутствия патологии прикуса инволютивные изменения элементов сочленения могут заключаться только в их диффузном остеопорозе, на фоне которого особенно четко видны кортикальные пластинки. При нарушении внутрисуставных отношений возникают дегенеративно-дистрофические изменения.

Картина височно-нижнечелюстных суставов также имеет некоторое отличие на панорамных томограммах, полученных на разных типах аппаратов, каждый из которых дает разную степень увеличения и деформации изображения по вертикали и горизонтали. Минимальная дисторзия изображения, по нашим наблюдениям, отмечается на ортопантомограммах ОП-6 («Sonark») и «Phenix». Томограммы, произведенные на этих аппаратах, отличаются равномерностью и небольшой степенью увеличения изображения, четкостью передачи деталей.

Специальные зонограммы височно-нижнечелюстных суставов, полученные на ортопантомографе ОП-6, отображают сочленения в истинной боковой проекции и хорошо документируют все детали его строения, давая идентичную картину, полученную при продольной томо- или зонографии. На каждом снимке одновременно выявляются оба сустава (рис. 4.12). Зонограммы можно производить в любом положении нижней челюсти.

Этот же ортопантомограф дает возможность получить полное и четкое изображение средней зоны лицевого черепа. Хорошо видны все стенки орбит, слезные кости, носовая полость и все детали ее строения, лобные пазухи, решетчатый лабиринт, верхнечелюстные пазухи, скуловые кости, часть чешуи лобной кости (см. рис. 1.19). На более глубоких срезах можно обнаружить

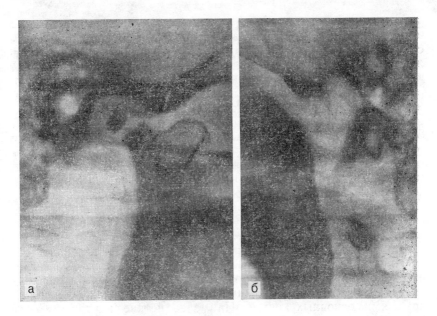

Рис. 4.12. Зонограммы височно-нижнечелюстных суставов, произведенные на ортопантомографе ОП-6 «Sonark». Перелом обеих суставных головок.

клиновидную пазуху и верхнеглазничные щели. Хорошее качество изображения позволяет использовать зонограммы вместо нескольких обзорных снимков, произведенных в разных проекциях. Однако форма скуловых костей на зонограммах несколько видоизменяется (они вытягиваются в мезиодистальном направлении), структура их смазывается, а отростки и скуловые дуги не выявляются. Хотя костные стенки верхнечелюстных пазух и их слизистая выстилка на зонограммах этого типа видны четко, присутствие и характер выпота определяются недостаточно надежно из-за горизонтального положения исследуемого. В целом панорамные зонограммы верхнечелюстных пазух не уступают по качеству продольным и даже имеют преимущества перед ними.

В широкой практике для изучения состояния лицевых костей чаще всего используются рентгенограммы в подбородочно-носовой проекции, которая позволяет изучить этот отдел черепа на фоне покровных костей. На таких снимках наиболее отчетливо видны глазницы, решетчатые лабиринты, скуловые кости и их отростки, верхнечелюстные и лобные пазухи, полость носа. Однако многие анатомические детали на этих рентгенограммах искажаются по форме и размерам, а воздушные пространства всех околоносовых пазух перекрываются костными массивами, что часто приводит к ошибкам при оценке их картины. Для диагностики изменений лицевого отдела черепа правильнее использовать рентгенографию в полуаксиальной проекции, а для костных массивов вблизи глазничного кольца — лобно-носовую эксцентрическую рентгенограмму черепа. На полуаксиальном снимке глазницы расположены эксцентрично. Особенно отчетливо видны их нижние края, через середину которых проходит короткий костный шов, соединяющий верхнечелюстную и скуловую кости. Несколько ниже него располагаются нижнеглазничные отверстия, имеющие форму овала и диаметр 2—3 мм. Наружные стенки верхнечелюстных пазух в этой проекции имеют S-образную форму и перекрещиваются с наружными стенками орбит. При нарушении фигуры «перекреста» следует исключать перелом одной из костей [Гинзбург В. Г., 1962]. В центре снимка располагаются боковые стенки носа, образованные носовыми косточками и лобными отростками верхнечелюстных костей. Перегородка носа почти непосредственно сливается с перегородкой клиновидных пазух. Скуловые дуги видны на всем протяжении (см. рис. 1.14).

На рентгенограмме в лобно-носовой проекции глазницы округлой формы, расположены симметрично. Тени их просветлений довольно однородны, образованы главным образом верхними стенками и только в нижненаружных отделах большими крыльями основных костей. Наименее четкие контуры имеют внутренние стенки орбит, в состав которых входят тонкие косточки — слезная, продырявленная пластинка решетчатой кости. На фоне орбит видны длинные треугольные просветления верхнеглазничных щелей, а иногда и овальное и круглое отверстия, располагающиеся в нижневнутренних секторах. В этой проекции меньше всего искажается форма лобных и решетчатых пазух. Верхнечелюстные пазухи частично перекрываются костями оснований черепа, стенки их видны хуже, чем в полуаксиальной проекции. Структура полости носа определяется во всех отделах достаточно хорошо (см. рис. 1.13). Во всех трех указанных проекциях форма и размеры нижнечелюстной кости и ее отростков искажаются и интерпретации не подлежат.

В заключение следует подчеркнуть, что максимальную информацию о состоянии зубочелюстной системы дает ортопантомограмма. Увеличенные панорамные снимки улучшают выявляемость деталей строения костной ткани альвеолярных отростков и зубов, но не во всех отделах и имеют ряд проекционных искажений. Полости зубов и корневые каналы отображаются наиболее детально на боковых панорамных снимках и внутриротовых рентгенограммах, снятых с большого фокусного расстояния. Оценивать состояние твердых тканей коронок целесообразнее по интерпроксимальным снимкам, а межальвеолярных гребней — по ортопантомограммам. О состоянии лицевых костей личше всего судить либо по зонограммам, либо при сочетании рентгенограмм в полуаксиальной и лобно-носовой проекции. Картина височно-нижнечелюстных суставов на ортопантомограммах недостаточно достоверна и требует дополнительной томо- или зонографии в боковой, а иногда и в прямой проекции.

ГЛАВА 5

РЕНТГЕНОЛОГИЧЕСКОЕ ИССЛЕДОВАНИЕ ПРИ КАРИЕСЕ, НЕКАРИОЗНЫХ БОЛЕЗНЯХ ТВЕРДЫХ ТКАНЕЙ ЗУБОВ, ПОРАЖЕНИЯХ ПУЛЬПЫ И ВЕРХУШЕЧНОМ ПЕРИОДОНТИТЕ

Выявление периапикальных костных изменений традиционно является важнейшей и наиболее частой задачей рентгенологического исследования в терапевтической стоматологии. Его роль при диагностике кариеса до сих пор окончательно не определена, хотя хорошо известен тот факт, что без рентгенологических данных своевременная и правильная диагностика и дифференциальная диагностика кариеса часто неудовлетворительна. Это касается не только вторичных поражений под пломбами и коронками, но и первичного кариеса ряда локализаций. Рентгенологические данные позволяют уточнить эпидемиологию этих заболеваний, облегчают выбор лечебных мероприятий и дальнейшее наблюдение за течением процесса. Они помогают определить взаимоотношение кариозного дефекта с полостью зуба, выявить заместительный дентин, дентикли, обызвествления пульпы, деформации и аномалии развития корней, осложняющие лечение, а также костные изменения в периапикальных и других отделах лунок.

Кариозные изменения развиваются у лиц различного возраста на постоянных и особенно часто молочных, в том числе прорезывающихся, зубах. Они локализуются в коронковой, шеечной и корневой частях зуба. Поражаются контактные, жевательные, губная и язычная поверхности, а также фиссуры.

Начальный кариес возникает как проявление декальцинации твердых тканей зуба, убыли которых в этой стадии еще нет, вследствие чего на рентгенограммах он выявляется редко. Однако следует указать, что не найденные при осмотре полости рта начальные кариозные поражения в 20% случаев обнаруживаются на зубах, удаленных по ортодонтическим соображениям [Espelid J., Tveit B., 1986]. Это подтверждает, что и клиническая диагностика раннего кариеса не всегда осуществима. При клиническом исследовании не выявляются кариозные дефекты, имеющие небольшие размеры или расположенные на участках, недоступных для обозрения. В этих ситуациях основным подспорьем клинициста являются данные рентгенографии, которая очень важна для диагностики апроксимального кариеса при тесном расположении коронок, локализации дефектов в области шеек. По нашим данным, только рентгенологически обнаруженные полости составляют 19—28% кариозных дефектов твердых тканей. Задача рентгенологического исследования состоит в определении величины и глубины кариозной полости, ее близости к пульповой камере, выявлении изменений в периодонте и уточнении состояния дентина под пломбой, а также диагностике вторичных кариозных поражений, кариеса шейки, непрорезавшегося зуба и в определении правильности проведенного лечения (форма созданной под пломбу полости, наложение лечебной прокладки, плотность прилегания пломбировочного материала к стенкам дефекта, наличие нависающих или сливающихся пломб).

Экспериментальные исследования, выполненные на фантомных зубах с использованием общепринятых условий внутриротовой рентгенографии, микрорентгенографии, гистологического исследования, показали, что кариозные дефекты выявляются на рентгенограммах только в тех случаях, когда твердые ткани в зоне поражения теряют не менее $1/3$ минерального содержимого. Наиболее успешно рентгенологически распознаются поражения на контактных поверхностях, на режущих краях центральных зубов, так как в этих случаях на пути рентгеновского луча находятся менее объемные части коронок. J. Espelid и B. Tveit (1986) установили, что апроксимальный кариес, не достигающий эмалево-цементной границы, клинически обнаруживается в 23% случаев, а рентгенологически — в 92%, а дефекты, распространяющиеся на $1/3$ ширины дентина, — в 53 и 100% соответственно. Начальные апроксимальные кариозные дефекты на рентгенограммах имеют почти треугольную или У-образную формы с вершиной, направленной к эмалево-дентинной границе (рис. 5.1). По достижении этой границы процесс распространяется вглубь и латерально. Полость сохраняет треугольную форму, но с основанием, параллельным границе эмали и дентина, либо приобретает округлую или овальную форму. По мере углубления поражения правильность формы очага размягчения твердых тканей теряется.

Целесообразно использовать рентгенологическую классификацию глубины кариозных дефектов, предложенную J. Espelid и B. Tveit (1986): K_1 — полость, располагающаяся только в пределах эмали и занимающая не более половины ширины ее слоя; K_2 — кариес, поражающий слой эмали более чем на половину ширины, но не доходящий до эмалево-цементной границы; K_3 — кариес эмали и дентина, при котором дефект занимает не менее половины слоя твердых тканей до полости зуба; K_4 — дефект, узурирующий слой дентина больше чем на половину его ширины, но не сообщающийся с полостью зуба; K_5 — кариозный дефект, проникающий в полость зуба (рис. 5.2). Мы считаем целесообразным использование такой классификации при описании рентгенограмм в клинической практике.

На окклюзионных поверхностях кариозные дефекты типа K_3 и K_4 рентгенологически не всегда выявляются, чему препятствует большая толщина слоя эмали. Кариес язычной и щечной поверхностей иногда лучше виден на снимках, чем при осмотре

Рис. 5.1. Вид кариозных дефектов различной глубины и локализации на внутриротовых рентгенограммах.

а — поверхностный кариес $\overline{1 \mid 1}$ зубов; б — пришеечный кариес; в — плоскостной кариес $\underline{\mid 1}$ зуба.

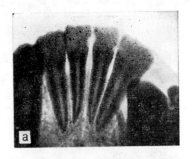

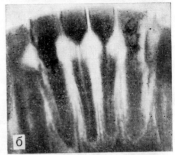

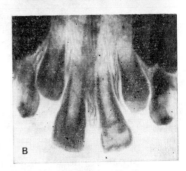

Рис. 5.2. Схема глубины кариозных дефектов.

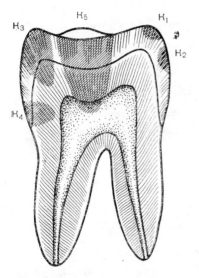

зубных рядов. Он дает теневую картину вначале линейных, а затем округлых просветлений на фоне твердых тканей (см. рис. 5.1, а). Распространение процесса происходит во всех направлениях. Дефекты цемента в зоне шеек и корней зубов имеют полулунную форму, особенно часто встречаются у лиц старших возрастных групп или у больных пародонтитом, у которых выявляют глубокие гингивальные карманы, ксеростомию, обильные зубные отложения (см. рис. 5.1, б). Их следует отличать от углублений в шеечной части, которые являются нормальным рентгенологическим феноменом для этой зоны и обусловлены меньшим объемом тканей и отсутствием эмали в указанных анатомических отделах. Следует учитывать, что кариозные дефекты имеют большую протяженность вдоль корня зуба. Нередко дифференциальная диагностика требует зондирования карманов.

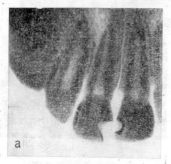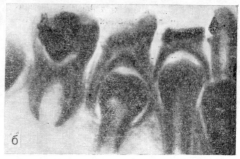

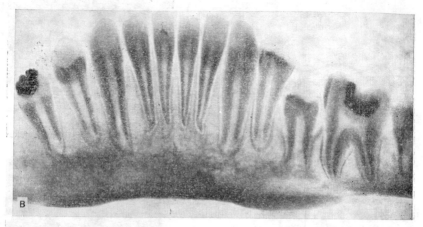

Рис. 5.3. Кариес 1⌐ зуба, рентгенопрозрачная пломба ⌐1 зуба с прокладкой (а). Деформации полости зуба вследствие образования заместительного дентина (б, в).

Кариозные поражения разной глубины далеко не всегда имеют геометрически правильную форму и четкие контуры, так как на разных участках глубина дефекта различна. Это помогает отличать их от полостей, запломбированных с использованием материала, не задерживающего рентгеновские лучи (рис. 5.3). Полости, не выходящие за пределы эмали, на рентгенограммах всегда имеют менее четкие границы, чем расположенные в дентине.

Как показывают экспериментальные исследования [Рабухина Н. А. и др., 1968], выявляемость дефектов твердых тканей зубов при внутриротовой рентгенографии существенно улучшается при использовании более жесткого (свыше 65 кВ) и фильтрованного излучения. Среди методик внутриротовой рентгенографии наиболее эффективна интерпроксимальная съемка, так как она исключает проекционные искажения и наслоения контактных поверхностей соседних зубов друг на друга. На втором месте стоит методика съемки параллельным пучком лучей с большого фокусного расстояния. Ее преимущества объясняются лучшим качеством проникающего излучения из-за использования лучей большей жесткости, а также удалением рентгеновской трубки, уменьшающим искажение формы, и размером коронок. Больше всего ошибок наблюдается при использовании наиболее распространенной методики изометрической рентгенографии.

Сопоставление данных внутриротовой и панорамной рентгенографии позволило нам констатировать, что погрешности в выявлении кариозных дефектов на прямых панорамных снимках в основном отмечаются в тех отделах зубных рядов, где форма коронок искажается и их изображения наслаиваются друг на друга, — в области верхних премоляров и моляров, нижних моляров. Ввиду того что боковые панорамные снимки позволяют избавиться от этих недостатков, они имеют преимущества перед прямыми, но преимущества также не абсолютны и исчезают при нарушении правил съемки. Частота расхождений между данными панорамной и внутриротовой рентгенографии с использованием параллельного пучка лучей, по нашим данным, составляет 5%, а по сравнению с данными изометрической съемки — 6,8%. Этот процент повышается по мере увеличения частоты погрешностей при любом способе рентгенографии и является результатом использования недоброкачественной рентгеновской пленки, неоправданного снижения экспозиции, неправильного введения в рот аппликатора рентгеновской трубки или установки дентального аппарата, ошибок фотообработки. При точном соблюдении технических параметров съемки на любых рентгенограммах почти с одинаковой частотой видны даже маленькие кариозные дефекты, не выходящие за пределы K_1 и K_2.

Ортопантомограммы выявляют меньший процент кариозных дефектов, в основном апроксимальные и пришеечные полости, особенно у премоляров и моляров. Только на безупречных по установке больных ортопантомограммах видны кариозные поражения центральных зубов. По сравнению с данными внутриротовой рентгенографии распознавание кариеса на ортопантомограммах составляет только 83%. Такие же цифры получаются при сравнении результатов ортопантомографии и панорамной рентгенографии. Погрешности методики получения ортопантомограмм по частоте соответствуют пропускам кариозных поражений. Наилучшие результаты при диагностике кариозных полостей дают ортопантомограммы, полученные на аппаратах «Fenix» и «Sonark» из-за большего диапазона жесткости излучения и определенных технических преимуществ, обеспечивающих выделение «толстого» слоя для зубных рядов и лучшую видимость коронок. Следовательно, для выявления кариозных поражений могут быть использованы различные, но безупречные по технике выполнения способы рентгенографии или их комбинация, что ставит на повестку дня вопрос о стандартизации методических приемов. Следует подчеркнуть, что анализ панорамных снимков и ортопантомограмм требует значительно большего знания скиалогии и опыта, чем расшифровка дентальных снимков. Кариозные дефекты на язычной и щечной поверхностях зубов также можно выявить на рентгенограммах всех типов с учетом недостатков методик, перечисленных выше.

Рентгенологический метод может быть использован при определении глубины кариозных полостей в тех случаях, когда эта задача встречает затруднения у клинициста, в частности при процессе, локализующемся в фиссурах. С увеличением глубины полостей процент их рентгенологического выявления незначительно возрастает. Однако попытки установить по снимкам, в каком направлении (щечном или язычном) распространяется процесс при поражении жевательных бугров, обречены на неудачу. Искажение истинных размеров дефектов твердых тканей происходит на рентгенограммах всех типов. Оно незначительно в мезиодистальном направлении и несколько больше по высоте. Полость зуба, особенно многокорневого, на рентгенограммах также укорочена в вертикальном направлении. Проекционное искажение необходимо принимать во внимание при лечении полостей типа K_4 и K_5, чтобы, препарируя зуб, не повредить пульпу. На развитие среднего кариеса пульпа реагирует образованием заместительного дентина на соответствующей стенке полости зуба. Об этом свидетельствует деформация полости или уменьшение ее размеров, по сравнению с пульповой камерой одноименного здорового зуба (см. рис. 5.3, б, в). При этом чем медленнее развивается кариозный процесс, тем интенсивнее идет образование заместительного дентина. Слой его, отграничивающий кариозную полость, может иметь несколько бо́льшую прозрачность, это особенно часто обнаруживается в молочных и формирующихся зубах. Обнаруженные при осмотре полости рта маленькие кариозные очаги в эмали на рентгенограммах могут сопровождаться обширными поражениями дентина. Такая картина чаще наблюдается у детей вследствие меньшей устойчивости тканей временных зубов. Вторичный кариес, развивающийся под пломбой, характеризуется полоской просветления между контуром пломбы и дентином (рис. 5.4, б).

Для множественного кариеса, который особенно часто встречается в молочном прикусе и связан со структурной неполноценностью зубных тканей, характерно поражение тех зубов и на тех участках, которые формируются в период нарушения обмена в организме. В связи с этим на одноименных зубах кариозные полости располагаются симметрично; они часто имеют одинаковую величину и форму (рис. 5.4, а). При множественном кариесе на одном зубе может быть несколько полостей на разных поверхностях коронки. Они могут сливаться, разрушая ее полностью. Форма полости зуба при этом мало меняется из-за слабого образования заместительного дентина.

Разновидностью множественного кариеса являются циркулярное и плоскостное поражения. Плоскостной кариес характеризуется неглубокими полостями, которые чаще локализуются

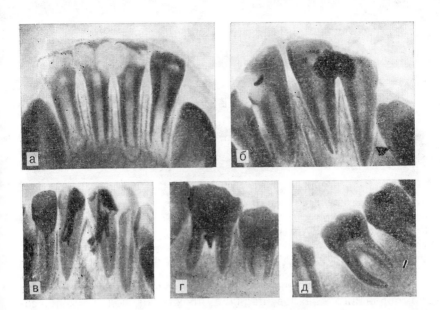

Рис. 5.4. Циркулярный кариес (а). Вторичный кариес под пломбой 2 | зуба и неправильное пломбирование (б). Дефекты лечения — перфорация полости зуба и стенки канала, неполное раскрытие полости зуба (в, г, д).

только в эмали и не углубляются в дентин. При поражении апроксимальной поверхности он приводит к нарушению контура коронки и появлению узур, а на губной и язычной поверхностях проецируется как добавочное просветление, наслаивающееся на полость пульпы. Циркулярный кариес у детей развивается в одноименных участках коронок зубов одного периода развития. Начинаясь чаще на губной поверхности, он распространяется на контактные, а иногда и на язычную, охватывая значительную часть или всю окружность коронки. Циркулярный кариес встречается почти у 18% детей, перенесших какие-либо заболевания или имевших резкие погрешности в питании, и только у 4% практически здоровых детей. На постоянных зубах он возникает крайне редко. На снимках циркулярный кариес дает дефекты тени коронки не только вблизи режущего края, но также в центральном отделе и в пришеечной области. При медленном течении процесса пульпа реагирует образованием заместительного дентина. В пришеечной области заместительный дентин отделяет полость зуба от канала, в котором даже при отломе коронки может сохраниться интактная пульпа. При быстром течении процесса количество образующегося заместительного дентина невелико и изменений полости зуба и каналов не обнаруживается.

По рентгенограммам часто можно отличить кариес от полости, запломбированной материалом, не задерживающим рентгеновских лучей, на том основании, что дефекты редко имеют

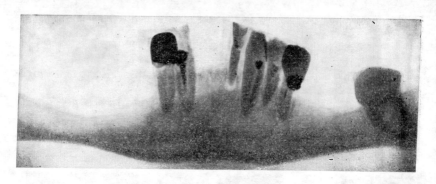

Рис. 5.5. Вторичный кариес под коронкой $\overline{4|}$ зуба, кариес $\overline{|2\ 4\ 8}$ зубов, пломба на щечной поверхности $\overline{|3}$ зуба, нависающая пломба $\overline{|5}$ зуба. Кисто-гранулема у корня $\overline{|2}$ зуба. Стираемость коронок.

геометрически правильную форму и четкие контуры. Рентгенологический метод позволяет также оценить качество лечебных мероприятий: правильность препарирования полости, степень пломбирования каналов, наличие прокладки под пломбой, состояние пломбы и окружающих тканей, обнаружить нависание пломбировочного материала над поверхностью зуба (рис. 5.5). Пломбы из амальгамы и фосфатсодержащих материалов дают более интенсивную тень, чем ткани зуба. Пломбы из силикат-цемента, эпоксидного материала или пластмасс не дают тени, видны лишь контуры сформированной плоскости и прокладка, изолирующая пломбу от подлежащего дентина. Расположенная под прокладкой лечебная паста сливается с ней и дает единую тонкую контрастную тень. Только при очень малом содержании окиси цинка в лечебной пасте можно видеть между ними полоску просветления. Чтобы отличить в этих случаях лечебную пасту от проявлений вторичного кариеса, следует учитывать характер контуров этой полости: при наличии лечебной прокладки они ровные (см. рис. 5.3, а). Отсутствие у пломбы ровных границ свидетельствует о нарушении правил формирования полости. По рентгенограммам можно также определить плотность прилегания пломбировочного материала к стенкам полости.

В процессе лечения могут быть допущены ошибки, часть из которых устанавливается рентгенологически: недостаточное раскрытие полости зуба, особенно если навесы располагаются над устьями каналов, истончение стенок или дна полости, создание ложного пути при расширении устья или самого канала (см. рис. 5.5, 5.4, в—д), перфорация дна, стенки полости зуба или канала, отлом в полости или в канале какого-либо инструмента.

Перфорация легче выявляется при рентгенографии с корневой иглой. Она лучше видна при латеромедиальном направлении хода, а при вестибулоязычном создает картину дополнительного канала, не достигающего верхушки корня. Косвенным признаком перфорации является костное разрежение у боковых отделов корня. Если полость зуба запломбирована, то пломбировочный материал проходит по перфорационному отверстию в периодонт.

Улучшение качества эндодонтических манипуляций при лечении многокорневых зубов требует тщательного анализа характера изгибов корней в различных направлениях, осуществляемого по рентгенограммам различных типов. Результаты его могут подсказать врачу, в каких случаях выпрямление каналов целесообразно, а в каких это осуществить не удается.

В отечественной литературе отсутствуют какие-либо указания методического характера, определяющие тактику использования рентгенологического исследования при кариозной болезни. Лишь единичные зарубежные специалисты в 70-х годах начали широко пропагандировать правильный, с нашей точки зрения, тезис о том, что только сочетание клинического и рентгенологического исследования может обеспечить установление правильного диагноза в 100% случаев и определение лечебной тактики при этом заболевании [Duinnerne C. et al., 1977; Ainamann J. et al., 1973]. Нельзя не согласиться с предложением о проведении при кариозной болезни диспансерных рентгенологических исследований с интервалом от 6 до 12 мес в зависимости от объема и активности кариозного процесса [Mattelson St. et al., 1983].

Не все просветления и узуры на коронках зубов являются следствием кариозного процесса. Сходные рентгенологические проявления дают гипоплазии твердых тканей, эрозивная форма флюороза, скалывание эмали при некоторых формах несовершенного эмалегенеза, клиновидные дефекты, патологическая стираемость. Оценивать рентгенологические изменения необходимо только в сочетании с клиническими показателями.

Клиновидный дефект твердых тканей относится к заболеваниям некариозного происхождения, в патогенезе которых играют роль некоторые соматические заболевания. Он характеризуется патологической стираемостью твердых тканей на вестибулярной поверхности коронок в области шейки с формированием треугольного дефекта, острый угол которого обращен в сторону пульпы и иногда доходит до полости зуба, не проникая в нее. Обычно это встречается на нескольких постоянных зубах лиц среднего и пожилого возраста, чаще на клыках и премолярах. Наблюдается сочетание клиновидных дефектов с патологической стертостью тех же зубов, но локализующейся в других участках, что позволяет предполагать несовершенство структуры или минерализации тканей.

На рентгенограммах клиновидные дефекты отображаются полосками просветления, расположенными параллельно режущему краю и напоминающими картину системной гипоплазии эмали бороздчатой формы (рис. 5.6), но поражающей пришеечную область. Они отличаются от проявлений гипоплазии не только локализацией, но и отсутствием закономерного пораже-

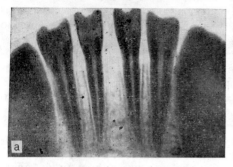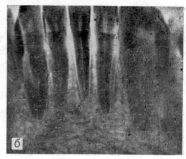

Рис. 5.6. Клиновидные дефекты эмали (б) и эрозии (а).

ния зубов одного периода развития. В отличие от пришеечного кариеса, распространяющегося на коронковую часть зуба, клиновидный дефект не выходит за пределы шейки зуба.

При дифференциальной рентгенодиагностике следует учитывать также некоторые формы патологического стирания твердых тканей зубов у лиц молодого возраста. Причиной стирания может быть усиленная нагрузка вследствие постоянного механического воздействия различных предметов, удерживаемых зубами (иглы, гвозди, карандаши, мундштук трубки), а также лущения семечек или давления кламмерами протеза. Обычно возникают дефекты коронки, имеющие форму выемок или бороздок, а в периодонте можно увидеть ответную перестройку в виде зон расширенной склерозированной кортикальной выстилки лунки, резорбции цемента корня или гиперцементоза. При медленно протекающих процессах стирания в пульпе зуба образуется заместительный дентин, который вначале выявляется в области рогов, а затем распространяется по своду полости зуба, уменьшая ее вертикальный размер. Может также наступить сужение каналов или полная их облитерация. На верхушках корней происходит напластование вторичного цемента. При интенсивно протекающих процессах стирания дефекты располагаются близко к полости зуба, но ее размеры и ширина каналов меняются мало. Степень стирания и поражаемость зубов кариесом находятся в противоположных соотношениях.

Э р о з и я — прогрессирующая убыль твердых тканей коронок — возникает на симметричных вестибулярных поверхностях центральных зубов преимущественно у лиц среднего и пожилого возраста. Часто развитие эрозии связывают с механическим воздействием, употреблением в пищу больших количеств цитрусовых, эндокринным дисбалансом в организме. На рентгенограммах эрозия выявляется только тогда, когда происходит потеря больших количеств эмали и дентина и когда эрозия приобретает правильную форму с вогнутостью в центре дефекта за счет более быстрого стирания дентина. В этих случаях образуется овальный или округлый участок просветления, более интенсивный в центре (см. рис. 5.6, б). Его величина меньше, чем клинически выявляющийся дефект, так как изменения в твердых тканях рентгенологически отображаются не полностью. При углублении эрозии в полости зуба откладывается заместительный дентин. В отличие от клиновидного дефекта эрозия располагается в средней части коронки. От кариозной полости ее отличают более правильная форма и четкие контуры дефекта.

Пятнистые дефекты поверхностных слоев эмали, которые видны при флюорозе, редко обнаруживаются на рентгенограммах. Однако эмаль при флюорозе становится хрупкой и легко скалывается, образуя дефекты, сходные с кариозными.

Резорбция твердых тканей зубов может быть обусловлена не только кариесом, но и другими патологическими состояниями. Она может происходить как изнутри твердых тканей, так и снаружи. Последняя встречается более часто, касается обычно корневого отдела зуба и бывает обусловлена периапикальными воспалительными процессами, избыточной механической или окклюзионной нагрузкой (например, при ортодонтическом лечении или других видах шинирования), ростом новообразований в непосредственной близости к зубному ряду. Эти виды резорбции отчетливо видны на снимках и часто помогают оценить природу процесса или особенности его течения.

Образование заместительного дентина является признаком хорошей защитной функции пульпы, тень его имеет такую же плотность, как первичный дентин, и не отличается от него на снимках. Судить об образовании заместительного дентина можно только по утолщению стенок полости зуба, уменьшению ее размера и изменению формы. Часто с целью диагностики необходимо сравнивать состояние полостей больного и интактного зуба (см. рис. 5.6).

Косвенным признаком воспаления или некроза пульпы нередко является развитие периодонтита в области бифуркации или верхушки корней. Острый или обострившийся пульпит может возникать не только в результате кариеса, но и под воздействием механических, термических или химических травм, связанных с лечением. Нередко он служит поводом для рентгенологического исследования, целью которого является определение состояния и характера изменений периодонта, одонтогенных поражений верхнечелюстной пазухи. В последнем случае исследование целесообразно начинать с ортопантомографии, которая только в редких случаях требует дополнительного прицельного снимка «причинного» зуба. Однако следует учитывать, что острый начальный периодонтит, осложняющий пульпит, может не сопровождаться рентгенологическими изменениями и в таких случаях отрицательный рентгенологический диагноз не означает истинного отсутствия изменений в периодонте.

Хроническое воспаление пульпы, помимо перечисленных выше причин, может быть ответом на резко выраженную стираемость твердых тканей коронок или хронические раз-

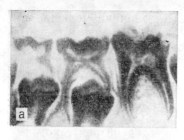

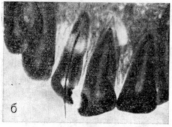

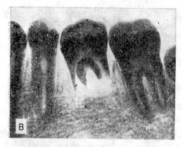

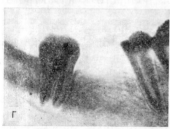

Рис. 5.7. Дентикли в полостях временных зубов (а). Внутрипульпарная гранулема (б). Разные формы периодонтита (в, г).

дражения пульпы. Оно проявляется также образованием вторичного дентина, которое приводит к деформации и сужению полости зуба и корневых каналов. В дальнейшем может произойти обызвествление пульпы. Последнее нередко обнаруживается на снимках и в интактных зубах, в том числе у лиц молодого возраста, в одно- и многокорневых зубах обеих челюстей. Обызвествления могут иметь вид мелких дискретных плотных включений, обычно на фоне полостей многокорневых зубов или дентиклей достаточно больших размеров, которые встречаются преимущественно в центральных зубах и характеризуются интенсивной тенью различной ширины, идущей параллельно стенкам полости зуба или корневому каналу (рис. 5.7, а). Просвет канала может быть выполнен полностью.

Хроническое воспаление пульпы может приводить к внутренней резорбции твердых тканей зуба. В последние годы выделяют своеобразную форму такой резорбции — «внутреннюю гранулему».

Это вид хронического грануломатозного пульпита, при котором формируется полость, близко примыкающая к пульповой камере. Просвечивая сквозь твердые ткани, она может дать при визуальном осмотре картину розового пятна, хотя нередко при наличии этой гранулемы зуб внешне выглядит интактным. Резорбция дентина часто проходит без каких-либо клинических проявлений, и формирующаяся грануломатозная ткань не имеет связи с периодонтом.

Рентгенологически «внутренняя гранулема» имеет вид округлого четко очерченного просветления, наслаивающегося на изображение полости зуба (рис. 5.7, б). Без клинических данных оно может быть расценено как кариозный дефект на язычной или щечной поверхности коронки. Привлечение внимания к этому типу резорбции объясняется тем, что он может быть причиной перелома коронки [Staphne E., Gibilisko J., 1975; Ott K., 1983]. Этот тип внутренней резорбции дентина чаще развивается на передних верхних зубах, может распространяться на зону шейки и даже корня, не проникая в канал, отделяющийся от гранулемы слоем интактного дентина. Течение процесса может быть различным: он годами остается стабильным или быстро прогрессирует, вызывая перелом пораженной коронки.

При оценке рентгенограмм следует также обращать внимание на наружную резорбцию тканей корней в области верхушки, которая нередко встречается при осложнениях кариеса и является прогностически неблагоприятным симптомом, поскольку в таких случаях эффективность лечебных мероприятий снижается.

Еще раз следует подчеркнуть важную роль рентгенологического исследования при дифференциальной диагностике хронического пульпита и периодонтита, которая особенно велика в связи с маловыраженной симптоматикой некроза пульпы, нередко проявляющимися незначительными болями в вечернее и ночное время.

Только в части случаев диагноз периодонтита может быть безошибочно поставлен на основании клинических данных. Его выявление и дифференциальная диагностика с пульпитом нередко требуют дополнительного использования рентгенографии. Изменения периодонта четко выявляются на всех внутриротовых, панорамных рентгенограммах и ортопантомограммах. R. Valusek и A. Ennering (1983) экспериментально доказали, что рентгенологически улавливаются даже небольшие изменения периапикальной костной ткани.

Начальное проявление периодонтита выражается в уменьшении «плотности» кортикальной замыкающей пластинки, которое лучше обнаруживается при детальном изучении всей выстилки лунки и сравнении ее изображения с картиной кортикальной пластинки (lamina dura) других зубов. Естественно, качество рентгенограмм может влиять на этот показатель.

Острый периапикальный абсцесс, несмотря на бурно развивающуюся клиническую картину, рентгенологически может проявляться только расширением периодонтальной щели, которое обусловлено отеком связки зуба. До развития эрозии кортикальной выстилки лунки четкие рентгенологические симптомы вовлечения в процесс костной ткани отсутствуют. Как правило, очаги костной резорбции начинают обнаруживаться через 4—7 дней после начала острого воспаления. Расширение периодонтальной щели может возникать не только при остром периодонтите, но и вследствие пульпита, даже если витальность пульпы сохранена. Следует учитывать, что пульпалгия — далеко не абсолютный клинический признак пульпита. Она может быть проявлением обнажения корней, дефекта пломбы, что делает рентгенологические данные ценными для дифференциальной диагностики причины болевого синдрома. Не следует удивляться тому, что при острых впервые развившихся периодонтитах рентгенологические изменения в периодонте уже обнаруживаются у 60% больных.

Х р о н и ч е с к и й п е р и о д о н т и т проявляется на рентгенограммах исчезновением кортикальной замыкающей пластинки вокруг верхушки корня и наличием разрежений в костной ткани различной величины и формы (рис. 5.7, в, г). Их рентгенологическая характеристика неспецифична и не может служить основанием для выделения морфологических типов периодонтита, что нередко наблюдается в клинической практике. Сравнительные рентгеноморфологические исследования, проведенные Y. Brinolf и соавт. (1967) на материале вскрытий, показали, что по снимкам чаще всего удается лишь дифференцировать стадии воспалительного процесса, основываясь на четкости контуров очагов костной резорбции, характере трабекулярного рисунка вокруг них, выявлении резорбции корней и аппозиции цемента. На I Международном конгрессе челюстно-лицевых рентгенологов (1969) принято специальное решение об ошибочности использования рентгенологических данных для определения гистопатологической сущности зон периапикальной костной резорбции, а также о недостаточности рентгенологических данных для дифференциальной диагностики радикулярных кист и гранулем диаметром не более 1,5 см. Необходимо подчеркнуть, что периапикальные просветления выявляются и при невоспалительных заболеваниях: дисплазиях, цементомах, травматических кистах.

Патоморфологические данные свидетельствуют, что более 90% рентгенологически выявляемых периапикальных разрежений, не имеющих отчетливых клинических симптомов, являются гранулемами, около 5% приходится на долю периапикальных рубцов, являющихся скоплениями фиброзной ткани, 5 % — на все остальные формы воспалительных поражений.

Г р а н у л е м а иногда формируется и без предшествующей стадии острого абсцесса. Образовавшись, она длительное время может не меняться и ничем не проявляться клинически. Как правило, гранулема отделена от окружающей кости фиброзной капсулой, может быть инфицированной или стерильной. Корни зубов, окруженные гранулемой, нередко имеют участки резорбции; возможно также избыточное цементообразование у верхушек. Зона периапикальной костной деструкции при гранулеме имеет четкие контуры и даже тонкий кортикальный ободок по периферии, поэтому дифференциальная диагностика с радикулярной кистой требует дополнительных морфологических данных. Формируясь вокруг зубов верхней челюсти, гранулемы часто вызывают реакцию слизистой оболочки верхнечелюстной пазухи, преимущественно в виде утолщений ее в нижних отделах синуса. Костная стенка альвеолярной бухты на уровне гранулемы может узурироваться, истончаться, полностью расплавляться.

Изредка на рентгенограммах определяются склеротические

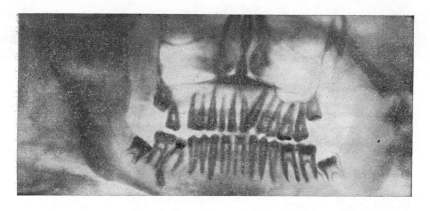

Рис. 5.8. Очажок склероза у корня 7| зуба.

костные изменения в периапикальных зонах, которые могут быть проявлением конденсирующего остита, хронического малоактивного воспаления, сопровождающегося избыточной продукцией губчатой кости (см. рис. 6.2). Очаги остеосклероза имеют почти правильную округлую форму, большую мезиодистальную распространенность, могут доходить до ближайшей к корню кортикальной пластинки челюсти.

Конденсирующий остит является хроническим очаговым склерозирующим остеомиелитом. Он представляет собой необычную реакцию костной ткани у лиц с высокой резистентностью или низким уровнем инфицированности, чаще всего молодого возраста. В большинстве случаев она наблюдается у нижних премоляров. После удаления зуба зоны склероза не исчезают. Небольшие ободки остеосклероза могут быть следствием компенсированных окклюзионных перегрузок. Такие изменения не связаны с предшествующими воспалительными изменениями в периодонте (рис. 5.8).

Все деструктивные периодонтальные изменения, возникающие как осложнение кариеса, расцениваются как проявления более или менее активного остита. Любые изменения общего состояния организма, внешние неблагоприятные воздействия, например переохлаждение, способствуют переходу этой формы воспаления в типичный некротический или гнойно-некротический остеомиелит. Это особенно часто наблюдается при периодонтальных очагах деструкции округлой формы с высокой прозрачностью разрежения, поскольку такая теневая характеристика свидетельствует о близости очага деструкции к кортикальной пластинке челюсти и начавшейся перфорации этой пластинки. Этим объясняется и частота гнойных периоститов, осложненных свищами, и одонтогенных гайморитов (см. рис. 12.3), обусловленных активными воспалительными периапикальными поражениями.

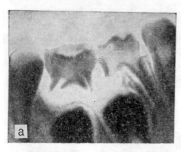

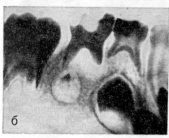

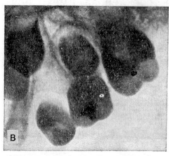

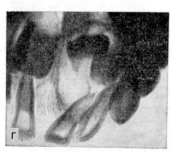

Рис. 5.9. Патологическая резорбция корней V IV⎤ зубов при периодонтите с распространением поражения на кортикальные пластинки фолликула 5⎤ зуба (а). Периодонтит у корня V⎤ зуба, гибель зачатка 5⎤ зуба, смещение зачатка 4⎤ зуба (б). Изменение темпа прорезывания ⎣4 зуба вследствие периодонтита ⎣IV зуба с рассасыванием корней (в). Фолликулярная киста, формирующаяся после периодонтита ⎣5 зуба (г).

У маленьких детей хронический периодонтит может развиться даже при неглубоком кариесе, что делает особенно важным рентгенологическое исследование. Если процесс развивается в период формирования корня, то дальнейшее развитие зуба прекращается вследствие гибели пульпы и ростковой зоны.

Рассасывание корней при хроническом периодонтите может ускоряться или замедляться в зависимости от характера воспаления в периапикальных тканях. При этом рентгенологические изменения могут быть отмечены задолго до появления клинических проявлений хронического периодонтита (рис. 5.9).

Воспалительный процесс в периодонтите у детей имеет ряд особенностей, которые определяются только при рентгенологическом исследовании. Так, во временных и несформированных постоянных зубах он может развиться после травмы в зубе с интактной коронкой. Очень часто костные изменения выявляются в области бифуркации корней, где они более значительны, чем у верхушек. Периодонтит может по-разному влиять на судьбу временного зуба — замедлить или ускорить процесс его резорбции и замены.

Нередко воспалительные изменения распространяются на зачатки постоянных зубов. Обычно страдают фолликулы премоляров, так как близко расположенные временные моляры имеют высокий индекс кариозности, а следовательно, нередко поражаются пульпитом и периодонтитом. Важно оценить и характер взаимоотношений корней молочных зубов с фолликулом постоянного. О распространении воспалительного процесса на фолликул свидетельствуют частичное отсутствие отграничивающей кортикальной пластинки и изменение его положения (см. 5.9, а, б). Особенно часто фолликул гибнет в тех случаях, когда воспалительный процесс начался до минерализации тканей постоянного зуба. Может развиться и очаговая гипоплазия твердых тканей формирующего зуба.

Прекращение формирования коронки зуба с последующим ее секвестрированием наступает в результате гибели ростковой зоны. При этом на рентгенограмме на месте ростковой зоны выявляется зона деструкции кости с нечеткими контурами, а сформировавшаяся часть коронки смещается по направлению к альвеолярному краю. Кортикальный ободок фолликула может быть разрушен полностью или только в области ростковой зоны. В результате деструкции костной ткани процесс формирования корней постоянных зубов не успевает за процессом их прорезывания (см. рис. 5.9, в). Изменение положения зачатка постоянного зуба может быть связано с образованием большого очага резорбции в периапикальном участке кости, причем смещенный участок кажется укороченным.

Распространение воспаления на перикоронарное пространство зачатка может привести к формированию фолликулярной кисты, содержащей в просвете корень молочного зуба, интактный или пораженный кариесом. Периодонтальная щель и кортикальная пластинка вокруг него отсутствуют. На фоне полости проецируются коронки постоянных зубов, отстоящие дальше, чем в норме, от альвеолярного края (см. рис. 5.9, г).

После лечения периодонтита временных зубов, развитие которых не закончилось, формирования верхушки корня не наблюдается, а восстановление костной ткани в очаге разрежения наступает только в случаях, когда лечение проводилось до начала физиологической резорбции корня.

ГЛАВА 6

РЕНТГЕНОЛОГИЧЕСКОЕ ИССЛЕДОВАНИЕ
ПРИ ЗАБОЛЕВАНИЯХ ПАРОДОНТА

В соответствии с международной классификацией ВОЗ (IX пересмотр, 1975 г.) и решением 17-го пленума Всесоюзного общества стоматологов (Ереван, 1983 г.), заболевания пародонта разделяются на гингивит, пародонтит, пародонтоз, пародонтолиз (идиопатические заболевания с прогрессирующим лизисом тканей) и пародонтомы (опухоли и опухолеподобные заболевания пародонта). В данном разделе рассмотрены только три первые группы заболеваний, а рентгенологические изменения пародонта при гистиоцитозах и опухолях представлены в соответствующих главах. Четкие клинические границы удается установить далеко не между всеми указанными формами. Так, однотипные изменения слизистой оболочки десневого края могут рассматриваться и как гингивит, и как пародонтит в зависимости не только от глубины зубодесневого кармана, но и от сохранности или нарушения анатомической целости костной ткани краевых отделов альвеолярных отростков. Это подчеркивает важность рентгенологических данных не только для дифференцирования форм заболеваний пародонта, но и для уточнения стадии и тяжести процесса.

Как свидетельствуют многолетние собственные наблюдения, воспалительные изменения костных отделов пародонта при всех его поражениях являются вторичными и чаще всего обусловлены прямым распространением на костную ткань воспалительных или других изменений, первично возникающих в десневом желобке, или рядом функциональных факторов: нарушениями микроциркуляции в краевых отделах альвеолярных отростков в связи с воспалительной или застойной гиперемией, изменением нагрузки на околокорневые отделы лунок и межальвеолярные гребни вследствие воспаления периодонтальных связок, особенностями смыкания или дефектами зубных рядов. Ряд перечисленных функциональных показателей может быть установлен при анализе рентгенограмм, облегчая клиницисту расшифровку патогенетических путей развития изменений и поиск методов их устранения.

Вторичность костных изменений должна учитываться и в том аспекте, что, как правило, рентгенологические изменения соответствуют не самым ранним стадиям поражений пародонта и поэтому рентгенологический метод отнюдь не является способом ранней, а тем более доклинической диагностики.

Соотношения сроков начала развития клинических проявлений заболевания и распространения процесса на альвеолярные отростки могут быть различными в зависимости от общего состояния и возраста больного, остроты и тяжести поражений тканей десны, особенностей функциональной нагрузки на пародонт. На рентгенологическую характеристику состояния межальвеолярных гребней существенно влияют условия рентгенографии и ее методика. Неправильно выбранные технические условия, нарушение правил фотообработки рентгенограмм, угла наклона рентгеновской трубки могут привести к ложному симптому исчезновения кортикальной замыкающей пластинки там, где этого нет в действительности, и симулировать картину пародонтита. Использование при рентгенологическом исследовании «периапикальных» снимков нередко служит источником не только неправильной диагностики разрушения или, наоборот, восстановления костной ткани пародонта, но и ошибок в количественной оценке степени резорбции при динамическом наблюдении.

В большинстве случаев гингивита рентгенологические изменения в краевых отделах межальвеолярных перегородок отсутствуют. Между периодом рентгенологически констатируемой сохранности костной ткани и началом появления деструктивных изменений в пародонте проходит период, когда уже имеются морфологические костные изменения, не выявляемые на рентгенограммах. При острых процессах, в частности при язвенно-некротических формах гингивита, при возникновении процесса у подростков и детей, уже через 2—3 нед расширяются краевые отделы периодонтальной щели и возникает очаговый остеопороз кортикальных пластинок у вершин межальвеолярных гребней. Э. И. Жибицкая (1967), Y. Theilade (1960), R. Yamisson (1960), T. Rees и соавт. (1971), L. Hull и соавт. (1975) доказали, что начальные костные изменения появляются в интерпроксимальной зоне, однако физиологическое ремоделирование, постоянно происходящее в этих участках, может скрыть как количественные, так и качественные изменения. В частности, рентгеновская «плотность» кортикальной замыкающей пластинки тесно связана с щечно-язычной шириной гребней, поэтому остеопороз раньше выявляется у центральных зубов (рис. 6.1).

На этапе начальных рентгенологических проявлений костные изменения могут быть обратимыми и после стихания гингивита восстанавливаются.

Более глубокий или длительный процесс в десне приводит к появлению деструктивных изменений, которые вызывают в начале очаговую резорбцию, а потом полное разрушение и исчезновение кортикальных замыкающих пластинок межальвеолярных гребней, а впоследствии разрушение и самих гребней (рис. 6.2). Согласно рентгенологическим данным, деструктивные изменения у центральных зубов чаще начинаются в области вершин перегородок, а у моляров на уровне эмалево-цементной границы, затем распространяются вначале на межальвеолярные гребни, а затем

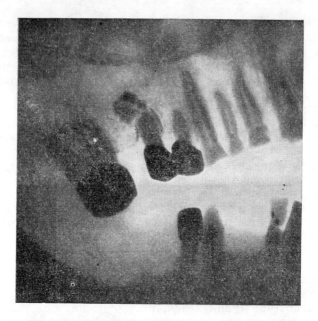

Рис. 6.1. Боковая увеличенная панорамная рентгенограмма. Начальные проявления пародонтита, одонтома у корней 5 | зуба.

в глубь лунки, вызывая расширение периодонтальной щели. Происходит разволокнение кортикальной пластинки, выстилающей лунку, в ее стенках появляются очаги остеопороза. Если воспалительный процесс в зубодесневом кармане не стихает, кортикальная выстилка исчезает на всем протяжении лунки и корни зубов оказываются окруженными «изъеденной» костной тканью.

По рентгенологическим данным, деструктивные изменения в костных отделах пародонта можно разделить на следующие стадии: 1) начальные проявления заболевания, когда исчезают лишь замыкающие пластинки межальвеолярных гребней, но их высота не меняется. Очаги остеопороза могут быть видны в соседних с замыкающей пластинкой участках; 2) среднюю по тяжести стадию поражения, когда межальвеолярные перегородки разрушены не более чем на $^1/_3$ высоты; костная ткань отсутствует на уровне шеечной части и проксимальной трети корней; 3) тяжелую форму, когда межальвеолярные гребни разрушены более чем на половину их высоты, а корни обнажены более чем на половину длины. Различают также очаговый и генерализованный процессы.

Длительное наблюдение за больными различного пола и возраста с разным состоянием десен, результаты рентгенологических исследований, произведенных в порядке диспансеризации, свидетельствуют, что специфических принципиальных факторов, предопределяющих течение костных процессов при пародонте,

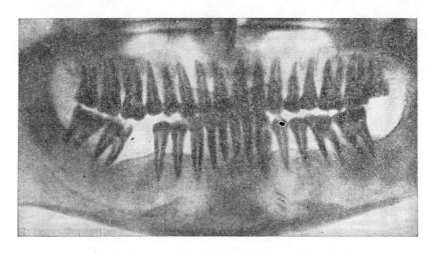

Рис. 6.2. Генерализованный пародонтит, тяжелая форма с образованием глубоких зон деструкции в области $\dfrac{7\;5\;4\,|\,4\;\;6}{7\;\;\;|\;6}$ зубов. Признаки активности деструктивного процесса. Склеротические изменения вокруг $|\,\overline{6\;7}$ зубов. Ортопантомограмма.

нет, за исключением активности воспалительных процессов и указанных выше функциональных показателей. Резорбция мало зависит от особенностей строения костной ткани: петлистости костных балок, соотношения высот различных отделов челюстей, формы межальвеолярных перегородок. Наличие диффузного системного остеопороза инволютивного или иного характера нередко создает видимость более глубоких зон деструкции, чем на самом деле, а на фоне диффузной повышенной плотности костной ткани зоны резорбции выявляются только при больших их размерах и процесс протекает более торпидно.

При изучении панорамных ренгенограмм и ортопантомограмм не удается уловить преимущественно горизонтального или вертикального направления резорбции; оба они наблюдаются при любой стадии процесса. Ошибочными оказались и представления о том, что появление линейных или округлых просветлений в центре межальвеолярных гребней следует расценивать как доклинический рентгенологический симптом пародонтита. Указанные теневые феномены — отображение сосудистых каналов, идущих параллельно или орторадиально ходу рентгеновского луча. Точно так же «очаги остеопороза» в межальвеолярных гребнях, которые обнаруживают на снимках подростков с гингивитом, обычно являются вариантом анатомической нормы для этого возраста.

Сопоставление динамики клинических и рентгенологических данных свидетельствует, что последние имеют большую ценность при определении активности процесса. Они важны с учетом того факта, что острота процесса при клиническом осмотре легко оп-

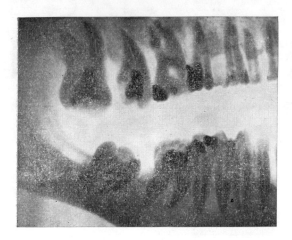

Рис. 6.3. Боковая увеличенная панорамная рентгенограмма. Генерализованный пародонтит средней тяжести без признаков активности костных поражений.

ределяется только по состоянию десневого края. В то же время активные костные изменения в околокорневых зонах могут определяться у лиц с атрофичными синюшными деснами, при внешнем осмотре которых не выявляются симптомы продолжающегося воспаления. Обширности и увеличению темпа резорбтивных процессов способствует изменение нормальной механической нагрузки на костную ткань лунки, вызванное воспалением и отечностью периодонтальной связки.

Рентгенологические изменения при периодонтите могут быть разделены на активные и неактивные. Об активности костной резорбции свидетельствуют нечеткость и неровность контуров разрушенной костной ткани как в области межальвеолярных гребней, так и вокруг корней, наличие очагов остеопороза, опоясывающих участки резорбции. Длительно существующие активные воспалительные изменения вызывают также краевые узуры шеечных отделов коронок и корней. При стихании острых процессов контуры разрушенной кости становятся более ровными и четкими, зоны очагового отеопороза исчезают (рис. 6.3). Если воспалительный процесс привел только к нарушению архитектоники замыкающих пластинок, то его стихание может сопровождаться восстановлением непрерывности и обычной плотности этих пластинок. Однако высота разрушенных межальвеолярных гребней не восстанавливается. Как и на начальных стадиях пародонтита, рентгенологические изменения запаздывают по сравнению с клиническими проявлениями обратного развития процесса.

Глубина деструктивных изменений краевых отделов альвеолярных отростков не всегда соответствует степени подвижности зубов. Нередко можно видеть большие зоны резорбции вокруг достаточно устойчивых зубов.

Вся гамма рентгенологических изменений при разных формах и стадиях пародонтита лишний раз подтверждает, что это заболевание отнюдь не является преимущественно дистрофическим поражением костной ткани. Локализация начальных проявлений процесса, пути прогрессирования резорбции от кортикальной пластинки вглубь костных массивов альвеолярного края, реакция на лечебные мероприятия свидетельствуют о патогенетической связи деструктивных костных изменений с воспалительными поражениями тканей десен. Распространяясь на пародонтальную связку и разрушая ее, воспалительные изменения усугубляют деструкцию костной ткани за счет выпадения функции поддерживающего аппарата зуба, лишающего ткань лунок правильного распределения механической нагрузки.

Нередко планирование лечебных мероприятий требует уточнения соотношений глубины инструментально определяемого зубодесневого кармана и участков костной деструкции. Точный количественный учет может быть осуществлен при использовании во время рентгенографии специальной мерной сетки; полученные показатели могут иметь значение для прогноза заболевания. В прогностическом плане представляет интерес и оценка по рентгенограммам относительных размеров коронок и корней зубов, окруженных зонами деструкции: если длина корня существенно больше длины коронки, то прогноз более благоприятен и зубы дольше не теряют устойчивости. У многокорневых зубов подвижность при обширных костных изменениях меньше в тех случаях, когда корни зубов раздвинуты.

Собственные рентгенологические наблюдения свидетельствуют, что представление о пародонтите как непрерывно прогрессирующем заболевании не всегда соответствует действительности. При соблюдении гигиенических правил, а иногда и без такового у большинства больных костные изменения годами остаются стабильными как по количественным, так и по качественной характеристике. В то же время около 10% больных страдают постоянно прогрессирующей, несмотря на лечение, формой заболевания. Рентгенологические данные свидетельствуют, что это обнаруживается в основном у лиц с нарушениями прикуса и поражением глубоких отделов межальвеолярных гребней и лунок. У части больных периоды спокойного состояния пародонта сменяются периодами обострения процесса. В этих случаях меняются состав и агрессивность микрофлоры полости рта.

Очаговый (маргинальный) пародонтит не имеет каких-либо специфических рентгенологических проявлений. Он также характеризуется очагами резорбции с большей или меньшей остротой деструктивных изменений. На рентгенограммах выявляются и причины резорбции: «нависающие» пломбы, неправильно сформированные коронки, большие кариозные полости, поддесневые отложения (рис. 6.4).

Частота невоспалительных поражений тканей пародонта, в том числе костных отделов альвеолярного края, по данным разных авторов, различна. Y. Miller и Ch. Pistier (1985) указывают, что в Европе примерно у 11% населения имеют место так называемые атрофические пародонтопатии и полагают, что их причи-

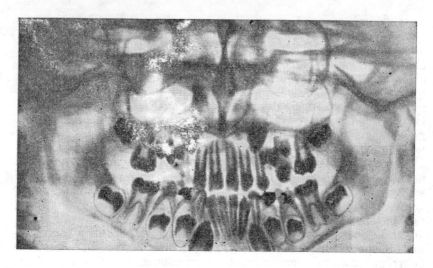

Рис. 6.4. Очаговый пародонтит, сбусловленный нависающей пломбой $\overline{\text{IV}}$ зуба.

ной являются метаболические нарушения эндокринного генеза, травмирующая окклюзия, парафункции, генетическая предрасположенность. Особое внимание в последние годы привлекают генетические факторы, в частности анатомические особенности десны, ее прикрепления, предрасполагающие к инфицированию уже в молодом возрасте.

Пародонтоз, т. е. дистрофическое, невоспалительное поражение тканей пародонта, является редким состоянием и по рентгенологическим данным встречается не более чем у 3—4% больных с поражениями пародонта. В этих случаях на рентгенограммах обнаруживается функциональная перестройка костных отделов, выражающаяся в изменениях формы и размеров межальвеолярных гребней при сохранности анатомической целости этих зон. Нередко при этом определяются «уплотнение» и расширение кортикальных пластинок на вершинах гребней и в лунках. При клиническом осмотре у данной категории больных обычно определяются ретракция и бледность десен, обнажение шеечной части зубов, стираемость твердых тканей зубов со снижением прикуса. Очень сходны с этой картиной местные проявления диффузных остеопатий, которые объясняются гормональными, сосудистыми или обменными нарушениями. В этих случаях изменения в альвеолярных отростках идентичны таковым, выявляющимся в других отделах скелета (рис. 6.5).

Анализ данных рентгенологического обследования больных, страдающих общими заболеваниями, в том числе диабетом, не позволяет обнаружить у них патогномоничных рентгенологических изменений, которые можно было бы связать с основным процессом. У этих больных обнаруживаются изменения пародон-

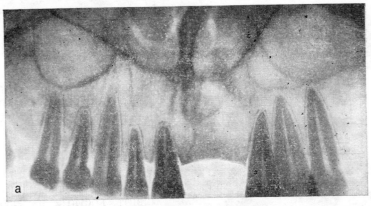

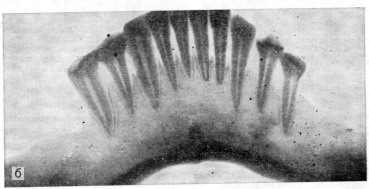

Рис. 6.5. Дистрофические костные изменения пародонта челюстей. Несмотря на снижение высоты межальвеолярных гребней, кортикальные замыкающие пластинки сохранены (а, б).

та, аналогичные описанным выше. Их отличают лишь большая глубина и распространенность, менее выраженная положительная реакция на лечебные мероприятия, большая склонность к рецидивам или непрерывно прогрессирующему течению.

Отличаются проявления в челюстных костях таких заболеваний, как гистиоцитозы X разных типов, некоторые формы коллагенозов, новообразований желез внутренней секреции. Их рентгенологическая характеристика требует дифференциации от пародонтита. Нередки случаи, когда именно стоматологи и рентгенологи, обнаружив таковые, рекомендуют клиницистам дальнейшее углубленное обследование больных (см. рис. 15.6).

Прогрессирование воспалительных поражений пародонта у лиц различного возраста, в том числе у детей и подростков, идет параллельно нарастанию уровня деструктивных изменений костной ткани. Отмечается тесная связь этих процессов с условиями питания, факторами наследственности, частотой нарушения при-

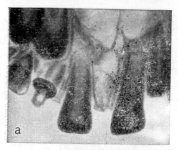

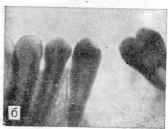

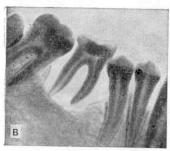

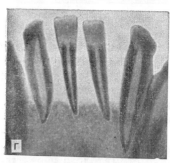

Рис. **6.6.** Формы очаговых изменений пародонта. На коронку II⌋ зуба надето резиновое кольцо (а—г).

куса. Длительно существующий гингивит обычно приводит к развитию генерализованного прогрессирующего пародонтита.

Особого внимания заслуживают вопросы методики рентгенологического исследования, дающего возможность наиболее точно и объективно выявить костные изменения при заболеваниях пародонта и проследить их динамику. Как уже указывалось, при использовании с этой целью съемки в изометрической проекции не удается получить объективные данные, так как кортикальные пластинки язычной и щечной поверхностей на этих снимках отображаются на расстоянии друг от друга. В результате высота межальвеолярных гребней по отношению к эмалево-цементной границе и их контуры искажаются. Э. И. Жибицкая (1967) показала, что такие рентгенограммы мало достоверны при выявлении начальных костных изменений и не позволяют дать истинную количественную характеристику процесса. Из внутриротовых способов рентгенографии наиболее целесообразна интерпроксимальная съемка, которая используется редко в связи с отсутствием специальных пленкодержателей. Рентгенография параллельным пучком лучей с большого фокусного расстояния также мало применяется, хотя при ней искажения меньше, чем при съемке в изометрической проекции. Наиболее объективные результаты можно получить путем ортопантомографии, при которой зубные ряды снимают, используя луч, перпендикулярный к ним. Эта методика передает истинную высоту межальвеолярных перегородок и хорошо выявляет состояние замыкающей пластинки во всех отделах альвеолярных отростков, кроме зоны центральных зубов, которые часто находятся вне выделяемого слоя. В связи с этим ортопантомограммы иногда приходится дополнять внутриротовыми или панорамными снимками. Наиболее целесообразно сочетать ортопантомографию с боковыми панорамными снимками, которые отличаются большей шириной обзора и меньшим искажением анатомических образований.

Из заболеваний пародонта у детей чаще всего встречаются гингивит и начальные очаговые проявления пародонтита. Данные об их частоте в младших возрастных группах не однозначны и колеблются от 5,5 до 90%. Из местно действующих причин самой частой при возникновении пародонтита являются инородное тело, задержавшееся на долгое время между зубами, нависающие пломбы, резиновые или пластиковые кольца, надетые на коронки молочных зубов, высокоприкрепленная уздечка нижней губы и мелкое преддверие полости рта. У детей школьного возраста деструкция кости в виде костного кармана приводит почти к полному разрушению межальвеолярной перегородки после лечения диастемы резиновым кольцом, которое надевают на коронки с целью их сближения без предварительного покрытия ортодонтическими коронками с крючками (рис. 6.6). Разрушение костной ткани при этом происходит у латеральных поверхностей корней обоих зубов. После устранения кольца и лечения восстановление кости альвеолярного отростка не происходит. При давлении на пародонт инородного тела, задержавшегося в межзубном промежутке, пломбировочного материала, а также при нависающих пломбах возникают локальные изменения пародонта с разрушением кости. Такая же картина возникает в результате травмы пародонта мышьяковистым ангидридом, резорцинформалиновой жидкостью, фенолом и др.

Короткая уздечка губы или языка может привести к образованию диастемы, ретракции десны и деструкции стенок альвеолы у вестибулярномедиальной поверхности корня.

Перечисленные очаговые деструктивные изменения краевых отделов альвеолярных отростков подвергаются полному обратному развитию с восстановлением высоты межальвеолярного гребня после устранения местно действующих факторов.

Нарушение смыкания зубных рядов, в частности глубокий прикус, могут приводить к развитию ограниченного гингивита. В этих случаях наряду с функциональной перестройкой краевых отделов альвеолярных отростков, вызванных изменениями механической нагрузки, выявляется снижение высоты межальвеолярных гребней. Такие же изменения обнаруживаются при диастеме, тремах, смещениях отдельных зубов.

Прогрессирующий гингивит симметрично расположенных зубов встречается у детей в возрасте от 3,5 до 6 лет и также сопровождается деструкцией костной ткани клинообразной формы, располагающейся на вестибулярной поверхности одноименных молочных или постоянных зубов. Поверхность корня обнажается на $1/4$—$1/2$ длины, а иногда и до верхушки. Отсутствие стенки лунки на вестибулярной поверхности хорошо выявляется на снимках, сделанных с тангенциальным направлением лучей, и может не определяться на обычных снимках.

Помимо очаговых изменений, у детей и подростков в пубертатном и предпубертатном периодах развиваются не только гингивит, но и неглубокие деструктивные изменения краевых участков альвеолярных отростков, имеющие, по-видимому, эндокринный генез. Такие же изменения можно увидеть при рано возникающих эндокринных заболеваниях (см. рис. 15.8).

Пародонтолиз как одна из форм поражений пародонта практически наиболее часто встречается при кератодермии или синдроме Папийона—Лефевра. Остеолиз альвеолярного отростка в этих случаях прогрессирует непрерывно вплоть до выпадения зубов. Рентгенологически обнаруживаются чашеобразное рассасывание кости в области моляров и премоляров и горизонтальная резорбция в области передних зубов. Патологический процесс никогда не распространяется на тело челюсти. В других отделах скелета изменений не возникает. Первые признаки заболевания проявляются с началом прорезывания молочных зубов. Через 2 года разрушение альвеолярного отростка приводит к подвижности, а затем к выпадению молочных зубов, не закончивших своего формирования. Процесс приостанавливается, но затем возобновляется с прорезыванием постоянных зубов, носит упорный прогрессирующий характер и также приводит к выпадению постоянных зубов.

ГЛАВА 7

РЕНТГЕНОЛОГИЧЕСКОЕ ИССЛЕДОВАНИЕ
ПРИ ТРАВМАХ ЧЕЛЮСТНО-ЛИЦЕВОЙ ОБЛАСТИ

Проблема рентгенодиагностики повреждений костей лицевого черепа и зубов не теряет актуальности в связи с тем, что частота этого вида травм и их удельный вес в структуре челюстно-лицевой патологии неуклонно возрастают по мере роста технической оснащенности производства, урбанизации населения и увеличения числа транспортных средств. Эволюция способов лечения повреждений ставит перед рентгенологами новые задачи. Наряду с совершенствованием качества первичной диагностики и контроля эффективности различных видов фиксации отломков, рентгенография становится незаменимым средством динамического наблюдения за ходом заживления переломов и полнотой восстановления анатомический и функциональной целостности поврежденных отделов, а также способом своевременного выявления осложнений. Эффективность использования возможностей рентгенологического исследования определяется в первую очередь правильностью его методических приемов, которые различны при травмах разной локализации.

По данным литературы, 45—95% повреждений составляют переломы нижней челюсти [Лурье Т. М., 1969; Бернадский Ю. И., 1973; Мальцев В. А., 1976; Александров Н. Я., Козлов В. А., 1981]. Повреждения нижнечелюстной кости сочетаются с нарушением целости других отделов лицевого черепа в 2,3—8% случаев. Чаще всего они комбинируются с переломами скуловой дуги. От 3 до 22% приходится на травмы костей средней и верхней зон лицевого черепа, которые сочетаются с повреждениями мозгового черепа, в том числе его основания, в 15% случаев, а с переломами других лицевых костей — в 9—11% случаев.

Методически правильно проведенное рентгенологическое исследование должно обеспечить не только полноту выявления индивидуальных особенностей повреждения, характера смещений, наличия осколков, но и осуществление всей процедуры с учетом состояния больного, максимального ограничения лучевой нагрузки на него и сопоставимости получаемых результатов при дальнейшем наблюдении за ходом процессов лечения и реабилитации.

Даже при распознавании переломов нижней челюсти, которые наиболее легко выявляются рентгенологически, нельзя во всех случаях считать достаточной обзорную рентгенографию.

При повреждениях мыщелкового отростка, особенно высоких, необходимо использовать зоно- и томографию не только с целью диагностики самого повреждения, но и для определения состояния височно-нижнечелюстных суставов, которые нередко страдают в этих случаях. Иногда послойное исследование приходится дополнительно проводить и при других локализациях повреждения нижнечелюстной кости с целью выявления мелких осколков, начального костного спаяния фрагментов или раннего распознавания воспалительных осложнений. Без послойного исследования не удается выявить переломы стенок придаточных пазух носа и мелких костей — слезной, носовых, носовых раковин, крыловидных отростков и малых крыльев основной кости. Если ранее послойное исследование рассматривалось как способ дополнительной и уточняющей диагностики и базировалось преимущественно на использовании томографии, то в настоящее время зонография, в том числе панорамная, позволяющая выделять довольно объемные по толщине слои объекта, становится ведущей методикой выявления повреждений и позволяет в большинстве случаев обойтись одним срезом, нивелируя влияния неточностей установки, и лишь в отдельных случаях требует дополнения другими снимками. Наиболее удобным аппаратом для зонографии у больных с черепно-лицевой травмой является ортопантомограф ОП-6 («Sonark»), который позволяет исследовать больного в положении лежа и производить зонографию в разных проекциях.

Приводим стандартизованные схемы рентгенологического исследования при переломах лицевого черепа.

Изолированные переломы нижней челюсти. С х е м а 1 — сочетание панорамной зонограммы дистальной половины черепа (ортопантомограмма) с обзорной передней рентгенограммой черепа в прямой проекции, которая должна захватывать весь лицевой и мозговой череп. Такая комбинация снимков позволяет диагностировать повреждения нижнечелюстной кости любой локализации, выявлять незначительные повреждения покровных костей черепа, заподозрить наличие повреждения скуловых дуг и определить направления смещения фрагментов во фронтальной плоскости и по вертикали. При переломах мыщелковых отростков дополнительно используется зонография височно-нижнечелюстных суставов с движениями нижней челюсти, что позволяет выявить повреждение тканей сочленения. Для выявления повреждений костных стенок слухового прохода или крыши суставной впадины обязательно производить томограммы на глубине 2—3 см от поверхности стола в боковой проекции и на 10—12 см в прямой. При подозрении на вывих или перелом центральных зубов, если они нечетко выявляются на ортопантомограмме, дополнительно снимаются дентальные или панорамные рентгенограммы.

С х е м а 2. В отсутствие специальной аппаратуры обзорная рентгенограмма черепа в прямой проекции сочетается с боковы-

144

ми снимками тела и ветвей, произведенными на дентальном аппарате, а также снимками височно-нижнечелюстных суставов по Парма с открытым ртом и в случае необходимости с внутриротовыми рентгенограммами. С целью уточнения хода линии перелома или смещения отломков в переднезаднем направлении могут дополнительно использоваться окклюзионные снимки, косые рентгенограммы по Воробьеву и Котельникову или Юсупову.

С х е м а 3. Повреждение костей средней или верхней зоны лица. При наличии ортопантомографа «Sonark» наиболее полные данные о характере этих сложных повреждений могут быть получены с помощью одной зонограммы, производимой чаще всего на глубине 3—5 см. В дополнение к ней обязательным является обзорный снимок черепа в боковой проекции с захватом всего мозгового черепа. При подозрении на перелом скуловой дуги иногда дополнительно производят снимок черепа в полуаксиальной проекции. В случае клинических признаков повреждения верхних зубов дополнительно снимают прямую панорамную рентгенограмму верхней челюсти или делают внутриротовые снимки отдельных групп зубов.

С х е м а 4. При отсутствии специальной аппаратуры боковые обзорные снимки черепа комбинируют со снимком глазниц в прямой эксцентрической проекции с каудальным наклоном луча, которые выполняют при подозрении на повреждение орбитального кольца и корня носа, и рентгенограммой черепа в полуаксиальной проекции при переломах скулоорбитальной зоны и верхнечелюстной кости. Нередко при обширных переломах костей лицевого черепа делают снимки в обоих указанных проекциях. В производстве прямых обзорных снимков черепа при травмах этой локализации необходимости нет, так как они малоинформативны из-за наслоения на лицевой череп костных массивов основания, затылочной кости и верхних шейных позвонков.

С х е м а 5. При изолированном переломе носовых костей производят боковые снимки носовых костей на пленку, завернутую в светонепроницаемую бумагу, без усиливающих экранов для наилучшего выявления структуры, а также обзорную рентгенограмму черепа в полуаксиальной проекции, на которой определяют смещение фрагментов во фронтальной плоскости, состояние стенок полости носа и решетчатых лабиринтов.

Переломы скуловой дуги лучше всего видны на обзорных снимках черепа в полуаксиальной проекции или на снимках этой зоны, которые производят на дентальном аппарате по способу Юсупова.

Рентгенологическое исследование детей с повреждениями челюстно-лицевой области имеет свои отличия, которые определяются характером самих повреждений, возрастными особенностями строения этой зоны, а также необходимостью строгого соблюдения мер, ограничивающих облучение, особенно девочек. При рентгенографии маленьких детей часто приходится преодолевать страх и неуравновешенность ребенка, используя по согласованию с педиатрами или анестезиологами седативную подготовку или даже исследование под наркозом. При повреждениях нижнечелюстной кости ортопантомограмма является основным видом рентгенографии и обычно не требует дополнений, так как смещение фрагментов у детей встречается редко. Только при подозрении на травму височно-нижнечелюстного сустава дополнительно осуществляют томо- или зонографию сочленения с открытым ртом. При повреждениях зубов у детей моложе 4 лет лучше делать снимки «вприкус» или панорамные рентгенограммы, ибо наслоение зачатков на тени молочных зубов создает на ортопантомограммах картину, сложную для интерпретации.

При переломах костей средней и верхней трети лицевого черепа у детей исследование выполняют по той же схеме, что и у взрослых, но число рентгенограмм ограничивают до необходимого.

Переломы нижней челюсти у взрослых. Переломы нижней челюсти, составляющие около 80% повреждений челюстей, по механизму их возникновения можно разделить на две группы: повреждения на месте действия травмирующей силы и отраженные, возникающие на расстоянии от места приложения силы. Последние значительно преобладают в количественном отношении.

Отраженные переломы имеют типичную локализацию, смещение фрагментов обусловлено силой мышечной тяги и в известной мере закономерно. Ход линии перелома обычно линейный; осколки образуются далеко не всегда и чаще мелкие. В зоне приложения силы возникают обычно оскольчатые повреждения со сложной линией перелома. Локализация таких переломов нехарактерна. Смещение фрагментов происходит не только вследствие мышечной тяги, но и под воздействием прямой травмирующей силы (рис. 7.1). Нередко встречаются комбинации различных по происхождению повреждений нижней челюсти, когда перелом на месте удара сочетается с отраженным повреждением другой или той же половины нижней челюсти.

Наиболее «слабыми» зонами нижнечелюстной кости являются шейка мыщелкового отростка, область угла и зона тела на уровне клыков и моляров. Вследствие наличия участков пониженной прочности количество линий перелома у больных, как правило, превышает количество прямых ударов. Более 40% повреждений нижней челюсти являются двойными, а около 4,5—6% тройными. Самой частой локализацией повреждения при одиночных или множественных переломах является область нижнечелюстного угла. В 25—30% случаев ломается мыщелковый отросток. Около 80% переломов нижнечелюстной кости сопровождаются смещением отломков различного характера. Большинство их являются открытыми, так как линия перелома проходит в пределах зубного ряда.

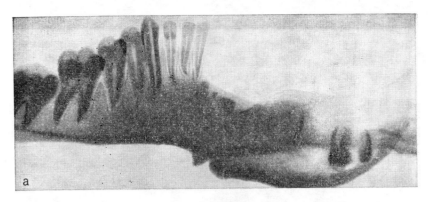

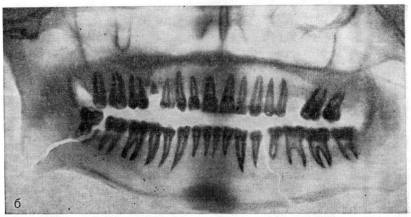

Рис. 7.1. Переломы нижней челюсти.

а — оскольчатый перелом на месте приложения травмирующей силы; б — **отраженный** перелом в области **угла нижней** челюсти с повреждением 8⎦ зуба.

Линия повреждения, проходящая через область угла **нижней** челюсти, как правило, имеет косовертикальный ход (рис. 7.2). Поскольку плоскость перелома расположена под углом к сагиттальной плоскости черепа, а наружная и внутренняя кортикальные пластинки повреждаются на различных уровнях, на прямых рентгенограммах может возникать ложная картина оскольчатого перелома. В спорных случаях производят дополнительный прицельный снимок с центрацией луча на область перелома. Мелкие осколки часто присутствуют в плоскости повреждений. На ортопантомограммах они видны значительно лучше, чем на обзорных снимках. Смещения при этих повреждениях обычно невелики по объему. Верхний (малый) фрагмент под воздействием тяги жевательных мышц смещается краниально и поворачивается внутрь. Большой фрагмент либо не меняет своего положения, либо опускается вниз.

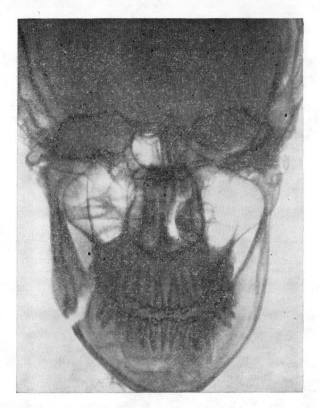

Рис. 7.2. Ход линии перелома в области угла нижней челюсти. Ложная картина оскольчатого перелома.

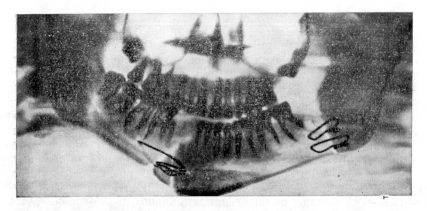

Рис. 7.3. Двойной перелом нижней челюсти в области $\overline{3|}$ и $\overline{|6}$ зубов со смещением фрагментов по ширине и высоте. Осколки в области перелома слева.

При повреждениях центральных и боковых отделов тела нижней челюсти одиночные переломы сопровождаются смещением фрагментов по вертикали и диастазом между отломками в горизонтальной плоскости. Вследствие проекционного увеличения на прямых рентгенограммах черепа величина диастаза всегда больше, чем истинное расстояние между фрагментами. Если мышечная тяга приводит к захождению отломков друг на друга в горизонтальной плоскости, то возникает сужение зубной дуги и нарушается прикус. По мере удаления линии перелома от центра нижней челюсти краниальное и внутреннее смещение малого фрагмента увеличивается (рис. 7.3).

При непрямых переломах ветви челюсти независимо от локализации линии перелома и направления действия травмирующей силы смещение верхнего фрагмента всегда происходит краниально и кнаружи. Большой фрагмент может сдвигаться в сторону перелома назад и кверху. При изолированных повреждениях ветви линия перелома имеет косой или косовертикальный ход. В этих случаях отломки смещаются друг относительно друга по ширине. При переломах обеих ветвей тело нижней челюсти поворачивается вокруг горизонтальной оси и центральные зубы занимают вентральное положение.

Важными показателями при открытых переломах нижнечелюстной кости являются взаимоотношение зубов с линией перелома и состояние периапикальных тканей зубов, находящихся в линии перелома или вблизи нее. А. С. Кокоткина (1969), М. А. Макиенко (1969) убедительно доказали, что воспалительные изменения в паро- и периодонте этих зубов особенно часто являются причиной развития посттравматического остеомиелита. Рентгенологические данные в этих случаях особенно важны, так как в связи с отеком и гиперемией слизистой оболочки десен трудно клинически оценить состояние околозубных тканей.

Клинически хуже всего распознаются повреждения мыщелкового отростка нижней челюсти. В то же время их гиподиагностика чревата серьезными нарушениями функции, а у детей и подростков — также нарушениями роста соответствующей половины нижней челюсти. Трудности клинического распознавания этих повреждений связаны с тем, что второй сустав компенсирует выпадение функции пораженного сочленения, а слой мощных жевательных мышц скрывает характерные клинические признаки перелома. Как свидетельствуют собственные наблюдения, повреждения мыщелкового отростка не распознаются по обзорным снимкам почти у $1/4$ больных, а в 10,5 % случаев при двустороннем повреждении выявляется перелом только одного отростка.

Обзорные снимки в прямой проекции, косой или боковой снимок нижней челюсти достаточно хорошо выявляют низкие повреждения шейки мыщелкового отростка со смещением фрагментов (рис. 7.4). Другие виды переломов, в том числе высокие повреждения шейки люксационного типа и повреждения самой

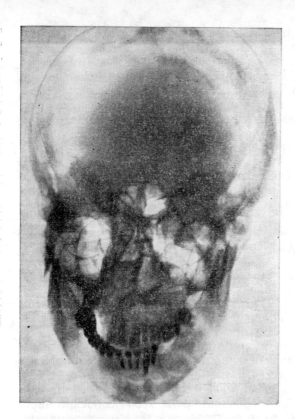

Рис. 7.4. Перелом шейки мыщелкового отростка справа.

головки, обнаруживаются с трудом или не видны. В связи с этим при травмах области мыщелкового отростка показано послойное исследование сочленений. Панорамной томографии в этих случаях может быть недостаточно, поскольку линия перелома перекрывается наслоением размазывающихся теней твердых тканей зубов. Повреждения венечного отростка наблюдаются крайне редко и в основном при сложных множественных переломах нижней челюсти и костей средней зоны лица.

Учитывая непостоянство уровня прикрепления капсулы височно-нижнечелюстного сустава на шейке, на основании рентгенограмм о внутрисуставном переломе мыщелкового отростка можно с уверенностью говорить только в тех случаях, когда имеется повреждение самой головки. Все переломы этой локализации сопровождаются смещением малого фрагмента и являются либо ротационными, либо люксационными. Грубые оскольчатые повреждения в этих случаях встречаются редко. Верхний фрагмент головки обычно перемещается назад или вперед тем больше, чем дальше от суставной впадины проходит линия перелома. Вывихи головки происходят в медиовентральном направлении и отмечаются почти в 40% случаев переломов этой локализации. По данным П. З. Аржанцева и соавт. (1975), осложнения при ошиб-

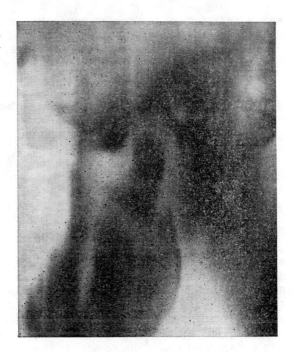

Рис. 7.5. Томограмма левого височно-нижнечелюстного сустава. Внесуставной перелом мыщелкового отростка.

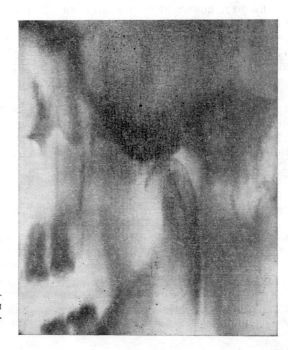

Рис. 7.6. Внутрисуставной оскольчатый перелом головки мыщелкового отростка.

ках в диагностике и лечении переломов мыщелкового отростка возникают почти в 60% случаев.

Переломы шейки мыщелкового отростка, встречающиеся более часто, обычно являются внесуставными и имеют косой ход. Верхний фрагмент смещается кверху, а нижний кнаружи, вниз и вперед (рис. 7.5, 7.6). Реже встречаются сложные переломы, при которых одновременно с мыщелковым отростком повреждаются суставная впадина и скуловая дуга.

Различные переломы нижнечелюстной кости, особенно повреждения мыщелкового отростка, сопровождаются травмированием покровных хрящей, внутрисуставного мениска и капсулы височно-нижнечелюстного сустава. Чаще всего контузия мягких тканей возникает вследствие удара, направленного снизу вверх. Вместе с периартикулярным отеком она вызывает функциональные нарушения, диагностировать которые клинически трудно. При переломах нижнечелюстной кости, особенно в области мыщелковых отростков, необходимо широко использовать послойное рентгенологическое исследование сочленений на разных фазах движения нижней челюсти. Однако оно не выявляет особенностей повреждений мягких тканей, и более детальная диагностика осуществляется с помощью компьютерной томографии, а иногда и контрастирования полостей сустава. По данным литературы [Eckholm A., 1961; Cadenot T., 1966], нарушение функции сочленения сразу после перелома нижней челюсти встречается у 10%, а в более поздние сроки почти у 23% больных. Они сопровождаются болями, девиацией нижней челюсти при открывании рта, появлением крепитации при движениях. Особенно внимательно следует относиться к состоянию височно-нижнечелюстных суставов при переломах нижней челюсти у детей, у которых может развиться посттравматический артрит с последующим анкилозом сочленения и нарушением роста соответствующей половины нижней челюсти.

Переломы средней зоны лица у взрослых. Изолированные повреждения верхней челюсти встречаются почти в 3—5 раз реже, чем нижней. Обычно они проходят по альвеолярному отростку этой кости, пересекая корни зубов, и являются следствием прямого воздействия травмирующей силы. Линия перелома имеет дугообразный ход и отделяет альвеолярный отросток от тела челюсти. Смещения отсутствуют или очень незначительны и направлены по ходу действия травмирующей силы. Такие повреждения составляют 10—12% переломов средней зоны лица.

Рентгенологически они выявляются с трудом. Извилистость линии перелома, ее прохождение в области корней зубов и отсутствие существенного диастаза между фрагментами далеко не всегда позволяют отчетливо увидеть ее. Эти повреждения лучше выявляются при одновременном переломе или вывихе зубов, особенно если они сопровождаются увеличением периодонтальных щелей и нарушением хода корневых каналов. Наиболее четко такие переломы видны на прямых панорамных снимках верхней челюсти. Нередко при подозрении на травму альвеолярного отростка приходится повторять исследования через 2—3 дня, так как рассасывание костной ткани в краевых участках фрагментов приводит к увеличению ширины линии перелома и облегчает диагностику. Легче распознаются травмы на участках челюсти, лишенных зубов. Иногда краевой участок линии перелома приобретает вертикальный ход и проходит через стенку альвеолы. В этих случаях может появиться симптом локального расширения периодонтальной щели на каком-либо участке одной из лунок.

Если повреждения верхней челюсти проходят по дну верхнечелюстной пазухи, то на увеличенных панорамных рентгенограммах и ортопантомограммах удается увидеть не только повреждение стенок пазухи, но и пристеночное утолщение слизистой оболочки или выпот.

Изолированные повреждения тела верхней челюсти и ее отростков встречаются реже, чем сочетанные переломы различных костей средней зоны лица. Лобный отросток верхнечелюстной кости обычно травмируется вместе с телом, но последний перелом выявляется с трудом. Как правило, поврежденный фрагмент смещается в полость носа, вызывая разрушение передних решеток и перелом стенки грушевидного отверстия. Деформируется внутренняя часть нижнеглазничного края, нарушается целость дна орбиты. При рентгенологическом выявлении таких повреждений особенно эффективны зонограммы, выполненные на ортопантомографе «Sonark». Они имеют все преимущества перед обзорными снимками, которые даже при сочетании нескольких рентгенограмм в разных проекциях не позволяют увидеть всех линий перелома (рис. 7.7).

В настоящее время классические переломы костей средней зоны лица по типу Ле Фор I—III встречаются редко. Травмы этой области черепа обычно являются следствием транспортных катастроф или производственных аварий, часто сочетаются с повреждениями других отделов лицевого, мозгового черепа и его основания и отличаются разнообразием хода линии перелома. Их клинические проявления сочетают в себе не только симптомы нарушения целости костей черепа и мягких тканей лица, но и нарушения функций ряда жизненно важных органов: зрения, носового дыхания, обоняния, речеобразования и жевания. Функциональные нарушения в этих случаях обусловлены чаще всего скелетными нарушениями, приводящими к смещению глазного яблока, повреждениям воздухоносных путей, перерывом нервных стволов, травмой мускулатуры. Большая часть больных с этими повреждениями в остром периоде находятся в тяжелом состоянии, поэтому рентгенологическое исследование должно основываться на использовании наиболее простых и эффективных методик. Максимальные удобства для исследования таких пациентов предоставляет ортопантомограф «Sonark», который позволяет осуществлять серию зонограмм черепа в горизонтальном поло-

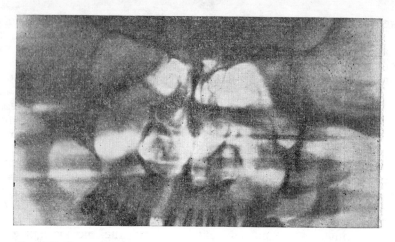

Рис. 7.7. Сложный двусторонний перелом костей средней зоны лица с вертикальным повреждением альвеолярного отростка верхней челюсти с обеих сторон, отрывом левой скуловой кости, оскольчатым переломом внутренней стенки левой орбиты, решетчатого лабиринта и верхнечелюстной пазухи слева. Зонограмма.

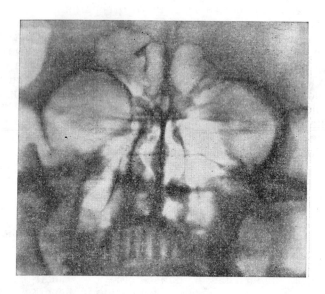

Рис. 7.8. Двусторонний перелом костей средней зоны лица. Разрыв скулолобного шва справа. Зонограмма.

жении пациента, не перемещая его. На основании сопоставления клинических показателей и данных зонографии переломы средней зоны лица можно разделить на:

1) п о в р е ж д е н и я с к у л о о р б и т а л ь н о г о к о м п л е к с а. Для них характерны разрыв лобно-скулового шва, нарушение целости наружной стенки орбиты и нижнеглазничного края в наружной его трети. При этом перелом малого крыла основной кости обычно бывает оскольчатым и сопровождается смещением осколков на небольшое расстояние в полость глазницы. Скуловая кость может повреждаться в области тела или целиком отделяться от прикрепления и смещаться вниз и кнаружи. В этих случаях максимально нарушаются эстетические пропорции лица (рис. 7.8);

2) п о в р е ж д е н и я н о с о о р б и т а л ь н о г о к о м п л е к с а. Для этих переломов характерно нарушение целости носовых костей, внутренней стенки глазницы и слезной кости, перелом перпендикулярной пластинки решетчатой кости, сошника и перегородки носа, продырявленной пластинки и клеток решетчатого лабиринта, нарушение целости корня носа и стенок лобной пазухи. Из повреждений костей средней зоны лица именно эти переломы чаще всего сопровождаются повреждениями основания черепа в области передней черепной ямки и передних клиновидных отростков. Нарушается также целость стенок основного синуса, что сопровождается рентгенологическими проявлениями сфеноидита (рис. 7.9). Такие переломы часто приводят к нарушению слезно-носовых путей, которые можно обнаружить при дакриоцистографии. Иногда при травмах этой локализации нарушается также целость верхней стенки глазницы и повреждается чешуя лобной кости. При этих повреждениях нижнеглазничный край деформируется в центральном или внутреннем отделах. Линия перелома нередко проходит через стенки нижнеглазничного отверстия, что сопровождается нарушением чувствительности кожи щеки, верхних зубов, крыла носа.

Переломы обеих групп, как правило, приводят к нарушению целости костей дна глазницы и могут вызывать опускание глазного яблока вплоть до его смещения в верхнечелюстную пазуху. Перелом костей дна орбиты не удается выявить даже на серии томо- или зонограмм, а смещение глазного яблока обнаруживается при послойной рентгенографии (в верхней половине верхнечелюстной пазухи при сохранении ее воздушности отчетливо выявляется дополнительная тень).

Переломы средней зоны лица чаще бывают двусторонними, но ход линии перелома на каждой стороне отличается асимметричностью. Верхнечелюстные пазухи нередко вовлекаются в процесс вследствие нарушения целости их стенок, излияния крови в полость, что в дальнейшем приводит к развитию гайморита. Повреждения стенок грушевидного отверстия, носовых раковин и клеток решетчатого лабиринта приводят к нарушению оттока содержимого из верхнечелюстных пазух и возникновению воспа-

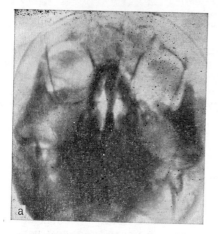
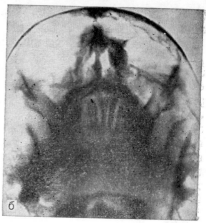
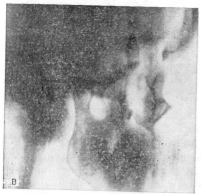

Рис. 7.9. Повреждение костей средней зоны лица: разрыв обоих скулолобных швов, перелом левой скуловой кости, скуловерхнечелюстного шва с обеих сторон, носовых костей и перегородки носа, понижение воздушности обеих верхнечелюстных пазух.

а — рентгенограмма орбит; б — рентгенограмма в полуаксиальной проекции; в — боковая томограмма того же больного. Комплекс костей средней зоны лица смещен кзади.

ления. Нередко повреждается и лобная пазуха, однако воспаления ее слизистой оболочки возникают реже и не носят хронического характера.

Среди одиночных повреждений костей средней зоны лица преобладают переломы носовых костей и скуловой дуги (рис. 7.10). Диагностика первых не представляет сложностей, если фрагменты смещены. При дифференциальной диагностике следует учитывать, что линии перелома шире межкостных швов, имеют более прямолинейный ход и четкие контуры.

Если повреждение скуловой дуги сопровождается смещением фрагментов в средней ее части, то нарушается открывание рта.

Изолированные повреждения скуловой кости обычно возникают на месте действия прямой травмирующей силы и имеют характер компрессионного перелома ее тела. Если одновременно повреждается место шва, соединяющего скуловую и верхнечелюстную кости, то нарушается целость нижнеглазничного отверстия, возникают повреждения нижнеглазничного нерва с парестезией кожи щеки и смещение глазного яблока.

156

Рис. 7.10. Перелом носовой кости.

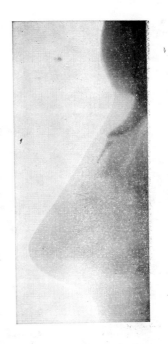

Переломы костей средней зоны лица требуют диагностики в кратчайшие сроки с возможно более точным определением всего объема костных повреждений, так как спаяние фрагментов осуществляется в значительно более короткие сроки, чем в других отделах скелета, даже при выраженном смещении фрагментов. В результате возникают деформации и нарушения функций различных органов, лечение которых требует обширных костно-реконструктивных и пластических операций. Как показывают результаты оперативного лечения больных с посттравматическими деформациями, костная консолидация смещенных фрагментов отсутствует и между отломками образуются соединительнотканные сращения, позволяющие в отдаленные периоды после травмы увидеть ход линий перелома.

Травматический гайморит, сопровождающий переломы костей средней зоны лица, диагностируется только при послойной рентгенографии, так как отечность мягких тканей щечной области может симулировать затемнение околоносовой пазухи на обзорной рентгенограмме. Для выявления выпота исследование необходимо осуществлять в вертикальном положении головы больного. В отсутствие аппарата, позволяющего проводить вертикальную линейную томо- или зонографию околоносовых пазух, можно пользоваться ортопантомографией. Следует изучать состояние не только верхечелюстных, но и других пазух носа, воспаление которых сопутствует посттравматическому гаймориту.

Переломы лицевых костей у детей. Рентгенодиагностика переломов у детей имеет ряд особенностей и нередко трудна вследствие маловыраженной симптоматики и нехарактерности клинических проявлений. Для интерпретации данных рентгенологического исследования необходимо знание возрастных анатомических параметров. Оценку затрудняют постоянно меняющиеся особенности формирования зачатков зубов и отсутствие у детей больших смещений фрагментов, поэтому нередко приходится тщательно сопоставлять рентгенологические картины симметричных отделов лицевого черепа.

Для детского возраста характерны поднадкостничные переломы (рис. 7.11) и надломы, но и типичные переломы со смещением фрагментов не являются чрезвычайной редкостью. Поднад-

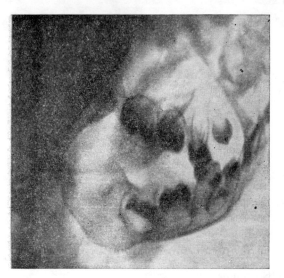

Рис. 7.11. Поднадкостничный перелом мыщелкового отростка.

Рис. 7.12. Переломы нижней челюсти.

а — оскольчатый перелом центрального отдела тела с небольшим смещением фрагментов; б — косой перелом тела на уровне $\overline{4\,3}$ зубов без смещения фрагментов.

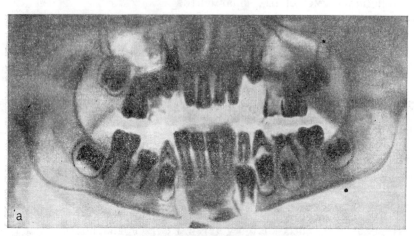

а

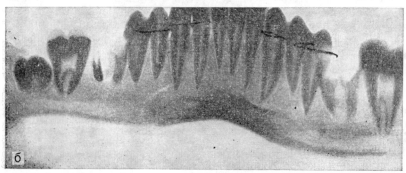

б

костничные переломы чаще встречаются у детей младшего возраста и особенно характерны для первых 3 лет жизни. Обычно встречаются одиночные повреждения.

Изолированные повреждения подбородочного отдела нижней челюсти возникают в месте приложения действующей силы. При этом большого расхождения отломков не наблюдается, что объясняется уравновешивающей силой тяги жевательной мускулатуры, действующей в одинаковой степени на обе половины кости (рис. 7.12). Линия перелома обычно проходит не строго по центру подбородка, а отклоняется, огибая подбородочный бугор.

Одинарные переломы тела нижней челюсти у детей возникают вследствие прямого приложения силы и сопровождаются смещением отломков в тех случаях, когда линия перелома направлена вертикально. Меньший отломок, как правило, смещается кверху и разворачивается внутрь, а большой — вниз, назад и в сторону перелома. Степень смещения фрагментов тем больше, чем дальше от центра нижней челюсти расположена область перелома. Прикус значительно нарушается. При косом или зигзагообразном направлении линии перелома смещения отломков может не быть (см. рис. 7.12, б).

Переломы в области угла нижней челюсти у детей возникают на месте прямого приложения силы, но могут быть отраженными и характеризуются отсутствием смещения костных фрагментов (рис. 7.13). Если линия перелома проходит впереди угла, то возникают разрыв слизистой оболочки и смещение отломков: больший отломок опускается вниз, а ветвь поднимается кверху и незначительно смещается внутрь. Разобщение прикуса наиболее выражено в области жевательных зубов на стороне перелома. Нередко линия перелома проходит через зачаток третьего моляра.

Обследование детей с переломами челюстей, проведенное А. А. Левенцом (1982), показало, что при одиночных переломах тела и угла челюсти нарушение прикуса у детей младшего возраста встречается редко и чаще возникает в возрасте 4—5 лет, т. е. после сформирования молочного прикуса. У подростков обычно отмечается типичное смещение отломков, обусловленное локализацией перелома.

Переломы ветви нижней челюсти у детей могут быть поперечными, косыми и продольными. Они встречаются относительно редко и не сопровождаются смещением отломков вследствие воздействия удерживающей силы жевательных мышц, охватывающих ветвь снаружи и изнутри. Двойные переломы тела нижней челюсти всегда сопровождаются смещением отломков, которое сочетается с нарушением артикуляции зубных рядов. При двойных переломах тела челюсти боковые отломки с ветвями смещаются вверх и к средней линии, а центральный опускается вниз и кзади. Смещение тем больше, чем дальше от средней линии отстоит область перелома (рис. 7.14).

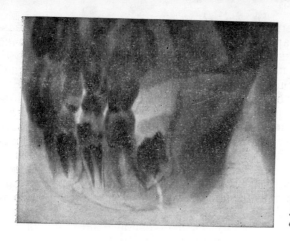

Рис. 7.13. Перелом нижней челюсти в области угла без смещения фрагментов.

Рис. 7.14. Двойной перелом нижней челюсти со смещением фрагментов.

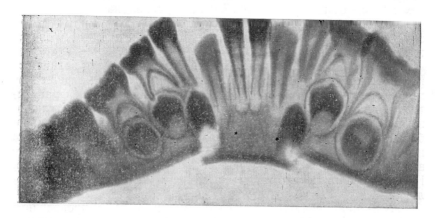

Переломы одного или обоих мыщелковых отростков у детей возникают вследствие удара в область ветви или подбородка. Отраженные переломы могут наблюдаться и при ударе по боковому отделу тела челюсти. В этих случаях мыщелковый отросток повреждается на стороне, противоположной приложению силы, а тело челюсти в месте ее приложения. При нарушении целости обоих мыщелковых отростков челюсть смещается вверх и дистально с образованием открытого прикуса.

Переломы мыщелкового отростка могут быть поднадкостничными или сопровождаться разрывом надкостницы. В последнем случае часто возникает вывих суставной головки. Под действием тяги наружной крыловидной мышцы она обычно смещается внутрь, а под действием силы удара может оказаться вколоченной в суставную ямку или слуховой проход. Изредка удар в области ветви приводит к смещению отделившейся головки кнаружи и повороту ее суставной поверхностью книзу. Отрыв головки может сопровождаться ее перемещением в мягкие ткани,

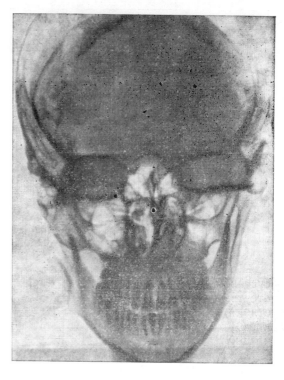

Рис. 7.15. Перелом головки мыщелкового отростка со смещением ее внутрь.

В таких случаях изображение смещенной головки может проецироваться на различные отделы крылочелюстной области (рис. 7.15). В дальнейшем она под влиянием тяги мышц может и без лечения постепенно вернуться в правильное анатомическое положение. Реже у детей наблюдается рассасывание головки после травм. При двойных переломах мыщелковые отростки смещаются синхронно — внутрь и кнаружи, но в разной степени (рис. 7.16).

Редко при травме **мыщелкового отростка** наблюдается изолированное повреждение головки компрессионного характера, которое рентгенологически проявляется снижением ее высоты и повышением интенсивности тени. Может возникать выраженная деформация головки, реже наблюдается вертикальное ее расщепление.

Оскольчатые переломы суставной головки могут комбинироваться с повреждением костной части слухового прохода. В этих случаях рентгенодиагностика особенно трудна и требует многопроекционного послойного исследования.

Рентгенологическое распознавание оскольчатых переломов у детей может представлять определенные трудности в связи с наслоением изображения осколков на тени зачатков. Наиболее информативны передние обзорные рентгенограммы черепа или боковые томограммы (зонограммы) височно-нижнечелюстных

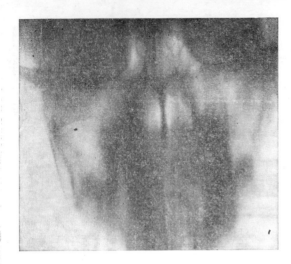

Рис. 7.16. Двойной перелом мыщелковых отростков. Томограмма.

суставов. Они позволяют выявить неровность контуров головки, отсутствие на отдельных участках замыкающей компактной пластинки, костные дефекты кости, отрыв медиальной части головки. Ортопантомографии для локализации смещений в этих случаях недостаточно.

Различные повреждения нижней челюсти у детей, особенно переломы мыщелкового отростка, могут осложняться нарушением роста, формированием нижней микрогнатии. При односторонних нарушениях возникают асимметричные деформации, при двусторонних — симметричное недоразвитие нижней челюсти. Родовые травмы и переломы мыщелкового отростка у детей до 3 лет могут приводить к развитию костного анкилоза в височно-нижнечелюстных суставах, рассасыванию мыщелкового отростка, что также всегда осложняется нарушением роста нижней челюсти. Обычно проявления родовой травмы проходят незамеченными и начинают выявляться только спустя несколько месяцев или позже, что ранее позволяло ошибочно расценивать многие случаи нижней микрогнатии как следствие врожденной деформации. Значительно реже травма вызывает усиление функции ростковой зоны с последующим появлением нижней макрогнатии.

Среди повреждений средней зоны лица у детей и подростков наиболее часто встречаются переломы костей носа, скуловой кости, реже повреждения верхней челюсти и сочетанные переломы. Смещение фрагментов при них в большей степени обусловлено направлением силы удара, чем тягой мышц.

Изолированные переломы костей носа легко выявляются на боковых рентгенограммах в виде типичной деформации со смещением костей носа внутрь. Перелом костной части перегородки носа лучше виден в полуаксиальной проекции и сопровождается локальной деформацией перегородки и сужением носового хода на стороне повреждения.

Переломы скуловой кости у детей бывают изолированными, но чаще сочетаются с переломами верхней челюсти, костей орбиты. Нередко встречаются трещины и надломы скуловой дуги по типу зеленой ветки без смещения фрагментов. Они требуют дифференциальной диагностики с учетом изображения костных швов. Последние более узки, имеют типичную локализацию и зазубренные контуры.

Переломы скуловой кости у детей чаще отмечаются в местах соединения этой кости с другими; смещение ее происходит внутрь и назад. При этом вся скуловая кость или ее часть оказываются в верхнечелюстной пазухе или в полости глазницы. Пазуха уменьшается, деформируется, становится малопрозрачной. Впоследствии может развиться гайморит.

Переломы скуловой кости нередко сочетаются с переломами глазницы и верхней челюсти. У детей такие переломы расцениваются как тяжелые. Необходимо быстрое и осторожное исследование. В этих случаях смещения скуловой кости сочетаются со смещениями всей или части верхней челюсти и краев орбиты. Свободно лежащие фрагменты костей обычно опускаются вниз, в область верхнечелюстной пазухи, или смещаются в полость рта. Возникает деформация нижнеглазничного края. Переломы средней зоны лица могут сочетаться с трещинами основания черепа в области передней и средней черепной ямок, ушибами и сотрясениями головного мозга [Чистякова В. Ф., 1967]. При двусторонних переломах характер и тип перелома справа и слева могут значительно различаться.

В детском возрасте существенное клиническое значение имеют ушибы различных отделов лицевого скелета. Не проявляясь сразу после травмы выраженными симптомами, ушибы в дальнейшем обусловливают появление значительных деформаций, вызванных периостальным костеобразованием и сложных для интерпретации. Посттравматические гиперостозы имеют излюбленную локализацию: подбородочный отдел нижней челюсти, нижнеглазничный край, спинка носа, скуловая область, т. е. наиболее выступающие вперед отделы лицевого скелета. Рентгенологическая картина посттравматических гиперостозов нижней челюсти складывается из разволокнения и утолщения кортикальной пластинки и слоистых оссифицированных периостальных наслоений по краю (рис. 7.17). По прошествии значительного времени от момента ушиба эти гиперостозы частично ассимилируются, частично рассасываются и исчезают. При хронической травме (например, прижимание к подбородку музыкальных инструментов) гиперостозы достигают значительной величины и возникает необходимость в дифференциации их от опухолей.

На верхней челюсти, скуловой кости, костях носа рентгенологическая картина посттравматического гиперостоза менее характерна. Оссифицированные периостальные наслоения однородны,

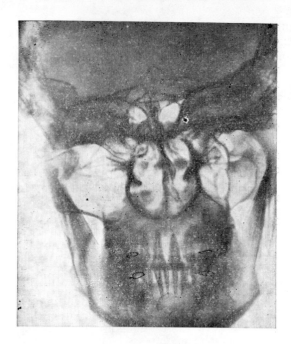

проецируются по краю кости, но плотность их ниже, чем у окружающих костей. На поверхности часто видна вновь сформированная кортикальная пластинка. Посттравматические гиперостозы у детей существуют длительное время и требуют динамического наблюдения.

Переломы альвеолярного отростка встречаются преимущественно у детей до 7 лет, что объясняется ослаблением структуры кости отростка из-за наличия в нем зачатков постоянных зубов. Этот вид повреждения чаще наблюдается на верхней челюсти, что связано с его пространственным расположением впереди альвеолярной части нижней челюсти. Травма фронтального отдела челюстей может сопровождаться переломом альвеолярного отростка одной или обеих челюстей, переломы альвеолярных отростков других отделов встречаются крайне редко. Нередко одновременно возникают вывихи или переломы зубов (рис. 7.18). Смещение зубов обусловливает нарушение прикуса во фронтальном отделе. Линия перелома чаще проходит горизонтально на уровне корней или выше их, реже имеет трапециевидную, арочную, клиновидную форму.

Заживление костной ткани после повреждения — сложный биологический процесс, состоящий из нескольких стадий. В первые 2—3 дня рассасываются некротизированные участки кости в краевых отделах костных фрагментов. В этом принимает участие излившаяся в область перелома кровь. Нарушения кровотока, вызванные сдавлением сосудов и отечной жидкостью, способствуют развитию остеопоротической перестройки в краевых участ-

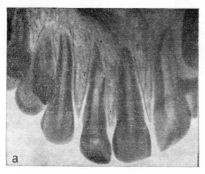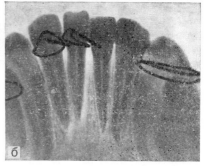

Рис. 7.18. Перелом альвеолярного отростка верхней челюсти в области лунки 1| и корня 1| зуба (а). Вывих 2̄1̄| зубов (б).

ках костных фрагментов. Одновременно начинается разрастание мезенхимальной ткани, склеивающей костные отломки. В рентгенологическом изображении эта стадия характеризуется увеличением диастаза между фрагментами и появлением неровности и зон остеопороза краевых участков. В последующие 10—45 дней из рыхлой соединительной ткани, фиксирующей костные фрагменты, формируется провизорная костная мозоль. В толще ее образуется остеоидная ткань. Одновременно отмечается пролиферация клеток периоста и эндоста. Наличие мелких отломков стимулирует превращение мезенхимальных элементов в остеоидную ткань и формирование будущей костной мозоли. Рентгенологически эта фаза характеризуется постоянством ширины линии перелома, отсутствием смещения фрагментов, нарастающей четкостью и ровностью их контуров (рис. 7.19). К концу 2-го месяца от момента травмы остеоидная костная мозоль обызвествляется, превращаясь в костную.

Период декальцинации краевых зон костных отломков, занимающий первые 2 нед, не сопровождается изменениями уровня кальция и фосфора в плазме крови, однако эти микроэлементы в большом количестве накапливаются в области повреждения. Деминерализация тесно связана с сосудистой гиперемией, которая возникает под воздействием гистаминов и ацетилхолина, выделяющихся при повреждении. Начиная с 7—8-го дня, в крови повышается уровень алкалинфосфатазы фермента, выделяющегося хрящевыми клетками и остеобластами. Ее показатели могут увеличиваться в 6—7 раз против нормы, что свидетельствует об усиленном костеобразовании. Под воздействием фермента в жидкости, омывающей концы поврежденной кости, резко возрастает содержание кальция. Увеличение количества алкилинфосфатазы продолжается около 10 нед — в течение всего периода активного формирования остеоидной или хрящевой ткани. Процесс заживления переломов не ускоряется введением избыточных количеств кальция извне. Сокращения сроков заживления мож-

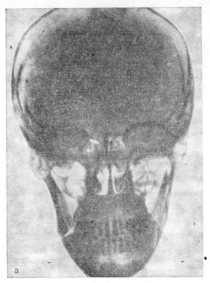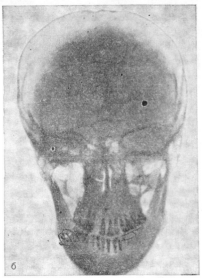

Рис. 7.19. Перелом нижней челюсти в области узла справа.

а — 4-й день после травмы; б — через 25 дней после травмы (остеосинтез проволочным швом). Контуры фрагментов четкие, щель перелома стала более узкой. Смещение отсутствует.

но достигнуть, лишь воздействуя на первичную декальцинацию после повреждения и устраняя факторы, удлиняющие ее, в частности бездействие, плохую фиксацию отломков. В поздних стадиях полнота и совершенство заживления переломов зависят от уровня кровоснабжения области повреждения и функциональной нагрузки.

При неосложненном течении процессов заживления и в отсутствие большого диастаза между фрагментами к концу 3-го месяца от момента травмы образование костной мозоли завершается. Однако в последующие 5—6 мес происходит количественная и структурная перестройка мозоли с реорганизацией соответственно строению данной анатомической области. При этом избыточные количества костной ткани рассасываются, костные балки приобретают функциональное направление в соответствии со статико-динамическими условиями.

Первые рентгенологические симптомы образования костной мозоли появляются в основании нижнечелюстной кости в виде обызвествления, образующего нежные костные мостики через линию перелома. На остальном протяжении костное спаяние фрагментов нижней челюсти выражается в нарастающей нечеткости их границ и появлении облаковидной тени мозоли, наслаивающейся на линию перелома. Интенсивность ее постепенно нарастает. Линия перелома видна на рентгенограммах на протяжении многих месяцев, а иногда более года.

На закономерность динамики течения первых этапов заживления повреждений в рентгенологическом изображении влияют в основном полноценность иммобилизации фрагментов и величина диастаза между ними. Сроки образования и перестройки костной мозоли значительно короче у лиц молодого возраста. На последние этапы оказывают также воздействие общее состояние организма, наличие функциональной нагрузки.

Заживление повреждений костей различного типа отличается некоторыми особенностями. Наиболее выражен регенераторный потенциал надкостницы, поэтому сращение костей, имеющих достаточно активный периост, происходит в более короткие сроки. Кости средней зоны лицевого черепа часто срастаются за счет преимущественно эндооссальной мозоли. Спаяние фрагментов соединительной тканью осуществляется относительно быстро — в течение 2—3 нед, даже при наличии неустраненных смещений. Вместе с тем, как показывает обследование больных с посттравматическими деформациями, в дальнейшем превращения соединительнотканной мозоли в костную при диастазе фрагментов не происходит и даже через много лет на рентгенограммах хорошо виден ход линии перелома.

При недостаточно плотном соприкосновении фрагментов нижней челюсти или сохранении их подвижности «мягкая» мозоль превращается в костную, проходя длительную хрящевую стадию, и сроки заживления переломов также возрастают. Наиболее быстрой динамикой заживления отличаются повреждения мыщелкового отростка, при которых уже через 3—4 мес линия перелома рентгенологически не выявляется. По данным исследований, проведенных нами совместно с А. С. Кокоткиной (1969), рентгенологическая перестройка костной мозоли у лиц, страдающих активным пародонтитом, существенно запаздывает по сравнению с больными, у которых пародонт не изменен.

Консолидация переломов у детей происходит гораздо быстрее, чем у взрослых. Тень костной мозоли появляется рано — на 7—10-й день (рис. 7.20). Линия перелома определяется в течение нескольких месяцев после травмы.

Особенностями заживления повреждений в детском возрасте являются гиперпластическая реакция кости на травму и последующее воспаление. Склонность к гиперпластической реакции выражается в том, что после травмы часто наблюдаются анкилозы височно-нижнечелюстных суставов.

Учитывая особенности заживления повреждений различного типа, можно рекомендовать следующие схемы динамического рентгенологического наблюдения за больными.

При переломах нижней челюсти первый снимок, произведенный сразу после травмы, дублируют после фиксации фрагментов. Второе исследование осуществляют через 5—7 дней, а в дальнейшем через 2 нед, 1,5 мес и с интервалами в 2—3 мес. В поздние сроки контролируют состояние височно-нижнечелюстных суставов.

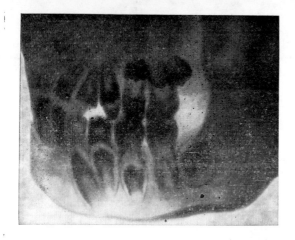

Рис. 7.20. То же наблюдение, что на рис. 7.13. Снимок через 45 дней после травмы. Линия перелома не дифференцируется. Небольшое утолщение кортикальной пластинки в основании челюсти обусловлено костной мозолью.

При переломах костей средней зоны лица контрольную рентгенограмму производят после репозиции отломков, а затем через 3—4 нед. При травматическом гайморите послойные снимки выполняют с более коротким интервалом. Естественно, при появлении клинических признаков какого-либо осложнения данная схема наблюдения в корне меняется. Следует указать, что при наличии тепловизора динамика течения воспаления околоносовых пазух хорошо контролируется термограммами. У детей интервалы между снимками сокращаются под контролем клинических показателей.

Помимо деформаций различного типа и анкилоза височно-нижнечелюстных суставов, переломы могут осложняться хроническими воспалительными поражениями различных пазух, в том числе основной, которые при переломах костей средней зоны лица наблюдаются, по нашим данным, почти в 30% случаев. Несросшиеся переломы и образование ложных суставов встречаются только при повреждениях нижней челюсти, осложненных травматическим остеомиелитом. На рентгенограммах в таких случаях подвижные фрагменты имеют четкие ровные контуры, обращенные к плоскости перелома (рис. 7.21). Иногда даже выявляются полоски кортикальной кости. Как правило, обнаруживаются дефекты костной ткани или большой диастаз между отломками.

Повреждения зубов. Травмы зубов могут быть острыми и хроническими, возникающими в результате длительного действия повышенной нагрузки, главным образом аномального смыкания зубных рядов или неадекватного лечения. Одномоментно и длительно действующие причины вызывают изменения в зубе и окружающих его тканях и требуют различного лечения. В ы в и х и з у б о в являются самым частым видом острой травмы у детей и нередко сопровождают переломы челюстных костей у взрослых. Изолированные вывихи зубов обычно возникают в центральных отделах верхней челюсти.

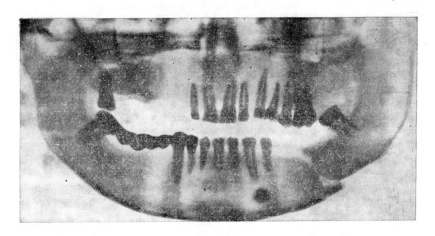

Рис. 7.21. Несросшийся оскольчатый перелом нижней челюсти с формированием ложного сустава. Очажок остеосклероза на уровне ⌐3 зуба.

Наиболее легко рентгенологически распознается полный вывих, при котором зуб покидает лунку. Анатомическая целость последней сохраняется или обнаруживаются перерывы кортикальной выстилки при сопутствующих трещинах, проходящих через альвеолу. Труднее диагностировать неполный вывих, который проявляется расширением всей или части периодонтальной щели при сохранении целости кортикальной выстилки вокруг корня. Обычно наиболее широким оказывается верхушечный участок щели (рис. 7.22). Если в результате вывиха коронка зуба меняет положение в зубном ряду, то корень его на снимке может смещаться в противоположную сторону и частично выходит из альвеолы, что также приводит к расширению периодонтальной щели разной протяженности и локализации. При этом на внутриротовых снимках четкость тени зуба, смещенного в язычную сторону, значительно больше, чем при сдвиге в небном направлении (см. рис. 7.22, г). Вывих зуба со смещением коронки в сторону предверия полости рта чаще, чем другие виды вывихов, сопровождается надломом или отломом альвеолярного края, что на рентгенограмме характеризуется нарушением непрерывности кортикальной пластинки и появлением полоски просветления в губчатом веществе. Отделившаяся кость часто в дальнейшем отторгается, что приводит к обнажению корня зуба.

При смещении зуба вправо или влево его наклонное положение обусловливает на рентгенограмме уменьшение его длины и расширение периодонтальной щели на стороне, противоположной смещению, при сужении или полном отсутствии ее на стороне вывиха. Расширение периодонтальной щели уменьшается по направлению к верхушке корня. Поворот вывихнутого зуба вокруг продольной оси также может привести к сужению или исчезнове-

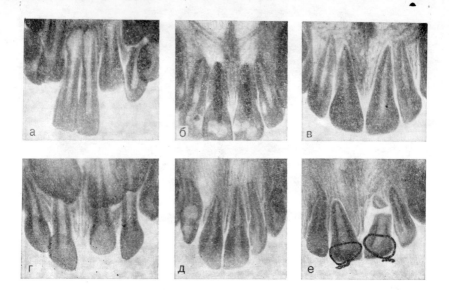

Рис. 7.22. Виды повреждения зубов.

а — вывих 1 | 1 зуба; б — снимок после пломбирования канала; в — перелом корня | 1 зуба; г — вывих | 1 зуба, смещение в небном направлении; д — вколоченный вывих 1 | зуба; е — смещение и рассасывание верхушки и корня после перелома.

нию периодонтальной щели. Вколоченный вывих вызывает внедрение корня в костную ткань за пределами альвеолы (см. рис. 7.22, д). При вколоченном вывихе временного зуба его корень может нарушить стенку фолликула постоянного зуба и привести к гибели или неправильному формированию зачатка.

Рентгенологическое исследование при вывихе зуба должно осуществляться в процессе лечения для проверки правильности репозиции, определения состояния периапикальных тканей, а в несформированном зубе — для контроля его жизнеспособности, о сохранении которой свидетельствует продолжающееся формирование корня.

Вследствие ушиба не полностью сформировавшегося зуба в дальнейшем могут наблюдаться гибель ростковой зоны, прекращение роста корня или даже его рассасывание.

Если перелом корня временного зуба не приводит к гибели пульпы, то рассасывание корня происходит в обычные сроки и начинается с апикального отломка. При удалении коронкового отломка верхушечный фрагмент может рассасываться не полностью и удаляется как инородное тело. В постоянном зубе рентгенологически выявляемая локализация перелома иногда предопределяет метод лечения. Исследование в динамике указывает на скорость отложения заместительного дентина со стороны полости зуба и канала, рассасывание поверхностей отломка корня, перестройку периодонтальной щели и кортикальной пластинки. При гибели пульпы лечение зуба сводится к трепанации коронки, удалению пульпы, пломбированию канала со штифтом для соединения отломков, поэтому рентгенография необходима для определения ширины канала, положения отломков корня, обтурации или сохранности апикального отверстия, распознавания попадания пломбировочного материала в пространство между отломками (см. рис. 7.22, б). Она используется также для выявления осложнений, которые иногда возникают после лечения, в частности воспалительного процесса, и оценки смещения апикального отломка.

Перелом зуба может произойти на любом участке. При отломе части коронки рентгенография нужна для определения близости полости зуба к поверхности отлома (см. рис. 7.22, в), а после лечения — для того, чтобы судить о реакции пульпы на травму, которая выражается в отложении заместительного дентина. Если дефект коронки восстанавливается вкладкой на штифте, то рентгенограмма необходима для определения качества обтурации апикального отверстия, определения длины корня, глубины введения штифта и состояния периапикальных тканей после лечения (см. рис. 7.22, е). При витальной ампутации рентгенография позволяет определить начало образования дентинного мостика и наблюдать за продолжением формирования корня, если травме подвергся несформированный зуб.

Различают следующие виды переломов: поперечный, продольный, косой и оскольчатый. Непосредственно после травмы корневой отломок не меняет своего положения. Смещение наступает при развитии воспалительного процесса корня и проявляется на рентгенограмме несовпадением боковых контуров фрагментов корня.

Хронически действующие травмирующие факторы могут быть обусловлены не только аномалией смыкания зубных рядов с нарушением положения отдельного зуба или группы их, в том числе потерей группы рядом расположенных зубов, но и неправильной конструкцией или фиксацией ортодонтического аппарата, ошибками при протезировании или лечении (завышенная пломба, пломба с нависающим краем, отсутствие контактного пункта) и, наконец, вредными привычками.

Любая из перечисленных причин может привести к патологическим изменениям или в коронке зуба (стиранию), или в его корне (гиперцементоз, резорбция корня). Пульпа отвечает на хроническую травму усиленным образованием заместительного дентина, но может и погибнуть. В периодонте развивается острый или хронический периодонтит, а в пародонте локальный пародонтит, проявляющийся ретракцией десны, образованием патологического зубодесневого кармана, резорбцией альвеолярного края, подвижностью зубов.

ГЛАВА 8

РЕНТГЕНОЛОГИЧЕСКОЕ ИССЛЕДОВАНИЕ
ПРИ ВОСПАЛИТЕЛЬНЫХ ИЗМЕНЕНИЯХ ЧЕЛЮСТНЫХ КОСТЕЙ

Воспалительные поражения костной ткани, в том числе и челюстных костей, описываются под различными названиями: остит, остеомиелит, нагноение костной раны. Этими терминами обозначается принципиально один и тот же процесс, в котором участвуют все элементы кости: собственно костная ткань, эндост, периост, костный мозг. Вместе с тем каждая из перечисленных форм заболевания с патоморфологических позиций имеет особенности. Так, остеомиелит представляет собой гиперергическое гнойно-некротическое воспаление, в ходе которого формируются секвестры, а при остите гнойный процесс течет торпидно, не сопровождаясь образованием зон некроза костной ткани. К группе оститов относятся и преимущественно продуктивные воспаления специфического генеза (туберкулезные, сифилитические, ревматические, асептические). Особо выделяют склерозирующий остеомиелит Гарре, отличающийся своеобразными клиническими проявлениями, длительностью течения и массивной периостальной реакцией. В периапикальных отделах альвеолярных отростков встречается необычная форма воспалительного поражения — конденсирующий остит, который вызывает массивные склеротические изменения в костной ткани с минимальными зонами резорбции в ней. Под нагноением костной раны обычно понимают рентгенонегативный период развития остита, когда клинические проявления налицо, а рентгенологическая картина еще не приобрела характерных черт. Различные формы оститов легко переходят одна в другую и в известной мере могут рассматриваться не только как различные формы, но и как стадии единого воспалительного процесса. Причиной воспалительных поражений костей является инфицирование, которое осуществляется либо контактным, либо гематогенным путем.

Воспалительные поражения челюстных костей встречаются очень часто. Среди них основную массу составляют ограниченные оститы одонтогенного генеза. Их возникновение тесно связано с предшествующими воспалительными заболеваниями твердых и мягких тканей зуба и десны (кариес, пульпит, гингивит, пародонтит), частота которых обусловлена обилием и разнообразием бактериальной флоры полости рта. В большинстве случаев одонтогенные оститы имеют хроническое течение и рентгенологически представляют собой небольшие очаги воспалительной резорбции костной ткани в периапикальных отделах или краевых участках альвеолярных отростков. Развитие ограниченных оститов связывают с сенсибилизацией организма и расценивают как проявление его пониженной сопротивляемости. Клинические проявления обычно стертые, но, обостряясь под воздействием различных причин (охлаждение, удаление зуба и т. д.), нередко осложняются флегмонами мягких тканей челюстно-лицевой области.

Систематическое проведение ортопантомографии у больных с флегмонами, составляющих количественно самую большую группу среди пациентов стоматологических стационаров, убедительно свидетельствует, что очаги хронического воспаления в околозубных тканях имеются в 97% случаев этого опасного осложнения, которое даже в настоящее время может приводить к медиастиниту, сепсису и смертельному исходу.

Н. Н. Бажанов и соавт. (1981) справедливо указывают на неудовлетворительное качество и ошибки в лечении зубов (дефекты в пломбировании каналов, погрешности в диагностике и лечении периодонтитов) как на одну из главных причин развития флегмон мягких тканей челюстно-лицевой области.

При рентгенологическом исследовании больных с флегмонами мягких тканей лица можно констатировать, что обычно они возникают в связи с обострением хронического периодонтита многокорневых зубов. Количественно преобладают поражения зубов нижней челюсти. Рентгенологически отмечаются признаки активации остита в виде неправильности формы периапикального разрежения, нечеткости его границ и неровности контуров (рис. 8.1). Если процесс не удается купировать и он прогрессирует, то деструктивные изменения распространяются на соседние отделы кости и формируются секвестры.

На втором месте по частоте среди причин флегмон челюстно-лицевой области стоит о с т е о м и е л и т л у н к и у д а л е н н о-г о з у б а. Рентгенологические проявления этого осложнения обнаруживаются рано. Уже на 3-й день от начала клинических проявлений нагноения тканей в лунке удаленного зуба определяется фрагментация или частичное расплавление кортикальных замыкающих пластинок, ограничивающих лунку или зоны активной резорбции в межкорневой перегородке. Становится нечеткой граница между лункой и окружающей костной тканью, лунка увеличивается во всех направлениях, особенно по вертикали. Обычно после 5-го дня можно обнаружить формирование мелких секвестров (кортикальных из остатков замыкающей пластинки или губчатых из стенок лунки). Чаще всего секвестры формируются вблизи альвеолярного края, а в лунках многокорневых зубов — из межкорневой перегородки (рис. 8.2).

Третье место по частоте среди ограниченных оститов, осложняющихся воспалением мягких тканей челюстно-лицевой области, занимает н а г н о е н и е р а д и к у л я р н ы х к и с т, которое обычно возникает в зоне нижних клыков и верхних премоляров. При нагноении киста теряет на отдельных участках свою четкую

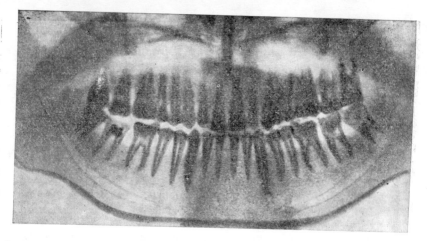

Рис. 8.1. Обострение периодонтита $\overline{7\ 8}$ зубов у больного с флегмоной мягких тканей лица.

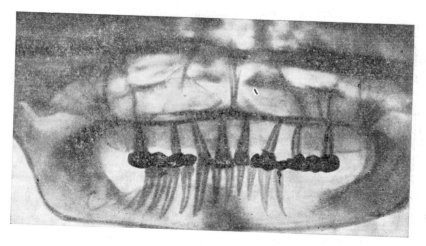

Рис. 8.2. Остеомиелит лунки $\overline{8}|$ зуба у больного с флегмоной дна полости рта.

кортикальную отграничивающую пластинку, а при возникновении зон резорбции в окружающей кости— правильную форму (рис. 8.3). Однако интенсивность ее тени не меняется. В отсутствие оттока содержимого деструктивная зона вокруг кистозной полости может быстро увеличиваться, захватывая значительные участки альвеолярного отростка и переходя на тело челюсти.

Реже всего флегмоны челюстно-лицевой области возникают в связи с обострением деструктивных костных изменений в пародонте. Четкую связь между формой одонтогенного поражения, характером и локализацией флегмоны удается проследить далеко не всегда.

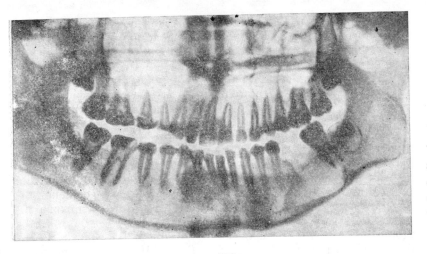

Рис. 8.3. Нагноившаяся киста в зоне ⌐6 зуба.

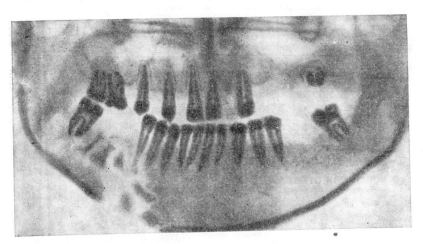

Рис. 8.4. Одонтогенный остеомиелит нижней челюсти.

Обострение хронических периапикальных оститов может не только осложняться флегмонами мягких тканей, но и трансформироваться в типичный одонтогенный остеомиелит с бурной клинической картиной, свойственной на первых порах этому заболеванию. Инфекция при этом быстро распространяется по пораженному отделу кости во всех направлениях, вовлекая периост. Гной образуется в течение 2—4 дней. Нарушение внутрикостного кровообращения приводит к формированию секвестров, часто множественных, окруженных зоной расплавления костной ткани, по периферии которой формируется отграничивающий вал (рис. 8.4). После удаления секвестров и антибактериальной терапии восстановление костной ткани в зонах воспаления происходит по тем же законам, что и после переломов. Длительность восстановления определяется рядом факторов: величиной дефекта, возрастом больного, адекватностью лечебных мероприятий, в частности функциональной терапии.

Следует отметить, что источником контактного инфицирования челюстных костей могут быть воспалительные поражения ЛОР-органов, в том числе синуситы.

Довольно частой формой воспалительных поражений челюстных костей является п о с т т р а в м а т и ч е с к и й о с т е о м и е- л и т. Несмотря на достижения современной хирургической стоматологии в лечении травматических повреждений, широкое использование антибактериальных препаратов и усовершенствование способов фиксации отломков, частота этого осложнения, по данным разных авторов, колеблется от 3—5 до 13—25% [Федорова Н. С., 1962; Неробеев А. И., 1965; Батиевска В. Г., 1966; Дмитриева В. С., Лукьяненко В. И., 1966]. Как правило, остеомиелит развивается при повреждениях нижнечелюстной кости.

Несомненная связь воспалительных посттравматических осложнений с инфицированием костной ткани из полости рта или хронических одонтогенных воспалительных очагов подтверждается тем, что остеомиелитом осложняются открытые переломы. Они чаще наблюдаются при пародонтите или перидонтите у зубов, соприкасающихся с плоскостью перелома. Относительно редкое развитие постравматического остеомиелита на верхней челюсти связано не только со значительно менее частым повреждением альвеолярного отростка этой кости, но и с особенностями ее кровоснабжения. Частота возникновения остеомиелита зависит от сроков оказания специализированной помощи и качества иммобилизации отломков.

Травматический остеомиелит нередко имеет быстро нарастающую клиническую картину, однако по морфологическим и рентгенологическим проявлениям всегда остается хроническим заболеванием. Рентгенологический метод является важнейшим способом распознавания посттравматических осложнений. Его значение особенно подчеркивается тем, что отек тканей в области перелома сохраняется в течение длительных периодов времени, что затрудняет раннюю клиническую диагностику развивающегося нагноения костной раны. Наиболее ранние признаки посттравматического остеомиелита на снимках могут быть обнаружены уже через 4—8 дней от начала заболевания. В более ранние сроки клинико-рентгенологические расхождения, по нашим данным, отмечаются у 15—20% больных. Запаздывание рентгенологических проявлений остеомиелита по сравнению с клиническими является закономерным, но нередко наблюдается и обратная картина.

Первый симптом, который должен настораживать рентгенолога и клинициста, — это увеличение ширины рентгеновской пло-

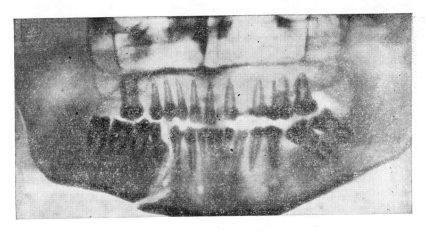

Рис. 8.5. Посттравматический остеомиелит. Расплавление провизорной костной мозоли. Смещение фрагментов по высоте. Секвестры между отломками.

скости перелома. Контуры костных фрагментов при начавшемся остеомиелите становятся нечеткими и неровными. По мере прогрессирования процесса в краевых отделах отломков появляются очаги разрушения костной ткани. Вначале они имеют вид участков пятнистого остеопороза, а затем сливаются и превращаются в обширные зоны деструкции. Поскольку воспалительный процесс препятствует спаянию фрагментов и иногда вызывает расплавление провизорной костной мозоли, отломки могут смещаться (рис. 8.5).

Секвестры при травматическом остеомиелите бывают двоякого происхождения: либо из окруженных гноем мелких осколков, которые часто образуются в линии перелома, либо из некротизирующихся зон краевых участков костных фрагментов. Для секвестра характерна значительно большая интенсивность тени по сравнению с окружающей костной тканью. В нижнечелюстной кости обычно формируются губчатые секвестры, а кортикальные возникают при некротизации участка вблизи основания кости. Источником их могут быть также компактные замыкающие пластинки лунок. Губчатые секвестры распознаются труднее кортикальных, что иногда осложняет рентгенодиагностику посттравматического остеомиелита.

Максимальные трудности возникают при дифференциальной диагностике мелких секвестров и небольших костных осколков, расположенных между отломками. Даже постоянное динамическое рентгенологическое наблюдение не всегда позволяет уловить тот момент, когда осколок приобретает характеристику секвестра. Это объясняется кажущейся повышенной интенсивностью тени осколков на фоне остеопороза краевых отделов костных отломков. Мелкие осколки обычно мало меняются в течение 10—20 дней с момента травмы, а затем уменьшаются в объеме и те-

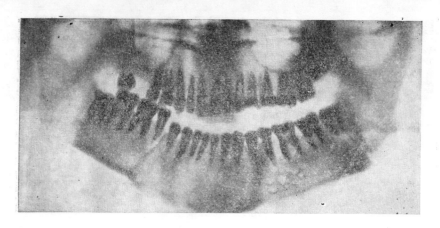

Рис. 8.6. Двойной перелом нижней челюсти, осложненный посттравматическим остеомиелитом. На уровне $\overline{5|}$ зуба воспалительный процесс у альвеолярного края. В основании челюсти оссифицирующаяся периостальная мозоль.

ряют четкие контуры. Только неуклонное нарастание интенсивности их тени является неопровержимым признаком секвестрации. Однако ошибки в оценке природы этих теней встречаются на практике почти в 30% наблюдений. Наш опыт свидетельствует, что секвестры наиболее часто формируются у альвеолярного края и реже встречаются вблизи основания нижней челюсти. Секвестры небольших размеров, как и осколки, могут бесследно рассасываться в течение 2—3 мес, однако чаще они отторгаются.

Динамические рентгенологические наблюдения за течением воспалительных осложнений свидетельствуют, что далеко не всегда в процесс вовлекается вся поверхность костных фрагментов, обращенных к плоскости перелома. Может наблюдаться отграничение очага воспаления по вертикали, что особенно часто происходит вблизи альвеолярного края челюсти и обусловлено сохранением зуба в линии перелома (рис. 8.6). Наиболее вяло протекают ограниченные воспалительные поражения, локализующиеся на уровне периапикальных отделов кости. Выше и ниже зоны остеомиелита может происходить консолидация поврежденных костных фрагментов. Такая форма травматического остеомиелита чаще развивается в более поздние сроки, имеет бедную клиническую картину и нередко проявляется только болями в зоне «причинного» зуба. Первые симптомы поражения такого типа обычно обнаруживаются рентгенологически. Только после формирования секвестров и свищевых ходов процесс приобретает характерную клиническую картину. При хирургических вмешательствах в этих случаях отчетливо обнаруживаются как зоны воспалительного процесса, так и репаративные изменения. Спаяние костных фрагментов, происходящее вне воспалительной зоны, осуществляется обычным способом.

Склеротические реактивные костные изменения в челюстных костях при травматическом остеомиелите наблюдаются довольно редко. Столь же редко на рентгенограммах видна периостальная костная реакция, которую удается уловить только вблизи основания нижней челюсти. Сопоставление динамики течения посттравматического остеомиелита при различных способах его лечения свидетельствует, что, как и при заживлении неосложненных переломов, наиболее благоприятным лечебным фактором является иммобилизация фрагментов. При удовлетворительной их фиксации уже через 7—10 дней рентгенологически можно уловить признаки купирования воспалительного процесса. Они выражаются в отсутствии нарастания диастаза между фрагментами, постоянстве их взаимного расположения, увеличивающейся четкости контуров краевых отделов, отсутствие прогрессирования воспалительных изменений. Наиболее ранний симптом начинающейся консолидации — появление нежных оссифицированных периостальных наслоений вдоль основания нижней челюсти. При полном клиническом благополучии просвет между фрагментами заполняется костной тканью в течение 5—9 мес, но след линии перелома виден еще 1—2 года, а иногда и дольше. Неудаленные мелкие секвестры могут постепенно рассосаться. Довольно часто на месте бывшего перелома остается деформация нижнечелюстной кости; высота последней уменьшается.

Перечисленные выше заболевания относятся к хроническим воспалительным поражениям костной ткани челюстей. Однако в этом отделе встречаются также острые и подострые формы остеомиелита, которые, как и в других отделах скелета, в большинстве случаев наблюдаются у детей и подростков. Они обычно имеют гематогенный генез с эндогенным источником инфекции, которым в большинстве случаев является золотистый стафилококк. Изредка заболевание развивается в ходе детских инфекций или как их осложнение.

Обычно поражается нижняя челюсть. Довольно быстро развиваются морфологические изменения в костной ткани и бурная клиническая картина заболевания, сопровождающиеся высокой температурой тела, интоксикацией, гематологическими сдвигами, что на первых этапах вполне совместимо с отсутствием рентгенологических изменений. Начальные рентгенологические симптомы костного поражения появляются в интервале 6—12 дней. Ими являются «смазанность» костного рисунка пораженного отдела и появление краевого оссифицированного периостита в виде нежной линейной тени, сопровождающей край тела нижней челюсти или наружный контур ветви. Этот симптом обнаруживается на безупречных по качеству рентгенограммах и только у лиц младших возрастных групп, надкостница у которых отличается высоким костеобразующим потенциалом.

К концу первой декады от начала заболевания появляются рентгенологические признаки деструктивного поражения. От первоначально возникшего участка деструктивный процесс быстро

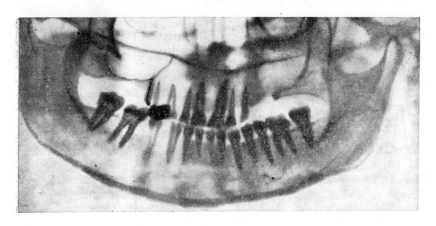

Рис. 8.7. Гематогенный остеомиелит (4-й день от начала заболевания). Смазанность трабекулярного рисунка на уровне 7 5 | зубов.

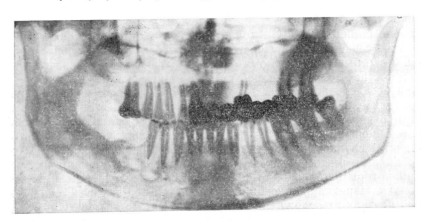

Рис. 8.8. Гематогенный остеомиелит (10-й день от начала заболевания). Расплавление костной ткани правой половины тела и ветви нижней челюсти. На уровне 5 | зуба начинают формироваться секвестры.

распространяется на соседние отделы (рис. 8.7, 8.8). Резистентные к расплавлению зоны сохраняют правильный трабекулярный рисунок, но вспоследствии могут превратиться в секвестры. Если лечебные мероприятия неудовлетворительны или вообще не осуществляются, то секвестры формируются всегда, а при адекватной антибактериальной терапии процесс удается остановить до их формирования. В этом случае и рентгенологические проявления имеют абортивный характер: зоны резорбции не столь обширны, секвестры не формируются. Поздняя антибактериальная терапия может смягчить клинические проявления, но не предотвращает секвестрацию.

Величина расстояния между полоской оссифицированного периоста и кортикальной пластиной кости зависит от обилия гноя,

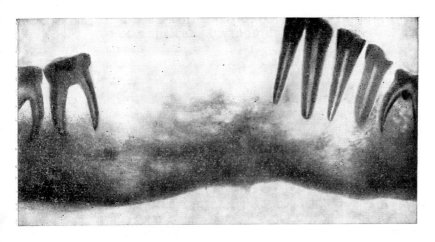

Рис. 8.9. Гематогенный остеомиелит на высоте поражения. Множественные губчатые секвестры и очаги расплавления костной ткани. Расширение кортикальной пластинки по нижнему краю челюсти вследствие ассимиляции периостальных наслоений. /

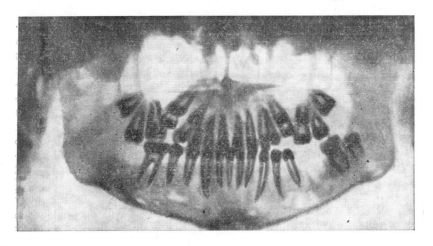

Рис. 8.10. Множественные губчатые и кортикальные секвестры при обширном гематогенном остеомиелите, поражающем обе половины нижней челюсти.

омывающего кость (рис. 8.9). Постепенно эта полоска сливается с кортикальной пластинкой, увеличивая ее толщину. Зоны деструкции на рентгенограммах чаще имеют овальную форму, вытянуты вдоль длинной оси пораженного отдела, неровные смазанные очертания могут сливаться. Плотность костной ткани пораженной зоны кажется убывающей, корковый слой истончается, границы нижнечелюстного канала перестают различаться.

Процесс, имеющий острое начало, всегда переходит в хроническую стадию, в которой на рентгенограммах наряду с деструктивными изменениями появляются признаки пролиферативной оссификации. В результате нижнечелюстная кость может резко увеличиваться в объеме. При этом периостальные изменения приводят не только к увеличению всего пораженного отдела, но и к расширению компактной костной полосы в основании нижней челюсти. Чем более затяжное течение имеет процесс, тем более пестрой оказывается рентгенологическая картина, в которой очаги воспаления соседствуют с участками репаративного остеогенеза.

В нижнечелюстной кости формируются губчатые и кортикальные секвестры. Последние образуются только в основании кости, имеют небольшие размеры и продолговатую форму. На рентгенограммах секвестры отличаются высокой плотностью тени, неровностью контуров, но сохраняют характерный для данного отдела костный рисунок (рис. 8.10). Секвестральная капсула и демаркационный вал, образующиеся вокруг секвестра, создают картину зигзагообразного просветления с изъеденными контурами, шириной 2—3 мм. Следует подчеркнуть, что рентгенологическая картина далеко не полностью отражает истинные изменения, происходящие в кости, так как она не в состоянии четко разграничить пораженные и здоровые отделы.

Компактные секвестры распознаются лучше губчатых, свежие — легче старых, лежащих в секвестральной коробке. Особенно трудно обнаружить мелкие секвестры большой давности формирования. Вместе с тем именно в этом вопросе необходима возможно более точная диагностика, ибо выявление секвестрации служит показанием к оперативному лечению. Рентгенологические данные важны и для определения полноты секвестрации, так как операцию производят при полном отторжении секвестров от материнской почвы. В связи с этим в комплекс методических приемов при рентгенологическом исследовании больных с гематогенным остеомиелитом в ряде случаев необходимо включать послойные исследования.

Отрицательные рентгенологические данные не являются абсолютным доказательством секвестрации, но следует учитывать, что отделение гноя через свищи может поддерживаться и грануляциями. Остеомиелит нижней челюсти может осложниться патологическим переломом.

В последние годы появились сообщения о так называемых атипичных формах острого остеомиелита у детей [Рогинский В. В., 1969; Стебелькова М. Л., 1979; Джауди С. И., 1982; Петрина Е. С., 1984]. Авторы отмечают атипичность клинических проявлений процесса, возможно обусловленную терапией, так как антибактериальные препараты могут резко снижать остроту первой фазы процесса. Недостаточно правильная или длительная терапия делает проявления заболевания очень стертыми, а течение затяжным. По данным С. И. Джауди (1982), примерно у 13% больных остеомиелит имеет атипичное течение. Обычно это наблюдается у лиц молодого и пожилого возраста, а возник-

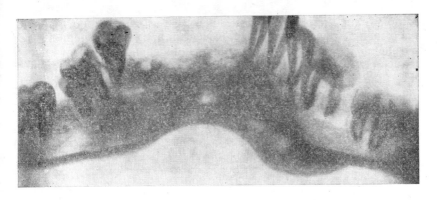

Рис. 8.11. Хронический остеомиелит нижней челюсти. Утолщение основания нижней челюсти в связи с оссифицирующим рецидивирующим периоститом.

новение процесса связано с предшествующим кариесом моляров и патогенетически обусловлено маловирулентной инфекцией, нерациональным использованием антибактериальных препаратов или снижением защитных сил организма. Атипичность клинических проявлений обычно выражается в отсутствии острого начала и медленном прогрессировании процесса. Основное проявление — нерезкие боли в пораженном отделе челюсти. В отличие от клинических данных рентгенологические проявления особенностей не представляют. Как и обычный одонтогенный остеомиелит, атипичное воспаление в развитой стадии характеризуется наличием очагов расплавления костной ткани, которые раньше всего начинают появляться вблизи «причинного» зуба. Обычно они диаметром 1,5—2 см, с неровными, но четкими контурами. В полостях могут располагаться губчатые, а вблизи кортикальной пластинки основания челюсти — и кортикальные секвестры. Выявляются также оссифицированные периостальные наслоения, увеличивающие объем пораженного отдела (рис. 8.11). В ряде случаев превалирует картина периостальных наслоений: зоны остеолиза видны плохо и не всегда выявляются. Это может приводить к ошибочному диагнозу опухоли, который устанавливают почти у 25% больных.

Хронический одонтогенный остеомиелит у детей может протекать без образования свищей или секвестров, но это встречается не более чем в 25% случаев. Такие варианты заболевания приводят к значительному распространению процесса по кости и нередко сопровождаются гибелью зачатков постоянных зубов. Длительность фазы расплавления костной ткани обычно колеблется в пределах 1—1,5 мес; на высоте этого периода возможны патологические переломы. Если секвестрация все же развивается, то формируются секвестры больших размеров, а мелкие рассасываются, не приводя к образованию свищей. Рентгенологически уже на 3-й неделе начинают выявляться признаки репаративных костных изменений в виде прекращения расплавления костной ткани, нарастания интенсивности ее структурного рисунка в краевых отделах, развития оссифицированного периостита. Постепенно начинают превалировать массивные периостальные наслоения, муфтообразно окутывающие кость и увеличивающие объем пораженного отдела визуально и при пальпации. На протяжении последующих 2—4 нед может восстановиться правильная структура костной ткани с функциональной направленностью костных балок. Ассимиляция периостальных наслоений приводит к увеличению относительной и абсолютной ширины кортикального слоя в основании нижней челюсти. Периостальные наслоения на щечной и язычной поверхностях выявляются только на окклюзионных или косых рентгенограммах нижней челюсти, а на остальных снимках создают лишь картину нарастающего увеличения интенсивности тени бывшей зоны воспаления, смазанности и мелкопетлистости ее костного рисунка.

Такая форма остеомиелита у детей и подростков со сниженной иммунореактивностью может рецидивировать. Воспалительные изменения в мягких тканях осложняют ее не более чем в 20% случаев. Особенность течения, как и торпидность первых фаз заболевания, служит основной причиной поздней диагностики этой формы одонтогенного остеомиелита у детей.

Хронический диффузный склеротический остеомиелит, являющийся своеобразной реакцией на маловирулентную инфекцию, встречается не только в молодом возрасте, но и у стариков, у которых поражение нижнечелюстной кости может быть двусторонним (рис. 8.12). При рентгенологическом исследовании в этих случаях отмечаются значительная облитерация костномозговых пространств, повышение плотности костной ткани, а иногда и увеличение пораженного отдела нижнечелюстной кости с расширением кортикального слоя в ее основании. Заболевание сопровождается формированием свищей.

Особой формой считается остеомиелит Гарре, который является негнойным поражением и из черепных костей встречается только в нижней челюсти. Патоморфологически он представляет собой склерозирующий остит и реакцию периоста в ответ на инфекционное поражение (так называемый «сухой остеомиелит») и приводит к утолщению пораженного отдела за счет отложения остеоидной ткани или слоистых оссифицированных периостальных наслоений. При биопсии в зоне утолщения обнаруживаются фиброзные и костные разрастания, скопления остеоидной ткани, богатой остеобластами. Далеко не всегда встречаются клеточные скопления, присущие активному воспалительному процессу. Причиной инфицирования чаще всего является осложненное удаление зуба или некроз пульпы первых моляров. Процесс обычно локализуется в зоне премоляров и моляров (рис. 8.13). Слизистая оболочка полости рта при этой форме остеомиелита имеет нормальный вид. Утолщенный отдел кости обычно безболезнен при ощупывании, температурная реакция отсутствует, показатели крови практически не отличаются от нормальных. Рентгено-

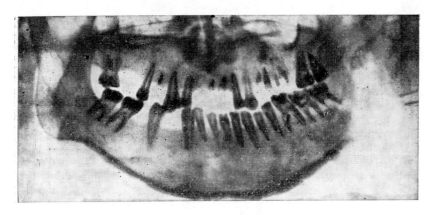

Рис. 8.12. Хронический склеротический остеомиелит у больного 59 лет. Распространение процесса на левый мыщелковый отросток слева.

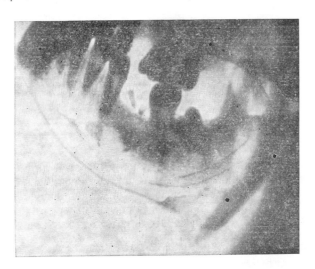

Рис. 8.13. Остеомиелит Гарре в зоне ⌊6 зуба.

логически выявляются расширение и уплотнение кортикальных пластинок, сквозь которые с трудом различаются мелкие участки резорбции костной ткани, расположенные в краевых отделах и слоистый периостит.

На большом литературном и собственном материале J. McWalter и S. Schabny (1984) показали, что удаление или лечение «причинного» зуба и правильно подобранная антибактериальная терапия приводят к остановке процесса и рассасыванию костного уплотнения. E. Staphne и J. Gibilisko (1975) указывают, что при остеомиелите Гарре инфекция может гнездиться не непосредственно в костной ткани, а по соседству с ней. Патоморфологическое исследование тканей, полученных при биопсии,

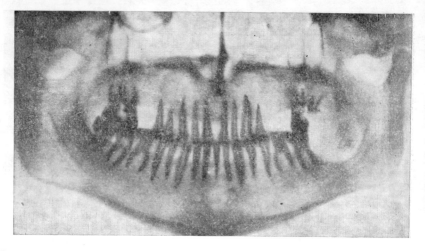

Рис. 8.14. Актиномикотическое поражение левой половины нижней челюсти.

выявляет картины, имеющие много общего с изменениями при сифилисе костей, ревматизме, авитаминозах, херувизме, что свидетельствует о наличии местной неспецифической реакции, развивающейся в ответ на хроническое раздражение. В связи с этим хирургическое вмешательство при остеомиелите Гарре считается нецелесообразным. Рентгенологические проявления остеомиелита Гарре очень напоминают картину хронического гиперпластического атипичного остеомиелита.

Причиной воспалительных изменений костей лицевого черепа может быть и актиномикоз. Актиномикотические костные изменения бывают первично-костными или развиваются вторично вследствие актиномикотических поражений мягких тканей челюстно-лицевой области. В обоих случаях характерным проявлением актиномикотического остеомиелита служит выраженная склеротическая реакция кости вокруг очагов деструкции. Секвестры формируются не всегда и невелики. Процесс имеет длительное течение и довольно характерные клинические проявления. Первично-костные поражения обычно развиваются в нижнечелюстной кости и рентгенологически выявляются через 4— 6 нед от начала заболевания [Робустова Т. Г., 1983]. Наиболее характерно формирование костного абсцесса из нескольких сливающихся очагов деструкции, он имеет неровные, но довольно четкие контуры. Обширная периостальная реакция создает утолщение пораженного участка кости. Абсцесс отграничивается массивным склеротическим валом (рис. 8.14).

Туберкулезные и сифилитические остеомиелиты костей лицевого черепа встречаются чрезвычайно редко. Обычно они локализуются в мыщелковом отростке нижней челюсти, распространяясь на височно-нижнечелюстной сустав, или в области альвеолярного бугра верхней челюсти.

ГЛАВА 9

РЕНТГЕНОЛОГИЧЕСКОЕ ИССЛЕДОВАНИЕ
ПРИ ОПУХОЛЯХ ЧЕЛЮСТНЫХ КОСТЕЙ

В челюстных костях встречаются все типы новообразований, которые обнаруживаются и в других отделах скелета, а также свойственная только этой области группа опухолей, происхождение которых связано с тканями, формирующими зубы. Последние преобладают количественно. В патогенезе их значительную роль играют пороки развития клеточных и тканевых комплексов, развивающиеся еще во внутриутробном периоде. Опухолями такого типа являются, в частности, одонтома, амелобластома, цементомы и т. д. Близки к ним по патогенезу неодонтогенные новообразования, также возникающие в связи с пороками формирования тканевых пластов, развивающимися в процессе созревания плода, — ангиомы, нейрофибромы и т. д. В соответствии с различными путями происхождения, гистологической характеристикой и разными тенденциями роста и развития опухоли челюстных костей разделяются на п е р в и ч н ы е одонтогенные и неодонтогенные, которые могут быть доброкачественными и злокачественными, и в т о р и ч н ы е, являющиеся в свою очередь следствием метастазирования злокачественных новообразований из других органов или прорастания в челюсти опухолей, исходящих из мягких тканей. Некоторые формы новообразований (амелобластомы, цементомы, фибромы, миксомы) в процессе развития могут приобретать агрессивный характер, могут проявляться по-разному при почти одинаковом типе гистологической характеристики.

В более подробной классификации опухолей лицевых костей, предложенной ВОЗ (IX пересмотр), каждая из перечисленных групп делится на несколько типов в соответствии с особенностями гистологического строения. Учитывая отсутствие у большинства из них характерных рентгенологических проявлений, мы сочли возможным при описании скиалогических проявлений делить опухоли только на основные типы.

Клинико-рентгенологические проявления новообразований тесно связаны с возрастом. Так, даже доброкачественные опухолевые поражения у детей и подростков очень часто отличаются бурным развитием в периоды усиленного роста организма (в 4—6, 9—10 лет и пубертатном периоде). Юношескому возрасту свойственно большее число видов опухолей.

Многообразная рентгенологическая характеристика новообразования складывается из относительно небольшого числа скиалогических проявлений. За исключением остеом все опухоли приводят к более или менее полному исчезновению нормальной для данного участка челюсти костной ткани, которая замещается субстратами иного гистологического строения. Рентгенологически особенности проявления каждой опухоли определяются характером изменений формы пораженного участка кости и его архитектоникой, четкостью контуров, полнотой отграничения от непораженных отделов, наличием внутренних включений или обызвествлений, сохранностью кортикальных пластинок, наличием и характером патологического костеобразования и оссифицирующего периостита.

Для рентгенологической идентификации опухоли важны особенности клинических проявлений: локализация, темпы роста, болезненность, возраст и пол больного, гематологические показатели, данные пальпации, реакция регионарных лимфатических узлов. Неинвазивные по характеру роста образования обычно четко отграничены от окружающей костной ткани, что не свойственно злокачественным опухолям. Вместе с тем ряд новообразований различного генеза и характера на определенном этапе может давать почти идентичную рентгенологическую картину, поэтому далеко не во всех случаях рентгенологическое заключение о характере процесса может быть абсолютно надежным. Для планирования лечения необходимы данные гистологического исследования пунктатов или биоптатов.

ОДОНТОГЕННЫЕ ОПУХОЛИ

Амелобластома. Опухоль, связанная происхождением с эпителием эмалевого органа или остатками эмбрионального эпителия типа клеток Малассе, является самой частой опухолью одонтогенного генеза.

Макроскопически различают два типа амелобластом— кистозную и солидную. Солидная представляет собой серо-белую массу, скопления которой располагаются в толще костной ткани, имеют веретенообразную или цилиндрическую форму, четко отграничены от непораженной кости и по достижении больших размеров вызывают экспансию кортикальных пластинок и даже перфорацию одной из них, проникая в окружающие мягкие ткани. Кистозный тип имеет вид полостей, выстланных эпителием и соединительной тканью с мультицентрическим характером роста. Между полостями сохраняются прослойки неизмененной кости. Основная масса опухоли располагается обычно за пределами рентгенологически выявляющихся полостей, в просвете которых содержится жидкая или полужидкая субстанция. Это деление в известной мере условно, так как в центральных отделах солидных опухолей также определяются кистозные полости, возникновение которых, возможно, является стадией существования солидных образований.

Гистологические исследования, проведенные в последние 25 лет, свидетельствуют, что под названием «амелобластома» объединяются некоторые новообразования, имеющие различное гистологическое строение в соответствии со стадией дифференциации исходной ткани и различающиеся своими проявлениями [Ермолаев И. И., 1965; Lucas R., 1962; van den Buchsch F., 1968, и др.].

Основными гистологическими формами являются собственно амелобластома, плексиформная амелобластома, аденоамелобластома, одонтопластическая и меланоамелобластомы.

Амелобластомы чаще встречаются у лиц старше 35—40 лет. В молодом возрасте, по нашим данным, обнаруживается только около 15% образований такого типа. Обычно это аденоамелобластомы, располагающиеся на верхней челюсти.

Как правило, амелобластомы локализуются в нижнечелюстной кости, либо занимая задние отделы тела, либо распространяясь на всю ветвь. Около 20 % образований обнаруживаются на верхней челюсти, где они занимают преимущественно ее передние отделы, причем почти в половине случаев распространяются на верхнечелюстной синус.

В ранних стадиях клинические проявления опухолей отсутствуют, а вследствие довольно медленного роста возникают обычно при достижении большого размера, когда они вызывают деформацию соответствующей области, смещение зубов, приводят к увеличению мягких тканей десны или изъязвлениям слизистой оболочки. Небольшая часть опухолей обнаруживается случайно при рентгенологическом исследовании, произведенном по другому поводу.

Менее 5% амелобластом имеют злокачественный рост и метастазируют в лимфатические узлы. В стадиях активного роста амелобластом всех типов имеют по периферии активно инфильтрирующий слой эпителия. В процессе дальнейшего развития большая часть новообразований постепенно четко отграничивается от окружающей здоровой кости и даже приобретает капсулу.

Рентгенологические амелобластомы проявляются как одно- или многокамерные полости. Картина многокамерности иногда бывает ложной, когда, вдаваясь в кортикальные пластинки на разную глубину, опухоль имитирует поликистозное образование с перегородками между полостями (рис. 9.1). Типичные солидные амелобластомы обычно рентгенологически имеют вид однокамерного просветления различных размеров. Они истончают, но даже при больших размерах не вызывают резкого выбухания или перерыва кортикальных контуров кости. Кистозная форма чаще имеет мультицентрический характер роста и между отдельными полостями сохраняются прослойки костной ткани. При этом даже в больших полостях основная масса опухоли находится за пределами кистозных просветлений, и по мере роста новообразования полости сливаются.

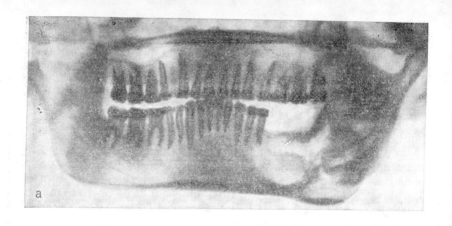

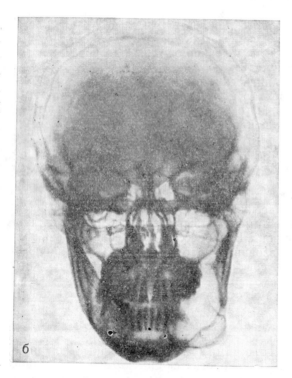

Рис. 9.1. Амелобластома нижней челюсти.

а — многокамерная полость; б — рентгенограмма в прямой проекции того же больного. Опухоль представлена одной полостью, вдающейся в толщу кости на разную глубину.

В 12—15% случаев в полости кистозной амелобластомы может быть обнаружен ретинированный зуб или не полностью сформированный зубной зачаток.

Кистозная форма амелобластом, составляющая основную массу этих новообразований, обычно имеет типичную локализацию в области угла нижней челюсти и распространяется как на ветвь, так и на задние отделы тела челюсти. Она отличается

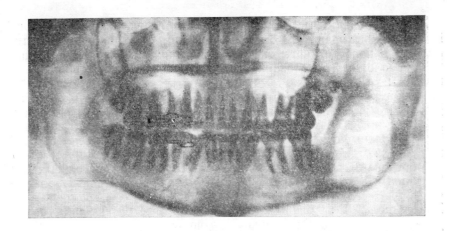

Рис. 9.2. Нагноившаяся кистозная амелобластома.

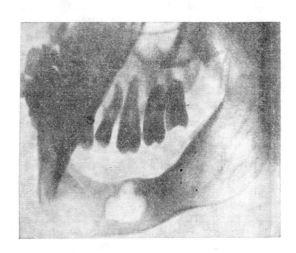

Рис. 9.3. Меланоамелобластома в пределах зубного ряда.

большими размерами зоны поражения и более выраженной экспансией кортикальных пластинок как с язычной, так и со щечной стороны. Она чаще, чем солидная, дает картину лакунарных углублений, симулирующих несколько крупных полостей, разделенных перегородками. Прозрачность тени полостей неоднородная (максимальная в центре, менее выраженная по краям). Можно наблюдать исчезновение кортикальной пластинки на каком-либо участке полости, что также может оказаться ложным симптомом и вызывается истончением и смещением этой пластинки. Однако возможны истинные прорывы пограничного кортикального слоя с выходом опухоли за пределы костной ткани. Такие проявления «агрессии» кистозным амелобластомам свойственны чаще, чем солидным. При инфицировании возможно скопление жидкости в полости новообразования с появлением рентгенологического симптома горизонтального уровня (рис. 9.2).

Амелобластомы, расположенные вблизи нижнечелюстного канала, вызывают его отклонения вниз к основанию челюсти. Если в полости кисты оказывается один из моляров, то можно предположить образование амелобластомы из фолликулярной кисты.

Опухоли кистозного типа редко располагаются в пределах зубного ряда. При этом они обходят корни зубов, смещая их и лишь иногда вызывая их узурацию. Отмечено, что истинные поликистозные опухоли могут иметь строение меланоамелобластом, возникают и на нижней, и на верхней челюсти. Размеры таких образований различны (рис. 9.3). Относительно небольшие меланоамелобластомы чаще локализуются в более центральных отделах челюстей.

Около 30 % амелобластом различного гистологического строения занимают почти целиком половину нижней челюсти, 20 % — зону угла ветви и тела или распространяются преимущественно в зону ветви или тела. Остальные локализации опухоли, включая верхнечелюстную, отмечаются примерно в 35 % случаев. Сюда входят и двусторонние поражения. Наряду с медленно растущими опухолями встречаются быстро растущие образования.

Указанные симптомы, в том числе длительность и относительная доброкачественность, возраст пациентов, рентгенологическая характеристика опухоли, обычно позволяют отличить амелобластому от других образований кистозного типа. Однако в ряде случаев для точной диагностики необходимы морфологические данные.

Хотя амелобластомы обычно обнаруживают у лиц старше 35 лет, не исключено, что опухоль возникает в более молодом возрасте, но ввиду крайне медленного роста долгое время не обнаруживается [Тахчи Л. Д., 1964]. Чаще от момента появления первых симптомов до обращения к врачу проходит 1—2 года. В наблюдениях, проведенных совместно с Г. И. Осиповым, мы не установили параллелизма между длительностью существования опухоли по анамнестическим данным и ее величиной, что, видимо, объясняется периодами ускоренного и замедленного роста новообразования. При недостаточно радикальном хирургическом лечении рост амелобластом продолжается. По нашим данным, в случаях продолженного роста рентгенологически чаще преобладают мелкие поликистозные образования, между полостями которых сохраняются массивные прослойки костной ткани (рис. 9.4, а).

Дифференциально-диагностические трудности обычно возникают при двух рентгенологических типах амелобластом: при очень больших однокамерных полостях, которые необходимо отличать от кист различной природы, и при мелкоячеистых формах амелобластом, напоминающих остеобластокластому. В этих случаях необходимо гистологическое исследование. Полости «среднего» размера, типичного расположения, с неоднородной прозрачностью тени обычно идентифицируются правильно. Следует

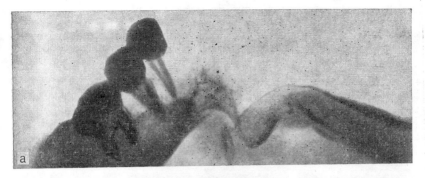

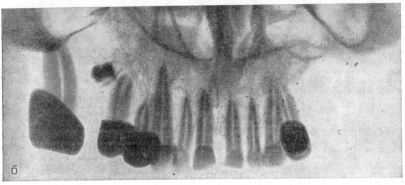

Рис. 9.4. Мелкоячеистое образование — рецидив амелобластомы (а). Сложная одонтома в зоне 6̲ ⌉ зуба (б).

также учитывать, что рентгенологические данные не абсолютно достоверны при определении границ новообразования, так как эпителиальные тяжи опухоли могут быть обнаружены в пределах рентгенологически неизмененной кости. При дифференциальной диагностике необходимо обращать внимание на то, что прозрачность тени полостей, образованных амелобластомами, выше, чем при гигантоклеточных опухолях, но ниже, чем при кистах. Тень даже очень больших полостей часто неоднородна, и в краевых ее отделах имеются полутени мягкотканных образований. Контуры однокамерных образований более волнисты, чем у **кист,** а форма менее правильная.

Одонтома — доброкачественное новообразование, наиболее тесно связанное с пороками развития и формированием тканей зубов, вследствие чего не всеми авторами рассматривается как истинная опухоль. Так, А. Вrоса (1953) связывал генез одонтомы с остатками избыточно заложенных тканей зубного сосочка, А. И. Евдокимов (1967) указывал, что опухоль может происходить из нескольких зачатков, дифференциация по какой-либо причине нарушена. И. Г. Лукомский (1953) наблюдал образования, в состав которых входили не только остатки тканей зубов,

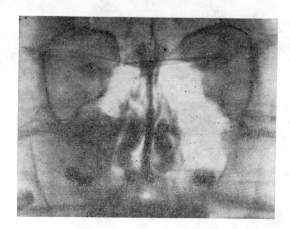

Рис. 9.5. Compound odontoma верхней челюсти справа с большим мягкотканным компонентом.

но и пласты костной ткани, периодонта и пульпы. Гистологически в толще одонтомы можно обнаружить различные ткани: эмаль, дентин, цемент, пульпу, фиброзную ткань или кость.

Существует несколько типов одонтом. Наиболее часто образование опухоли обусловлено пороком развития одного зубного зачатка. Это так называемая простая одонтома. Если опухоль связана с нарушением формирования нескольких зачатков и содержит твердые ткани на разных стадиях развития, то ее называют сложной одонтомой. Кроме того, различают полную простую одонтому, которая исходит из тканей всего зубного сосочка, и неполную, при которой неправильно сформирована только часть тканей зуба, а остальные развиваются нормально. К группе сложных одонтом относят так называемую комплексную (композитную) одонтому, содержащую обызвествленные структуры, которые, однако, не созревают до нормы (рис. 9.4, б).

Опухоль, содержащая преимущественно фиброэпителиальные компоненты [Симановская Е. Ю., 1964; Колесов А. А., 1965], которую ранее описывали под названием «мягкая одонтома» и рассматривали как этап развития опухоли, приобретающей иногда злокачественное течение, в настоящее время занимает самостоятельную рубрику.

По классификации ВОЗ опухоли делят на complex odontoma — порок формирования зуба, в котором представлены все его ткани на стадии полной дифференцировки, и compound odontoma, возникающую на более ранней стадии и содержащую не только неполностью сформированные ткани, но и обширный мягкотканный компонент (рис. 9.5). Последняя форма имеет много общего с амелобластической фиброодонтомой. Частота выявления обеих форм почти одинакова.

Одонтомы обнаруживаются у лиц различного возраста, чаще у детей и подростков в период формирования постоянных зубов. В большинстве случаев они бессимптомны или малосимптомны и выявляются случайно клинически или рентгенологически. В 65% случаев одонтомы обнаруживаются во второй декаде жизни. Рост образования крайне медленный. Однако, увеличиваясь до больших размеров, одонтома может резко отдавливать или истончать кость, препятствовать своевременному выпадению временных и прорезыванию постоянных зубов, вызвать деформацию челюсти. Около 60% одонтом наблюдается у лиц мужского пола. Опухоль чаще обнаруживают на верхней челюсти, особенно в ее переднем отделе, вблизи полости носа или верхнечелюстной пазухи, а иногда и в самой пазухе. Одонтома чаще располагается в правой половине верхней челюсти. Известны случаи и двусторонних поражений.

Рентгенологическая диагностика одонтом не представляет трудностей. Образование обычно имеет вид неравномерно обызвествленного просветления в костной ткани с полициклическими очертаниями, либо скопления неправильно сформированных зубов или их частей. Вокруг образования всегда отмечается прозрачный ободок капсулы. Кортикальная пластинка челюсти в области большой одонтомы может незначительно выбухать. Реже одонтома представляет собой полость, в просвете которой находятся фрагменты малоструктурной ткани, занимающей по плотности среднее положение между костью и дентином. Рентгенологическая картина одонтомы дифференциальной диагностики не требует. Крайне редко опухоль симулирует дистопированный и ретинированный зачаток зуба.

Одонтомы, имеющие гистологическое сходство с амелобластомами, описывают под различными названиями (комбинированная эпителиальная одонтогенная опухоль, амелобластическая фиброма или тератоидная одонтома), относя их к различным классификационным видам. Эти опухоли [Danru D. et al., 1985] встречаются обычно у молодых женщин, располагаются в зоне ретинированных зубов и не имеют характерных рентгенологических проявлений.

Цементома — новообразование, занимающее промежуточное положение между диспластическим процессом (цементодисплазией) и истинной опухолью, исходящей из перицемента прорезавшихся зубов [Wustrow F., 1965]. Гистологически цементома представляет собой напластование тяжей соединительной ткани, в толще которой находятся характерные включения — цементикли, являющиеся скоплением бесклеточного цемента, и фибробласты, трансформирующиеся в одонто- и цементобласты. Нередко опухоль включает также разрастания остеоидной ткани. Образование располагается внутрикостно и медленно увеличивается. Большие цементомы вызывают появление безболезненной припухлости (рис. 9.6, а).

Цементомы встречаются в двух формах — локальной, развивающейся в окружности одного зуба, и диффузной, поражающей значительные участки кости. Они обнаруживаются у лиц любого возраста, чаще у женщин, и преимущественно на нижней челю-

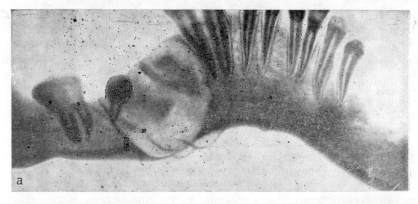

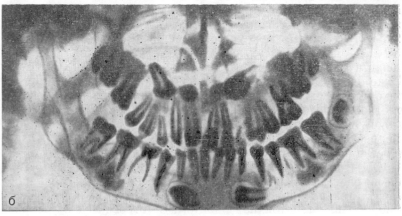

Рис. 9.6. Цементомы.

а — локальная цементома нижней челюсти. Скопления цементиклей в толще опухоли; б — множественные цементомы (цементодисплазии) в области моляров обеих челюстей. Ретинированные зубы обеих челюстей.

сти. Цементомы локализуются обычно в центральных отделах челюстей, в зоне резцов и клыков.

Микроскопически истинная цементома представляет собой эластичную ткань серо-белого цвета. Опухоль окружена соединительнотканной капсулой и легко отделяется от непораженной кости. Периапикальные цементодисплазии обычно имеют большую плотность и фестончатые контуры. Опухоли любого макроскопического типа содержат ткань, близкую по строению к цементу зуба.

Очаговые поражения более чем в 80% случаев бессимптомны и выявляются при рентгенологическом исследовании, произведенном по другому поводу. Они дают рентгенологическую картину участка остеолиза в периапикальной зоне и очень напоминают гранулему. Если такая картина выявляется вокруг интактного зуба, то диагноз не вызывает затруднений. Вокруг пораженных кариесом зубов цементомы этого типа можно диагностировать только при наличии внутри зоны остеолиза плотных включений или при прогрессировании опухоли. В ряде случаев локальные поражения имеют вид бесструктурных образований большой плотности, отделенных от неизмененной кости полоской просветления. При дальнейшей эволюции зона просветления может заполниться нормально сформированной костной тканью. При длительном существовании опухоли может возникнуть картина, напоминающая гиперцементоз корней.

Периапикальные цементомы обычно располагаются на нижней челюсти в центральных ее отделах, могут быть солитарными и множественными. Размеры образования варьируют от нескольких миллиметров до нескольких сантиметров. По мере роста опухоль смещает и раздвигает отдельные зубы, которые нередко имеют аномально сформированные корни.

Диффузные поражения имеют более характерную рентгенологическую картину: проявляются кистозными полостями, заполненными тканью большей плотности, чем костная, или содержащими множество цементиклей (рис. 9.6, б). При недостаточно радикальных операциях опухоль продолжает интенсивно расти.

Рентгенологически цементомы имеют много сходного с фиброзной дисплазией. Между кистоподобными просветлениями, в которых обычно располагаются глыбчатые обызвествления, сохраняются прослойки неизмененной костной ткани. Иногда диффузные поражения представляют собой чередование хаотичных уплотнений, небольших просветлений и неизмененной или бесструктурной костной ткани. Диффузные поражения обычно очень характерны по рентгенологическим проявлениям и не требуют дифференциальной диагностики. Локальную форму цементомы следует отличать от одонтомы, остеомы, оссифицированной фибромы, для чего необходимо гистологическое исследование.

Увеличиваясь, цементома может смещать окружающие анатомические образования, в частности стенки верхнечелюстной пазухи или полости носа, но не прорастает их. При этом опухоль остается четко отграниченной, хотя это не всегда легко документировать даже серией снимков или зонограмм в различных проекциях. В толще больших цементом могут встречаться участки пониженной плотности кистоподобного вида, что может быть обусловлено дегенеративной трансформацией тканей новообразования.

У детей чаще обнаруживаются так называемые цементообразующие фибромы, которые отличаются выраженной тенденцией к рецидивированию, если при удалении сохраняются зубы, имеющие гистогенетическую связь с опухолью.

Периапикальные очаговые цементомы рентгенологически не всегда легко отличить от участков склероза костной ткани, возникающих в процессе заживления периапикальных воспалений. Однако данные анамнеза, изучение клинических проявлений и

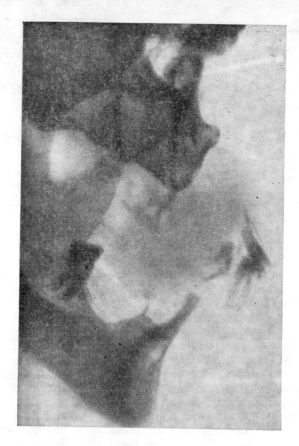

Рис. 9.7. Одонтогенная фиброма верхней челюсти. В толще опухоли единичные плотные включения (наблюдение М. В. Котельникова).

динамическое наблюдение помогают установить диагноз даже без гистологического исследования.

Одонтогенная фиброма. Редкая доброкачественная опухоль, исходящая из клеток периодонта и близкая к цементоме по рентгенологическим проявлениям. Ее отличает наличие кистоподобной полости с множественными обызвествлениями, хаотичными плотными включениями. Опухоль состоит из относительно зрелой коллагеновой и фиброзной основы, содержащей различное количество одонтогенного эпителия. По данным S. Bhaskar (1968), она составляет 22,84% поражений одонтогенной природы. Другие авторы отмечают редкость этой опухоли, что говорит о субъективизме в ее верификации, который был особенно выражен до четкого определения признаков одонтогенной фибромы в гистологической классификации одонтогенных опухолей. Встречается чаще у детей, растет медленно, локализуется на обеих челюстях. Специфических клинических проявлений не имеет.

Рентгенологическая картина на верхней челюсти нехарактерна: выявляется интенсивное образование с четкими контурами, окруженное по периферии четкой полоской просветления. На

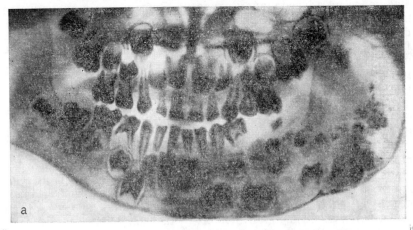

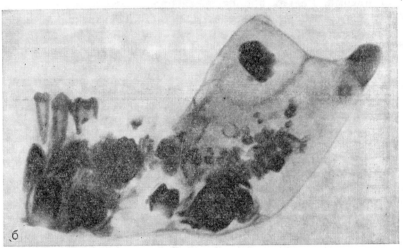

Рис. 9.8. Амелобластическая фиброма нижней челюсти.
а — макропрепарат; б — рентгенограмма его.

однородном фоне просматриваются кистоподобные просветления. На нижней челюсти определяются вздутие кортикальных пластинок, кистоподобные просветления и плотные включения. Границы опухоли четкие. На отдельных участках кортикальная пластинка разрушена (рис. 9.7).

Амелобластическая фиброма. Встречается преимущественно у детей, имеет много сходных проявлений. Характеризуется относительно медленным ростом, но он исчисляется не годами, а месяцами. К моменту обнаружения опухоль, как правило, выходит за границы нижнечелюстной кости, где располагается чаще, первоначально «вздувая» ее (рис. 9.8). При этом ткань опухоли появляется в полости рта в виде мягкоэластичной массы, локализующейся на альвеолярном отростке. Зубы к этому времени становятся подвижными, иногда смещаются. Амелобластическая фиброма обладает выраженной склонностью к рецидивированию [Рогинский В. В., 1980]. Многократное рецидивирование может привести и к озлокачествлению и изъязвлению ткани, а также метастазированию в регионарные лимфатические узлы и внутренние органы.

По рентгенологической картине амелобластическая фиброма в значительной степени напоминает амелобластому. Определяются одна или несколько слившихся между собой однородных кистозных полостей, увеличивающих объем челюсти. Отмечается истончение кортикальных пластинок вплоть до их полного разрушения. В полости могут находиться зачатки зубов. При рецидивах четкость границ опухоли теряется. На верхней челюсти картина менее характерна: тень опухоли слабо контурирована, выявляется разрушение отдельных участков верхней челюсти.

Миксома. Редкая доброкачественная опухоль, встречающаяся только в челюстных костях. Она исходит из тканей зубного сосочка, претерпевающих миксоматозную перестройку одонтогенного эпителия, или из соединительной ткани. Опухоль рентгенологически имеет вид однокамерной кисты с включениями. J. Jamble и соавт. (1975), N. Wood и G. Goaz (1977) указывают, что одонтогенные миксомы составляют около 6% одонтогенных опухолей, могут встречаться в любой челюсти, растут медленно, мало- или бессимптомны. Опухоли, расположенные на верхней челюсти, могут распространяться на верхнечелюстную пазуху, занимая ее альвеолярную бухту.

О миксомах у детей имеются единичные сообщения [Rao T., Rao G., 1974; Harris R., 1977; Cohen P., Jamble J., 1977]. По данным В. В. Рогинского (1980), дети с миксомами составляют 5,7% больных с опухолями мезенхимальной группы. У детей отмечается быстрый рост миксом, всегда вызывающий подозрение на озлокачествление процесса. Появляются расшатанность и смещение зубов, тризм и боли, вызванные прорастанием опухоли в жевательные мышцы. У детей опухоль часто локализуется в области ветви и тела, довольно быстро выходит за пределы челюсти, резорбируя кортикальный слой. За пределами челюсти ткань опухоли хорошо отграничена от окружающих мягких тканей.

Миксомы челюстных костей могут иметь не только одонтогенный, но и остеогенный генез. В последнем случае они растут из мезенхимы кости. Опухоль чаще выявляют у молодых. Около 70% описанных в литературе наблюдений относятся к лицам 10—30 лет. При миксомах наблюдаются медленно увеличивающиеся выбухания. Рентгенологическая картина нехарактерна: миксома имеет вид кисты с полициклическими очертаниями. Центрально расположенные миксомы на кортикальные пластинки не воздействуют, а периферические истончают их по мере роста. При большой активности роста опухоль может перфориро-

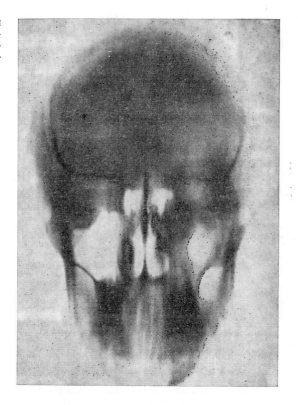

Рис. 9.9. Одонтогенная миксома верхней челюсти справа, распространяющаяся на верхнечелюстную пазуху.

вать кортикальную пластинку и выходить в мягкие ткани (рис. 9.9). Помимо основного очага, могут быть дочерние отпочкования, отделенные очагами неизмененной кости, поэтому опухоль часто рецидивирует после удаления. Несмотря на местную агрессивность, она не метастазирует.

Меланотическая нейроэктодермальная опухоль младенцев (меланоамелобластома, меланотическая прогнома, меланоцитома). Встречается редко у детей 1—5 лет. До 1976 г. в литературе имелось всего 22 сообщения об этом образовании [Barfield G., Pleasants J., 1976]. Длительное время генез опухоли связывали с развитием эмалевого органа [Lucas R., 1957; Shear M., 1962; Blackwood H., 1965]. В настоящее время установлено, что опухоль исходит из клеток нейрального гребешка, поэтому решено отказаться от прежнего названия «меланоамелобластома».

Опухоль имеет типичную локализацию — в переднем отделе верхней челюсти. Описан только один случай расположения ее на нижней челюсти [Seifert H., 1969]. Она отличается крайне быстрым ростом, особенно в первые месяцы жизни. Помимо деформации челюсти, возникают экзофтальм, нарушение или полное прекращение носового дыхания. Рецидивы опухоли [Brekke J., Gorlin R., 1975] наблюдаются в интервале от 3 нед до

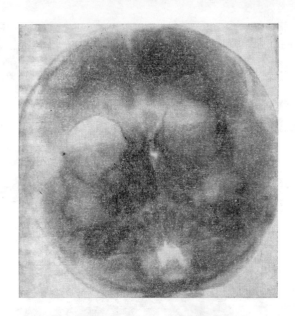

Рис. 9.10. Меланолитическая нейроэктодермальная опухоль верхней челюсти справа у ребенка 8 мес.

2 лет после ее удаления, несмотря на доброкачественность по формально-морфологическим признакам.

Рентгенологически опухоль при любых размерах четко отграничена от непораженной кости, тень ее малоинтенсивна. Нижнеглазничный край, носовые кости и дно орбиты могут быть не видны вследствие резорбции от давления, а более мощные скуловая кость, скулоальвеолярный гребень смещаются на значительные расстояния (рис. 9.10). Тень опухоли однородна; только в отдельных участках встречаются зоны просветления, условно напоминающие полости. Наблюдается дистопия зачатков зубов, что является косвенным признаком, противоречащим инфильтрирующему росту.

Меланотическую нейроэктодермальную опухоль следует дифференцировать от ретикулярной, эмбриональной и других типов сарком из-за ее крайне быстрого роста, однако в отличие от саркомы она не сопровождается распадом тканей. Окончательное суждение о характере опухоли выносится только после гистологического исследования.

Озлокачествленная амелобластома, амелобластические фибро- и одонтосаркомы, первичный внутрикостный рак (рис. 9.11, 9.12) исходят из одонтогенного эпителия и относятся к одонтогенным злокачественным опухолям. Часть этих новообразований имеет рентгенологические проявления кистозных полостей, отличающихся быстрым увеличением размеров, потерей на отдельных участках четкости отграничения от неизмененной костной ткани и ровных контуров. Другие опухоли с самого начала имеют рентгенологическую характеристику инфильтрирующей костной опухоли и образуют очаги резорбции неправильной формы с изъ-

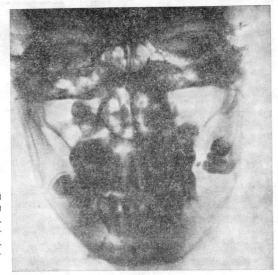

Рис. 9.11. Озлокачествленная амелобластическая фиброма. Прорыв кортикальной пластинки в основании нижней челюсти слева.

Рис. 9.12. Первичный внутрикостный рак тела нижней челюсти справа. Разрушены стенки нижнечелюстного канала. Слева две губчатые остеомы.

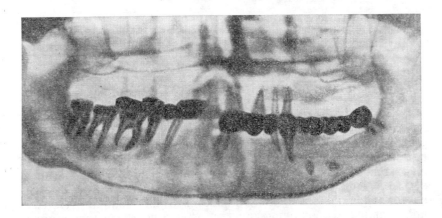

еденными неровными краями. Объем образования часто превышает размеры костного очага поражения. Клинические их проявления также свидетельствуют о злокачественном характере процесса: они быстро растут, сопровождаются болями, инфильтрируют мягкие ткани, вызывают общую интоксикацию и гематологические сдвиги. Редкость новообразований этого типа и нехарактерность рентгенологических проявлений не позволяют дифференцировать их друг от друга.

НЕОДОНТОГЕННЫЕ ОПУХОЛИ

В челюстных костях наблюдается три вида доброкачественных опухолей остеобластического типа: остеома, остеоид-остеома и остеобластома.

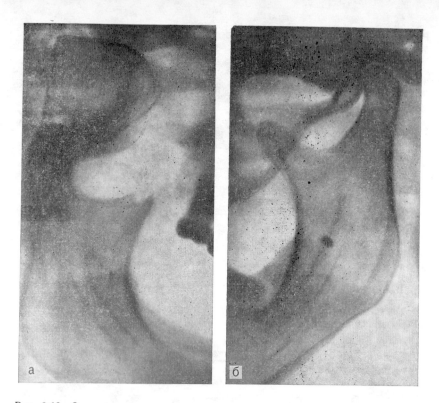

Рис. 9.13. Остеома головки правого мыщелкового отростка (а). Левый отросток не изменен (б). Зонограмма.

Остеома — остеобластическая опухоль со стромой из остеоида, которая отличается от нормальной кости наличием небольших количеств как минерализованных, так и неминерализованных коллагеновых фибрилл. Костеобразование и трансформация клеток принципиально не отличаются от нормальных. Остеомы представляют собой одиночную опухоль и построены из компактной или губчатой костной ткани или содержат одновременно слои губчатого и компактного костного вещества. Клиническое течение этих новообразований благоприятное, они растут медленно и в части случаев перестают увеличиваться, достигнув определенных размеров. Как и многие другие доброкачественные опухоли, остеомы имеют периоды биологической активности, которые характеризуются более быстрым увеличением их объема. Большая их часть проявляет биологическую активность в пубертатном периоде и выявляется именно в это время.

Остеомы чаще располагаются на нижней челюсти. Губчатые остеомы имеют обычно правильную шаровидную форму и равномерный структурный рисунок, который может оказаться продолжением структурного рисунка челюстной кости (рис. 9.13). На-

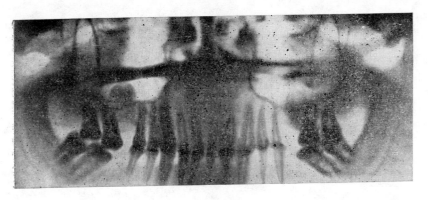

Рис. 9.14. Небольших размеров остеома на дне правой верхнечелюстной пазухи.

ружной границей опухоли является тонкая непрерывающаяся кортикальная пластинка, которая является также продолжением кортикальной пластинки челюстной кости. Остеомы нижней челюсти обычно располагаются на язычной поверхности кости в зоне премоляров и моляров или на вестибулярной поверхности в зоне нижнечелюстного угла. На нижней челюсти встречаются и остеомы, построенные по типу компактной кости. Для них характерно наличие широкого основания или относительно широкой ножки. Компактные внутрикостные остеомы четко отграничены от здоровой ткани и гистологически имеют одинаково часто хаотичный и правильный рисунок костных балок. Рентгенологически их трудно отличить от внутрикостных склеротических очагов. Основой дифференциальной диагностики является отсутствие у очагов остеосклероза четкого отграничения от здоровой ткани. При гистологическом исследовании в остеомах не выявляется каких-либо признаков воспаления. Эбурнеирующие остеомы могут быть многочисленными и входить в синдром Гарднера, сочетающего множественные остеомы, десмоидные кожные и подкожные доброкачественные опухоли и полипоз толстой кишки.

На верхней челюсти остеомы обычно обнаруживаются при их расположении в верхнечелюстной пазухе. Они имеют ножку разной ширины, шаровидную форму, губчатое строение (рис. 9.14). Помимо верхнечелюстной, остеомы локализуются и в других придаточных пазухах или полости носа. Исходя из стенок пазух, они могут вызывать смещение глазного яблока и ряд функциональных нарушений. Остеомы, растущие в полость носа или орбиты, нередко имеют строение компактной кости и рентгенологически выявляются в виде однородной бесструктурной костной массы. В краевых отделах челюстей, особенно в области верхнечелюстного бугра, могут наблюдаться остеомы, имеющие относительно неширокую ножку, происходящие из коркового вещества.

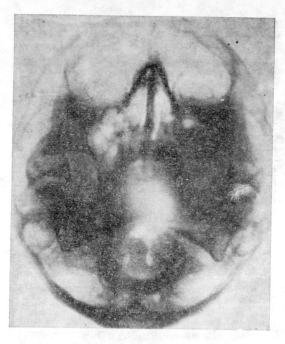

Рис. 9.15. Остеохондрома в области правой верхнечелюстной пазухи.

При отличии компактных остеом от гиперостозов другого происхождения следует учитывать динамику рентгенологических изменений. Это особенно необходимо при расположении участков уплотнения в покровных костях черепа, где их следует дифференцировать от остеобластических метастазов. Остеомы подлежат хирургическому лечению в тех случаях, когда они сдавливают и смещают жизненно важные органы.

Хондрома. В черепе исходным пунктом хондром являются островки хрящевой ткани в синхондрозах основания и швах, остатки меккелева хряща. Существует теория, согласно которой источником энхондром могут быть зоны костеобразования. W. Levy и соавт. (1966) рассматривают хондромы как гамартомы, не являющиеся истинными опухолями, и по гистологическим данным выделяют единственную истинную опухоль — фибромиксоидную хондрому.

По данным А. А. Колесова (1970), хондромы составляют не более 1,3% опухолей челюстных костей. Они растут медленно, но иногда содержат участки инвазивного роста и рецидивируют при нерадикальном удалении. Пик развития хондром приходится на 25—45 лет. В соответствии с локализацией их разделяют на энхондромы и экхондромы. Энхондромы встречаются в любом возрасте, в 2 раза чаще у мужчин. На верхней челюсти они могут исходить из хрящей и раковин носа. Эти две опухоли различаются тем, что при их формировании развитие большей части образующих их клеток останавливается на разных уровнях созревания.

Остеохондромы. По макроскопическим проявлениям имеют много общего с остеомами. Хрящевой покров часто располагается в виде шапочки вокруг костного массива опухоли. Иногда тяжи костной ткани веерообразной формы чередуются с прослойками хрящевой ткани (рис. 9.15). Остеохондромы обычно располагаются в пазухах или вблизи основания черепа, генетически

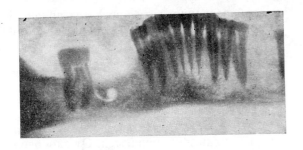

Рис. 9.16. Остеоид-остеома нижней челюсти.

связаны с остатками хрящевого примордиального черепа. А. А. Колесов разделяет остеохондромы, как и хондромы, на центрально и периферически расположенные. Первичные опухоли этого строения, по его данным, встречаются преимущественно у лиц моложе 30 лет, обладают большой вариабельностью строения и характера роста. Оставаясь доброкачественными, они могут в силу своей локализации вызывать функциональные нарушения, давить на жизненно важные нервные и сосудистые стволы, а проникая в полость черепа — и на ямку турецкого седла. Остеохондромы, как и хондромы, обладают довольно высоким потенциалом озлокачествления. Толчком к изменению характера роста может явиться травма или нерадикальная операция. Начало процесса малигнизации не имеет рентгенологических проявлений. Озлокачествление нередко проходит стадию ослизнения соединительной ткани, т. е. стадию остеохондромиксомы. При этом, как указывает А. А. Колесов, более обызвествленные опухоли могут оказаться более злокачественными. Разнообразие гистологического строения опухоли в разных отделах создает предпосылки к спорному толкованию процесса озлокачествления. Ряд авторов [Покровский С. А., 1960; Лагунова И. Г., 1962; Лихтенштейн Е. А., 1964] указывают, что в их наблюдениях так называемые озлокачественные хондромы и остеохондромы с самого начала были медленно растущими злокачественными новообразованиями.

Остеоид-остеома. В челюстных костях данный вид опухоли встречается редко. L. Lichtenstein, впервые описавший эту опухоль в 1965 г., характеризовал ее как маленький округлый очажок, состоящий из остеоидных трабекул, богато васкуляризированный изнутри и окруженный пластами соединительной ткани. Обычно опухоль располагается близко к корковому веществу и вызывает резкую болезненность, обусловленную обильным отложением в ее ткани салицилатов. Развивается чаще у лиц молодого возраста. Рентгенологическая картина характеризуется наличием небольшого плотного очажка, окруженного полосой просветления, который в свою очередь может переходить в интенсивный склеротический ободок (рис. 9.16). Опухоль чаще располагается на нижней челюсти в области премоляров и моляров.

Фибромы (оссифицирующие фибромы). В классификации ВОЗ фибромы челюстных костей выделяются как одна из форм новообразования, хотя иногда ее причисляют к одному из типов монооссальной фиброзной дисплазии. Фибромы построены из пучков веретенообразно-клеточной соединительной ткани, часть которой может метапластически превращаться в волокнистую кость. Правильно сформированный костный мозг и сосудистая сеть отсутствуют. Фибромы располагаются в челюстных костях центрально или периферически, обладают экспансивным ростом, вызывают смещение зубов и нижнечелюстного канала. Кортикальные костные пластинки в зоне опухоли резко истончаются, мягкие ткани не изменяются. От здоровой костной ткани фиброма отграничивается четким кортикальным ободком, в просвете опухоли обычно формируются единичные мелкие обызвествления.

Образования имеют различную локализацию, в том числе в верхнечелюстном бугре. Плотные включения в фиброме могут иметь строение цементиклей.

Фибромы чаще наблюдаются у детей, преимущественно (75%) у девочек, растут медленно и могут достигать больших размеров, вызывая увеличение объема пораженного отдела. Болезненностью или изменениями общего состояния организма они не сопровождаются.

Начальным рентгенологическим проявлением служит образование в костной ткани округлого очага разрежения правильной геометрической формы. Обычно он расположен в центральных отделах нижней челюсти или в области челюстного угла. По мере увеличения зона разрежения приобретает овальную форму и вытягивается вдоль длинной оси альвеолярного отростка. На ранних этапах развития полость фибромы включений не содержит. К началу пубертатного периода рост опухоли часто приостанавливается. Фибромам челюстных костей свойственно субпериостальное расположение (рис. 9.17).

Десмопластические бластомы (псаммомы и десмобластомы). Эти опухоли относятся к группе доброкачественных остеогенных образований [Makek M., 1983]. Образования этого гистологического строения располагаются на верхней челюсти, в придаточных пазухах, в области глазницы, височной и теменной костей, на нижней челюсти [Makek M., Sailer H., 1985]. В зависимости от локализации их клинические проявления различны: диплопия, экзофтальм, птоз век, нарушения носового дыхания и т. д. В старшем детском и подростковом возрасте одинаково часто поражаются лица обоего пола. Хотя опухоли этого типа не являются злокачественными новообразованиями, при недостаточно радикальных операциях они всегда рецидивируют. Если опухоль располагается в мягких тканях, то она не всегда прорастает кость, но может вызывать костные деформации и атрофию от давления. Изредка в челюстных костях опухоли исходят из периодонта и имеют кистоподобные просветления вблизи корней (рис. 9.18). В верхнечелюстной пазухе они создают интенсивные затемнения высокой плотности с наличием множества включений

Рис. 9.17. Фиброма нижней челюсти у ребенка 6 лет.

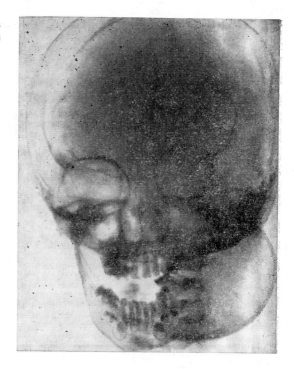

и кортикальной костной капсулой по периферии. Иногда образования напоминают аневризматическую костную кисту.

Часто к моменту выявления опухоли обнаруживается та или иная степень изменения кортикальной пластинки. Сначала она разволокняется и становится несколько утолщенной, затем неравномерно истончается и исчезает. Вследствие реактивного костеобразования по периферии возникают реактивные шипообразные костные напластования, которые напоминают периостальный «козырек». Они принимают причудливую форму, появляются в ткани растущей опухоли на значительном удалении от кости.

Опухоль часто определяется за пределами нижней челюсти, но не всегда деформирует ее (см. рис. 9.18, б). Реже нижнечелюстная кость увеличивается, как бы вздувается. В этих случаях опухоль вызывает большие разрушения в челюсти, определяемые как рентгенопрозрачные кистоподобные зоны, окруженные мощными кортикальными ободками.

Наибольшее число наблюдений десмопластических фибром в челюстях описано в отечественной литературе В. В. Рогинским (1985). Проанализировав 33 случая заболевания детей и подростков, он обнаружил, что этим опухолям свойственна выраженная возрастная избирательность и почти в половине наблюдений они выявляются в первые 3 года жизни. Преобладают поражение мальчиков и локализация опухоли на нижней челюсти.

У детей десмопластические фибромы растут быстро и в тече-

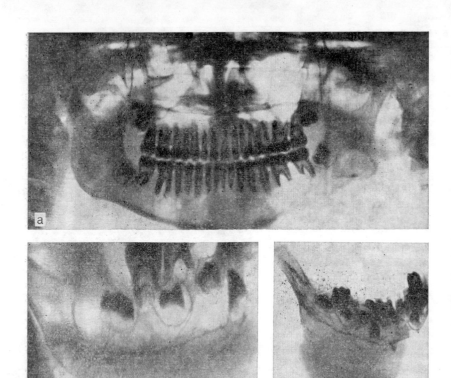

Рис. 9.18. Десмобластическая фиброма нижней челюсти.

а — опухоль левой половины челюсти; б — внекостная опухоль. Видны тяжи вновь образованной костной ткани; в — удаленный фрагмент челюсти.

ние нескольких месяцев могут достигать очень больших размеров, не сопровождаясь болями. Деформация и припухлость возникают после разрушения кортикальных пластинок и выхода опухоли за пределы кости, что обычно происходит в области наружной или нижней поверхности. Зубные ряды являются плохо преодолимым препятствием для растущей опухоли. При больших размерах опухоли может появляться симптоматика, обусловленная сдавлением глотки, шеи и т. д.

Рентгенологическая картина десмопластических фибром имеет специфические проявления. В начальных фазах поражение представлено очагом деструкции кистоподобного характера, но без четких границ. В центре зоны деструкции могут наблюдаться островки минерализации и псаммомные тельца, тяжи новообразованной костной ткани, а также псевдокисты, окруженные кортикальными стенками. Рецидивные опухоли часто создают на рентгенограммах картину реактивного склероза, напоминающую проявления остеомиелита. Очень редко эти опухоли располагаются вблизи зубов, вызывая их смещение, резорбцию корней и ускорение прорезывания.

Дифференциальная диагностика десмоидных фибром сложна. Их следует отличать от саркомы и воспалительных процессов. Почти половине больных ошибочно ставится диагноз остеогенной саркомы. Ориентиром для дифференциальной диагностики при десмопластических фибромах является отсутствие болей, в том числе при пальпации, инфильтрирующего характера роста, очаговость рентгенологически выявляемых зон остеолиза или атрофии костной ткани. Процессы остеогенеза при остеогенной саркоме выражены ярче. Большие десмопластические фибромы всегда хорошо контурируются в мягких тканях, чего никогда не бывает при саркоме. Вместе с тем окончательное разграничение этих заболеваний проводится после гистологического исследования тканей.

Сосудистые новообразования. По данным С. А. Холдина (1934) в челюстно-лицевой области располагается 70% гемангиом. Природа этих опухолей окончательно не установлена. Наряду с представлениями о них, как об истинных доброкачественных опухолях, многие авторы отмечают несомненную связь гемангиом с пороком формирования сосудистой системы. Об этом свидетельствуют частота множественных поражений, сочетание гемангиом с другими пороками формирования тканей, тесная связь увеличения размеров с периодами роста организма [Холдин С. А., 1934; Варшавский Л. О., 1954; Давыдовский И. В., 1960]. Гемангиомы встречаются у лиц любого возраста, почти с одинаковой частотой у мужчин и женщин. В черепе они чаще всего локализуются на нижней челюсти, в зоне глазницы, малых крыльях основной кости и альвеолярном отростке верхней челюсти. Ю. И. Воробьев и соавт. (1963) отмечают частоту расположения внутрикостных гемангиом на нижней челюсти.

По гистологическому строению гемангиомы принято делить на капиллярные (простые), рацимозные (ветвистые, артериальные и венозные) и кавернозные. Наряду с этим целесообразно различать стадии существования гемангиом: стадию обильного развития сосудов, кистозную трансформацию и склеротическую стадию с оссификацией. Каждая стадия имеет своеобразные рентгенологические проявления. Опухоли разделяют также на три типа по локализации: расположенные в кости, мягких тканях и имеющие смешанную локализацию.

Костные гемангиомы являются наиболее редкой формой. Обычно они кавернозные или капиллярные и макроскопически представляют собой большое число полостей, выстланных эндотелием или заполненных кровью. К костным опухолям могут быть причислены только те формы гемангиом, которые исходят из элементов костного мозга. В зоне их расположения наблюдается остеокластическое рассасывание части губчатой кости и реактивно возникают новые, более мощные костные балки, но в меньшем количестве чем в норме. Фиброзной капсулы опухоль не имеет, но контуры ее довольно четкие, кортикальные пластинки истончаются. Кровяные синусы опухоли тесно сообщаются с капиллярами губчатой кости. Костная гемангиома является доброкачественной опухолью, несмотря на склонность разрушать кость в процессе роста; она представляет собой большую опасность как источник профузного кровотечения. Своевременно не распознанные внутрикостные гемангиомы челюстных костей могут вызвать тяжелое осложнение при хирургических манипуляциях в пределах зубного ряда, причем в 60% случаев возникают смертельные кровотечения.

Костные гемангиомы растут медленно, поэтому только большие образования приводят к припухлости на лице и привлекают внимание больного. В большинстве случаев гемангиома обнаруживается по другим признакам (локальная кровоточивость десны, расшатывание и выпадение зубов, ощущение пульсации в челюсти). Опухоль может быть выявлена случайно при рентгенологическом исследовании по другому поводу.

Рентгенологические проявления костных гемангиом различны. В нижней челюсти могут наблюдаться изменения, сходные с рентгенологической картиной гемангиом позвоночника: перестройка структуры губчатой ткани с появлением мелкой ячеистости и резким утолщением, гипертрофией отдельных, преимущественно горизонтально направленных костных балок (рис. 9.19, а). На этом фоне выявляются мелкие полости или очаги деструкции с нечеткими контурами. При расположении опухоли вблизи коркового слоя последний исчезает и опухоль выходит за пределы костной ткани. Реже характерная перестройка костной структуры отсутствует, а отмечаются мелкие деструктивные полости, что чаще наблюдается при расположении опухоли на верхней челюсти. Часто обнаруживается затемнение верхнечелюстной пазухи на стороне поражения вследствие сосудистых образований или отечности слизистой оболочки. Зубы или зачатки в зоне образования смещаются. Гемангиомы могут проявляться также одиночными или множественными кистозными просветлениями, на фоне которых иногда видны радиально сходящиеся к центру грубые трабекулы (рис. 9.19, б).

Рентгенологическая дифференциальная диагностика затруднена в тех случаях, когда костная гемангиома проявляется большим солитарным очагом деструкции и имеет неровные и не совсем четкие контуры.

Ангиография позволяет уточнить характер и протяженность новообразования.

Гемангиомы мягких тканей лица и смешанные поражения нелегко распознаются рентгенологически. Располагаясь в непосредственной близости к костным массивам, они часто приводят к изменению размеров некоторых костей вследствие нарушения кровоснабжения и к перестройке костной структуры. При макрогнатии нарушается смыкание челюстных костей и возникает открытый прикус. Грубые характерные изменения трабекулярного

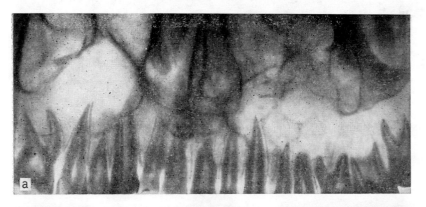

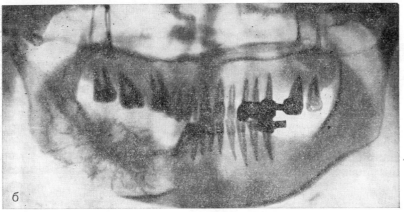

Рис. 9.19. Внутрикостные гемангиомы верхней (а) и нижней (б) челюстей.

рисунка кости свидетельствуют о наличии внутрикостных сосудистых изменений. На стороне опухоли можно также обнаружить гиперплазию носовых раковин и утолщение слизистой оболочки верхнечелюстной пазухи. В некоторых случаях выявляются атрофия и истончение соседних с гемангиомой участков кости от давления опухоли. В $^1/_3$ случаев гемангиоматозных мягкотканных поражений выявляются флеболиты (рис. 9.20). Как указывают К. Коларж и соавт. (1963), наличие их свидетельствует о пороке сосудов. Флеболиты, расположенные вблизи кости, могут оказывать раздражающее действие на периост, вызывая гиперплазию какого-либо костного отдела, а иногда являются источником упорной невралгии. Происхождение их точно не известно: их рассматривают как следствие обызвествления тромбов, расположенных в расширенных сосудах, или связывают с травмой.

И. Г. Лагунова (1958), Ф. И. Лапидус и С. А. Покровский (1962), Е. Л. Подлящук и Т. Т. Храмцова (1968) показали, что гемангиомы мягких тканей вызывают усиление роста отдельных

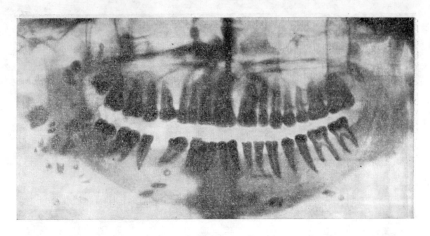

Рис. 9.20. Множественные флеболиты в толще гемангиомы мягких тканей щеки справа. Правая половина нижней челюсти удлинена.

костей черепа с частичным гигантизмом, даже если они расположены на расстоянии от костных массивов.

Особенно резко ускоряется рост нижней челюсти при артериовенозных шунтах вблизи этой кости. В этих случаях на рентгенограммах видны изменения костной структуры в виде разволокнения коркового слоя, расширения сосудистых каналов, изменения трабекулярного рисунка.

Различные формы гемангиом составляют около 14% новообразований у детей [Рогинский В. В., 1980]. Смешанные гемангиомы в детском возрасте имеют тенденцию к медленному росту,
а мягкотканные отличаются бурным развитием. Рентгенологические проявления сосудистых поражений в детском возрасте принципиально те же, что и у взрослых.

Остеобластокластома (остеокластома по классификации ВОЗ
(1983). Описывается под различными названиями: гигантоклеточная опухоль, гигантоклеточная репаративная гранулема
и т. д.

Разнообразие терминов отражает различные представления о
природе опухоли. Большинство авторов [Вахуркина А. В., 1958;
Русаков А. В., 1959; Виноградова Т. П., 1962; Климова М. К.,
1971; Старенькова Т. В., 1962; Колесов А. А., 1965; Lucas R.,
1962, и др.] относят опухоль к истинным новообразованиям, а
многие рассматривают ее либо как репаративную гранулему
[Bhaskar S., 1963; Jones M., 1965; Vogel V., 1970; Walker H.,
1970], либо как проявление фиброзной дистрофии [Макиен-
ко М. А., 1955; Вайсблат И. П., 1965]. Разные представления о
природе остеобластокластомы подерживались полиморфизмом
морфологической характеристики и ее клинических проявлений.
Действительно, в ряде случаев опухоль по гистологической
структуре тканей имеет сходство с картиной фиброзной остеоди-

214

строфии. Жировая ткань и кроветворные клеточные элементы костного мозга в зоне поражения замещаются фиброзной стромой и лимфоидными элементами с большим количеством многоядерных гигантских клеток, генетическая связь которых с остеокластами и позволила А. В. Русакову назвать опухоль остеобластокластомой. Образование обычно богато васкуляризовано, имеет склонность к кровоизлияниям и на разрезе имеет разные оттенки бурого цвета, почему иногда и называется бурой опухолью. Ткань образования богата не только дистрофическими, но и репаративными элементами.

В настоящее время к остеобластокластомам относят не только истинные внутрикостные опухоли и внутрикостные гигантоклеточные репаративные гранулемы, но и гигантоклеточные мягкотканные образования полости рта — эпулиды. В большинстве случаев костные изменения отсутствуют либо выражаются в краевых узурах у основания мягкотканных опухолей.

Остеобластокластомы являются одной из наиболее частых неодонтогенных опухолей челюстных костей и составляют около 11% новообразований челюстно-лицевой области. При этом остеобластокластомы нижней челюсти, которые преобладают количественно, являются самым частым поражением этого типа в скелете (10% остеобластокластом). Около 60% образований обнаруживается в возрасте 10—30 лет, чаще у женщин. Клинические проявления их нехарактерны (увеличение и деформация какого-либо участка челюсти, конвергенция и расшатывание зубов). Утолщение пораженной зоны при остеобластокластомах достигает больших степеней и превышает вздутие челюстей при амелобластомах и кистах. Кожа в зоне поражения не изменяется. При пальпации могут отмечаться легкая болезненность и пергаментный хруст. Самопроизвольно возникающие боли обычно отсутствуют.

Данные рентгенологического исследования при остеобластокластомах не менее ценны, чем результаты гистологического изучения препаратов, и значительная часть опухолей этого типа диагностируется без труда. По рентгенологическим проявлениям различают три типа образований: ячеистую, кистозную и литическую. Наиболее характерную рентгенологическую картину дает ячеистая форма опухоли, для которой типично большое вздутие пораженного отдела, резкое истончение кортикальных пластинок. Отдельные ячейки имеют небольшие размеры, число их очень велико, вследствие чего опухоль напоминает нагромождение пузырьков мыльной пены (рис. 9.21, а). Ячеистая форма опухоли отличается относительно медленным ростом и наблюдается обычно у лиц старшего возраста. Перегородки между ячейками могут быть полными и неполными, контуры образования довольно четкие, но полицикличные. Эта полицикличность в значительной степени превышает таковую при амелобластоме и кистах. Нормальная костная ткань или регенераторные изменения в зоне новообразования отсутствуют. Кортикальные костные

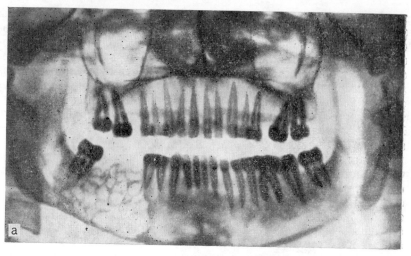

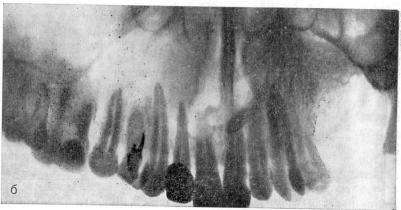

Рис. 9.21. Остеобластокластомы поражения нижней челюсти.
а — ячеистая форма; б — кистозная опухоль верхней челюсти. Резорбция корней 4 | зуба.

пластинки истончаются до такой степени, что кажутся рассосавшимися. Вздутие челюсти происходит в направлении, перпендикулярном длинной оси в соответствующем отделе, поэтому для его выявления часто необходимы снимки в аксиальной проекции. Прозрачность тени ячеистой остеобластокластомы довольно равномерна, но меньше, чем у амелобластомы или кисты. Корни зубов, находящиеся в зоне поражения, никогда не раздвигаются, но почти всегда рассасываются, узурируются, что более всего характерно именно для этой опухоли.

К и с т о з н а я ф о р м а характеризуется существенным увеличением пораженного отдела челюсти и более быстрым ростом, в половине случаев сопровождается болями. По рентгенологическим проявлениям опухоль напоминает кисту, имеет округлую

216

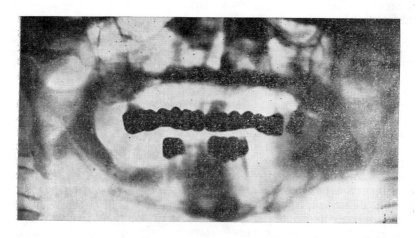

Рис. 9.22. Литическая форма остеобластокластомы.

или овальную форму, четкие границы. При небольших размерах образования кортикальная пластинка не истончается. Большие кистозные остеобластокластомы часто выбухают в язычную сторону, могут быть окружены довольно толстыми склеротическими ободками и могут вызывать резкое истончение кортикальных пластинок (рис. 9.21, б).

Значительно реже встречается л и т и ч е с к а я ф о р м а остеобластокластом, которая представляет большие диагностические трудности. Этой форме присущи расположение в участках кости, соседних с кортикальной пластинкой, и распространение не изнутри кнаружи, а в обратном направлении (рис. 9.22). На рентгенограммах она проявляется краевым однородным дефектом костной ткани, иногда имеющим блюдцеобразную форму. Кортикальная пластинка часто сохраняется в виде выбухающей тонкой скорлупы. При разрушении кортикальной пластинки большая часть опухоли устремляется в мягкие ткани. Контуры костного дефекта обычно очень четкие. И. Г. Лагунова (1962) и С. А. Рейнберг (1964) рассматривают литическую форму остеобластокластомы как особую фазу ее развития, которая характеризуется высокой биологической активностью опухоли и ускоренным ростом. Литический тип часто служит проявлением ранней формы развития новообразования и отличается большим мягкотканным компонентом.

В 30% случаев гигантоклеточная опухоль располагается на верхней челюсти. В этих случаях она занимает передние или переднебоковые отделы альвеолярного отростка и обычно не заходит кзади дальше первых моляров. В ряде случаев опухоль может переходить с одной половины челюсти на другую. Очаги новообразования могут быть множественными.

Остеобластокластомы верхней челюсти представлены в основном литическими или кистозными формами. Образуются очаги деструкции неправильной формы с полициклическими четкими контурами. Местами кортикальные пластинки челюсти могут исчезать, опухоль распространяется на мягкие ткани. От кисты остеобластокластомы верхней челюсти отличаются большим объемом полости, неправильной ее формой и резорбцией корней зубов, находящихся в просвете полостей.

Помимо центральных опухолей, встречаются гигантоклеточные образования, занимающие периферические отделы челюстных костей или расположенные только в пределах слизистой оболочки или тканей десны. Последние часто называют гигантоклеточными репаративными гранулемами. Принципиальных различий их гистологического строения с внутрикостными образованиями нет. Периферически расположенные опухоли встречаются в 4 раза чаще центральных, обычно они не более 2 см в диаметре и одинаково часто встречаются на верхней и нижней челюсти. Поражаются преимущественно мужчины, чаще молодого возраста. Опухоли длительное время бессимптомны и выявляются при увеличении и деформации прилежащего отдела челюсти. Толчком к росту опухоли может быть удаление зуба.

Дифференциальная диагностика остеобластокластом должна проводиться с учетом формы гигантоклеточной опухоли и стадии поражения. Ячеистую форму чаще всего приходится отличать от амелобластомы и фиброзной дисплазии. При этом учитываются прозрачность тени полости, количество и размер ячеек, узуры корней зубов, степень вздутия и истончения кортикальных пластинок, которые сами по себе нехарактерны, но в комбинации позволяют уверенно поставить диагноз в большинстве случаев остеобластокластомы. Локализация опухоли не является основанием для дифференциальной диагностики, тем более, что при больших размерах опухоли определить ее исходную зону трудно. Дифференциация литической формы или фазы опухоли от остеогенной саркомы по рентгенологическим признакам чрезвычайно трудна. Гистологические данные в этих случаях не всегда достоверны, так как нередко саркомы, особенно хондросаркомы, также могут содержать гигантские клетки.

Трудности идентификации гигантоклеточных опухолей связаны с тем, что гигантские клетки могут быть обнаружены при различных костных поражениях. Гигантоклеточные опухоли отличаются большой вариабельностью характера роста: одни увеличиваются годами, другие растут очень быстро.

Остеобластокластомы часто малигнизируются. По данным литературы, озлокачествление в равной мере наступает и при хирургическом, и при лучевом лечении [Лагунова И. Г., 1964; Волков М. В., 1982]. Обилие сообщений, свидетельствовавших в 60—70-х годах о частом саркоматозном перерождении остеобластокластом, подвергавшихся лучевому воздействию, заставило почти полностью прекратить эту терапию при гигантоклеточных новообразованиях. Под воздействием облучения отмечаются «созревание» и минерализация ткани опухоли, утолщение корти-

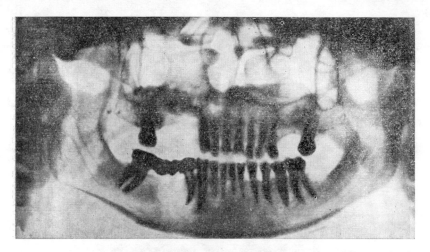

Рис. 9.23. Хондросаркома, исходящая из нижней правой носовой раковины и распространяющаяся на верхнечелюстную пазуху и верхнюю челюсть. Зона склероза вокруг корней | 7.

кальных пластинок и костных балок в пограничных отделах, переход литической формы опухоли в ячеистую. Однако встречаются и случаи усиления роста под воздействием лучевой терапии, даже если опухоль и не претерпевает злокачественного перерождения. Остеобластокластомам свойственна также склонность к рецидивам после иссечения.

Первичные злокачественные неодонтогенные опухоли

Хондросаркома — самая частая среди первичных злокачественных образований костей лицевого черепа. У взрослых хондросаркома встречается в 2 раза чаще, чем доброкачественные опухоли хрящевого генеза. Она отличается мультицентрическим характером роста, очень быстро, хоть и на небольшом протяжении, прорывает корковый слой пораженной кости и характеризуются обширным внекостным конгломератом опухолевой ткани (рис. 9.23). Сохраняя тенденцию к извращенному костеобразованию, опухоль обычно содержит беспорядочные скопления костных вкраплений, тяжей, глыбчатых обызвествлений. Хондросаркомы, развивающиеся на фоне остеохондром, отличаются меньшей агрессивностью и имеют более благоприятный прогноз.

Остеогенные саркомы. Редко поражают кости лицевого скелета и составляют не более 4% локализаций этой опухоли [Batsakis J., 1974]. В отличие от саркомы других отделов скелета они обнаруживаются у лиц несколько более старшего возраста; пик выявления остеогенных челюстных сарком — 10—25 лет. Около 15—20% этих опухолей обусловлены озлокачествлением остеобластокластомы или болезни Педжета. На верхней челюсти

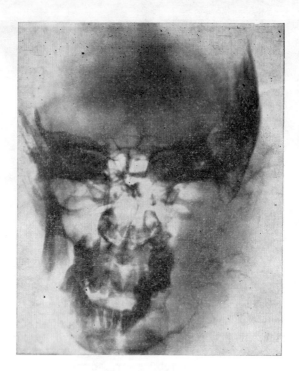

Рис. 9.24. Остеогенная саркома левой половины нижней челюсти. Почти полное расплавление костной ткани. Хаотичные тонкие тяжи новообразованной костной ткани.

остеогенная саркома обычно растет ближе к полости носа и придаточным его пазухам, а на нижней встречается в различных отделах (рис. 9.24). Преобладает нижнечелюстная локализация саркомы.

Клинически опухоль выявляется обычно через 3—4 мес после начала заболевания. Первичным участком костной резорбции нередко оказываются периапикальные отделы альвеолярных отростков. Гистологическое строение опухоли варьирует не только у разных больных, но и в различных участках опухоли. Около 25 % новообразований продуцирует кость разной степени зрелости. Рентгенологически спикулы проявляются только при локализации опухоли на нижней челюсти вблизи коркового слоя.

Патологическое костеобразование в остеогенной саркоме может быть проявлением остеогенной потенции этой опухоли и может приводить к нивелированию костной структуры в зоне ее распространения и появлению зон склероза. Линейный периостоз при поражении костей лицевого скелета выражен слабо, ввиду недостаточной активности надкостницы этих костей и более пожилого возраста больных. Наличие «козырька» отмечается только при относительно медленно растущих и эксцентрически распо-

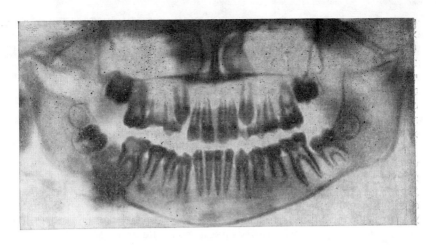

Рис. 9.25. Фибросаркома в области $\overline{7|}$ зуба у подростка 16 лет. Опухолевый компонент за пределами кости.

ложенных новообразованиях. При быстро увеличивающихся опухолях надкостница обычно гибнет.

Прогноз при остеогенных челюстных саркомах несколько более благоприятный, чем при других локализациях этой опухоли: средний срок жизни больных около 6,5 года при саркоме нижней челюсти и около 2,5 года при локализации ее на верхней челюсти. Метастазирует опухоль обычно в легкие.

Фибросаркома. У детей и взрослых опухоли данного вида менее агрессивны, чем остеогенная саркома. В зависимости от исходной локализации в кости и характера роста различают центральные и периферические формы опухоли. Первые развиваются из соединительнотканных элементов костного мозга, вторые — из элементов надкостницы и муфтообразно окутывают челюстные кости. Фибросаркомы растут относительно быстро, инфильтрируют окружающие мягкие ткани, вызывая болевые ощущения.

Опухоль имеет плотную консистенцию, не отделяется от основной кости. Характер ее распространения обусловливает клиническую симптоматику: по мере увеличения объема тканей происходит смещение зубов, носа, глазных яблок.

В начальных стадиях фибросаркома вызывает исчезновение нормального трабекулярного рисунка кости, затем появляются зоны деструкции и внекостно локализующаяся полутень опухолевых тканей (рис. 9.25). При расположении на верхней челюсти опухоль вызывает затемнение верхнечелюстной пазухи, нарушает целость нижней ее стенки, распространяясь на скуловую кость и орбиту, вызывает узурацию их контуров и появление очаговых зон резорбции. Тень опухоли неоднородна. Периостальная реакция для фибросаркомы нехарактерна. Окончательный диагноз устанавливается после биопсии.

Фибросаркома, как и другие типы сарком, метастазирует в отдаленные органы, чаще всего в легкие.

Опухоль Юинга. В челюстных костях опухоль выявляется относительно редко. В литературе она описывается под различными названиями: круглоклеточная саркома, эндотелиальная миелома, ретикулоэндотелиома, лимфангиоэндотелиома, ретикулярная миелома и др., что отражает пестроту гистологической картины новообразования. Образование исходит из ретикулярных элементов внутрикостных сосудов или костного мозга.

В 80—90 % случаев опухоль Юинга поражает детей и лиц моложе 20 лет, хотя F. Wustrow (1965) указывает, что поражения челюстных костей встречаются и в более старшем возрасте. Ее особенностью является своеобразное клиническое течение: нередко острое начало, боли, особенно в ночное время. У многих больных повышается температура тела, увеличиваются СОЭ и количество лейкоцитов периферической крови. Клинические проявления опухоли могут напоминать воспалительный процесс и быстрым увеличением припухлости, покраснением кожи над новообразованием. Общее состояние больных долгое время остается хорошим, что объясняет их позднюю обращаемость к врачам.

Рентгенологические проявления опухоли Юинга разнообразны и нехарактерны. Ее формирование часто начинается с появления нескольких очагов в различных участках кости. Очаги деструкции не имеют определенных границ и различны по величине. После разрушения челюсти или прорыва кортикальной пластинки в одном месте (рис. 9.26) опухолевые массы быстро проникают под надкостницу, распространяясь на значительные участки челюсти. Рост опухоли характеризуется периодами ускорения и замедления. Во время последних могут возникать очаги склерозированной костной ткани и тогда картина еще больше напоминает остеомиелит. Возникновение этих очагов связано с тем, что опухоль Юинга вызывает реактивное костеобразование, хотя ткань ее не обладает остеогенными потенциями и в строме нет тенденции к обызвествлению (рис. 9.27).

Дифференциальная диагностика опухоли Юинга затруднена на всех этапах клинического исследования. Как правило, решающими для диагностики являются данные морфологического исследования. Опухоль Юинга метастазирует в кости и лимфатические узлы, при этом клинические проявления метастатического процесса могут предшествовать проявлениям первичной опухоли, что иногда дает повод к заключению о наличии первично-множественного злокачественного костного процесса.

В последнее время ретикулоэндотелиальные саркомы и саркомы Юинга относят к группе злокачественных лимфом, источником которых являются ретикулярные клетки и лимфоциты на разных стадиях деформации.

Рис. 9.26. Опухоль Юинга у ребенка 4 лет.

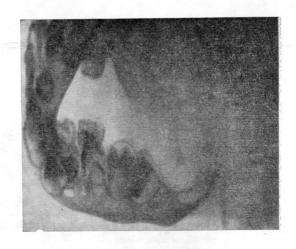

Рис. 9.27. Ретикулосаркома верхней челюсти у ребенка 5 лет. Расплавление костей средней зоны лица слева.

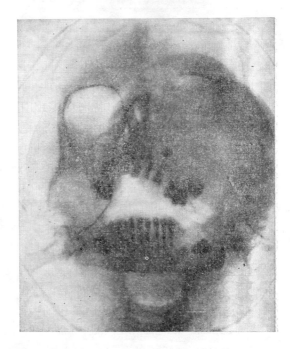

Гемангиоэндотелиома — редкая опухоль челюстей. Встречается преимущественно в детком возрасте. В гистологической классификации ВОЗ представлены два типа гемангиоэндотелиом: доброкачественный и злокачественный. Учитывая способность и склонность гемангиоэндотелиом к рецидивам и региональным метастазам, большинство авторов относят ее к злокачественным опухолям, близким к ангиосаркомам. Доброкачественная разновидность гемангиоэндотелиомы типа проли-

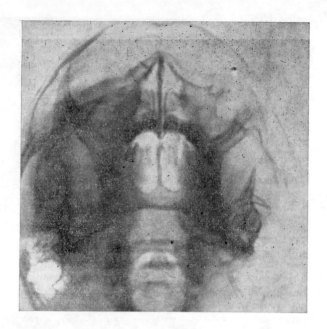

Рис. 9.28. Солитарная миелома верхней челюсти.

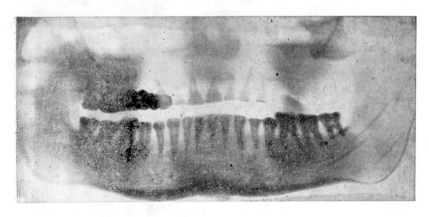

Рис. 9.29. Расплавление альвеолярного отростка и тела верхней челюсти при раковой опухоли, исходящей из слизистой оболочки.

ферирующей гемангиомы также обладает выраженной агрессией роста и поэтому, видимо, может рассматриваться с клинических позиций как условно злокачественная. При локализации опухоли в челюстях появляется вздутие, которое образуется за относительно короткий период. Расшатываются зубы, возникает кровотечение из гипертрофированных десневых сосочков. При рентгенологическом исследовании выявляется очаг деструкции неоднородного характера. На фоне литического разрежения

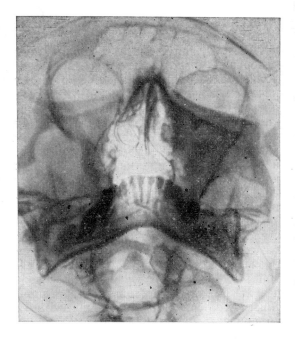

Рис. 9.30. Раковая опухоль, исходящая из слизистой оболочки правой верхнечелюстной пазухи, вызвавшая разрушение нижней и наружной стенок пазухи и части скуловой кости.

видны множественные мелкие округлые и овальные полости. Границы опухоли нечеткие. Кортикальная пластинка может быть разрушена.

Для окончательной верификации опухоли необходима биопсия.

Солитарная миелома (плазмоцитома). В гистологической картине имеет много общего с миеломной болезнью. В отличие от последней имеет относительно доброкачественное течение, увеличивается медленно, мало отражается на общем состоянии больных, хорошо поддается хирургическому и лучевому лечению. Поражения челюстных костей встречаются очень редко — значительно реже, чем изменения в костях мозгового черепа. Заболевают лица старшей возрастной группы. Опухоль приводит к появлению довольно крупного очага деструкции с четкими, но неровными контурами. Локализация его может быть различной. Нехарактерность рентгенологических проявлений требует для диагностики подтверждения данными морфологического исследования (рис. 9.28).

Вторичные опухолевые поражения челюстных костей делятся на две группы — вторично инфильтрирующие и метастатические. Среди инфильтрирующих новообразований первое место занимает рак слизистых оболочек полости рта и носа. Опухоли могут исходить не только из слизистой оболочки указанных зон, но и из кожного эпителия и выстилки придаточных пазух носа. По гистологическому строению превалируют плоскоклеточный рак и аденокарцинома. Между размерами опухоли в мягких тканях и частотой ее прорастания в кость корреляция отсутствует.

Деструктивные очаги вторичных инфильтрирующих новообразований характеризуются краевым расположением, чаще вблизи альвеолярного края. Они имеют неправильную форму, нечеткие контуры (рис. 9.29). Костная ткань может расплавляться не полностью, в зоне поражения костный рисунок имеет «ноздреватый» характер. Почти идентичная картина отмечается при некротических изменениях костной ткани челюстей, возникающих вследствие массивной лучевой терапии базалиом губ и кожи. Только при наличии секвестров рентгенологическая картина позволяет различить эти процессы. В отсутствие таковых дифференциальная диагностика базируется на данных гистологического исследования биоптатов.

Особенно важны рентгенологические данные при новообразованиях, исходящих из слизистой оболочки верхнечелюстных пазух, так как эти опухоли длительное время ничем себя не проявляют (рис. 9.30). Первыми признаками рака верхнечелюстной пазухи являются утолщения слизистой оболочки на дне пазухи или других стенках, не отличающиеся от изменений слизистой оболочки при хроническом гайморите. Дополнительно произведенные снимки (панорамные рентгенограммы, ортопантомограммы или линейные зонограммы) позволяют выявить изменения костных стенок пазухи, которые могут быть единственным признаком растущего образования. Однако рентгенологические данные непатогномоничны, поскольку деструктивные изменения дна пазухи могут быть следствием воспалительного процесса или саркомы альвеолярного отростка, вторично прорастающей пазуху. В спорных случаях, при неясной клинической картине показано гистологическое исследование. Необходимо учитывать, что исчезновение на обзорных рентгенограммах одной из стенок пазухи или фигуры «перекреста» не всегда обусловлено разрушением костной стенки, а может быть следствием ее смещения тканью растущей опухоли.

Изменения в костной ткани челюстей встречаются и при злокачественных поражениях малых и больших слюнных желез. Размеры или клинические проявления первичной опухоли не определяют частоту ее прорастания в кость. Описаны случаи, когда наличие вторичных костных изменений помогло обнаружить небольшую или малосимптомную цилиндрому (аденокистозную карциному) железы. Прорастание в костную ткань ветви нижней челюсти приводит к появлению неправильных по форме и нечетко очерченных очагов деструкции, распространяющихся от кортикальной пластинки внутрь костной ткани. Они обычно локализуются поднадкостнично. Для аденокистозных карцином характерен также инфильтративный рост на поверхности кости.

Метастазы в костях лицевого черепа, в том числе в челюстных, встречаются редко и обычно выявляются случайно

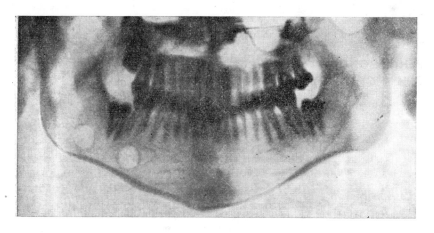

Рис. 9.31. Очаги множественной миеломы в нижнечелюстной кости.

при рентгенологическом исследовании, произведенном по другому поводу. В эти кости чаще всего метастазируют раки легкого, молочной и щитовидной желез. Кости лицевого скелета могут поражаться одновременно с покровными.

В челюстных костях метастазы чаще литического характера, образуют округлые или овальные очаги деструкции различной величины, центрально расположенные и иногда сливающиеся между собой. Контуры зон остеолиза неровные, но довольно четкие. Кортикальный слой в различных отделах сохраняет целость, но может истончаться при больших метастатических очагах. Рак щитовидной железы иногда дает метастатические изменения нижней челюсти, имеющие картину ячеистой перестройки костного рисунка.

Остеобластические метастазы встречаются в костях лицевого скелета крайне редко, обычно при раке предстательной железы и имеют вид очагов бесструктурной плотной костной ткани. Несколько чаще выявляется метастазирование смешанного типа, при котором сочетаются процессы остеолиза и реактивного костеобразования. При этом деструктивные зоны могут напоминать кистозные полости и даже иметь кортикальные ободки по периферии.

Метастазы выявляются в различные сроки после появления первичной опухоли. Почти в 15 % случаев первичную опухоль не удается обнаружить.

В костях лицевого скелета могут встречаться и проявления миеломной болезни. Рентгенодиагностика в этих случаях трудностей не представляет, так как очаги поражения встречаются одновременно и в покровных костях и имеют характерный вид четко очерченных множественных мелких дефектов, часто располагающихся по ходу сосудистых каналов (рис. 9.31). Миеломная болезнь обычно поражает людей старше 40 лет.

ГЛАВА 10

РЕНТГЕНОЛОГИЧЕСКОЕ ИССЛЕДОВАНИЕ
ПРИ КИСТАХ ЧЕЛЮСТНЫХ КОСТЕЙ

Киста представляет собой полостное образование доброкачественного характера, как правило, имеющее округлую форму, жидкое или полужидкое содержимое и отграниченное от окружающей костной ткани соединительнотканной капсулой. В челюстных костях кистозные поражения встречаются значительно чаще, чем в любом другом отделе скелета. Более чем в 90 % случаев они имеют одонтогенную природу и относятся к истинным кистам с внутренней эпителиальной выстилкой. Меньшую группу составляют кисты, не связанные в своем развитии с тканями зубного зачатка и являющиеся ложными, так как лишены внутреннего окаймляющего эпителиального слоя. Оба вида кист рентгенологически имеют вид четко отграниченного от нормальной костной ткани просветления с кортикальным ободком по периферии.

Эпителиальная выстилка кист чаще всего формируется из эмбриональных зачатков или из эпителиальных клеток, образующихся как одно из проявлений порока дифференциации тканей. Рост кисты, как правило, не свидетельствует об истинной пролиферации, а отображает периоды подъема осмотического давления содержимого в ее полости с медленным увеличением объема, в ответ на которые резорбируется окружающая кость, а пограничные участки костной ткани уплотняются, образуя компактный ободок.

С введением в широкую практику ортопантомографии частота выявления кист существенно возросла, в том числе в доклинической стадии заболевания. Эта методика лучше других позволяет определить взаимоотношения полости кисты с корнями соседних с ней зубов и благодаря увеличению изображения позволяет рано выявить начальные признаки резорбции корней. Именно эти факторы являются подчас решающими в рентгенологической идентификации полостей различной природы.

Существует несколько классификаций кистозных поражений челюстей, которые базируются на данных гистологического исследования и в которых подчеркнуто различие их природы и патогенеза. Учитывая, что далеко не все включенные в классификацию ВОЗ формы связаны с изменением костной ткани и имеют рентгенологические проявления, мы пользуемся упрощенной группировкой кистозных поражений, которая, по нашему мнению, более удобна при рассмотрении рентгенологических показателей.

1. Кисты одонтогенного генеза: радикулярная, кератокиста (примордиальная), фолликулярная, киста прорезывания (зубосодержащая).

2. Кисты неодонтогенного происхождения: травматическая, аневризматическая, кисты резцового, носонебного и других каналов, срединная киста нижней челюсти.

Из кист первой группы по своему происхождению только радикулярная связана с предшествующими воспалительными изменениями периодонта, а остальные являются пороками формирования различных тканей зубной пластинки, возникающими на разных фазах созревания фолликулов или зубных зачатков. Этим объясняются не только различия в гистологическом строении выстилки стенок, но и особенности клинических проявлений кист и их роста. Развитие кист второй группы также частично связано с нарушением формирований тканей (срединная киста) нижней челюсти, но в большинстве случаев обусловлено другими предшествующими патологическими процессами.

К. Donath (1985) на основе анализа большого клинико-морфологического материала представил следующие статистические данные о частоте кист различного происхождения: 80 % из них имеют воспалительный генез, 19 % обусловлены нарушением формирования тканей (из них 11—13 % составляют фолликулярные кисты, около 18 % — кератокисты); 1 % кист патогенетически связан с травмой или другими механическими воздействиями на челюстно-лицевую область.

Кисты любого генеза небольших размеров, расположенные в пределах губчатой костной ткани и переходной зоны, на рентгенограммах имеют округлую форму и отграничивающий кортикальный ободок. Увеличиваясь, они теряют правильность формы в соответствии с сопротивлением костной ткани на пути их экспансии. Наиболее упорно противостоят увеличению объема полости кортикальные замыкающие пластинки челюстей, особенно нижней, в связи с чем кисты могут распространяться вдоль длинной оси челюсти, не вызывая увеличения ее объема и внешней деформации лица.

До последних моляров язычная кортикальная пластинка нижней челюсти более массивна, чем щечная, а за $\overline{8 \mid 8}$ зубами, наоборот, более тонка, что определяет направление увеличения кист нижнечелюстной кости. По мере роста кистозной полости зубы на ее пути смещаются, кроме «причинных», не меняющих положения. Осуществляя дифференциальную диагностику кист разного типа по рентгенологическим показателям, следует учитывать, что уровень прозрачности полости, четкость кортикального ободка, а иногда и полицикличность контуров определяется в первую очередь степенью повреждения кортикальных пластинок кости.

Радикулярные кисты. Составляют 94—96 % полостей, выявляющихся у взрослых, могут быть периапикальными и боковыми и чаще всего формируются в 20—30 лет. Только 2,7—3 % радикулярных кист возникают у корней молочных зубов. Частота кист у тех или иных постоянных зубов параллельна поражаемости их кариесом. По данным И. И. Ермолаева и А. И. Рахметова (1965), W. Brown (1961), А. И. Солнцева и В. С. Колесова (1982), эти кисты чаще выявляются на верхней челюсти; на нижней челюсти около 58 % радикулярных кист связано с молярами. В 1892 г. Partsch показал, что радикулярные кисты развиваются как конечный этап гранулематозного периодонтита вследствие пролиферации метаплазированного эпителия, окаймляющего полость некроза, вследствие разжижения гранулематозной ткани и превращения ее в муциноподобное вещество. При этом формирование кисты расценивается как показатель хорошей реактивности организма, следствием чего является полное отграничение зоны воспаления от здоровой костной ткани. Наличие полости, содержащей жидкость, которая равномерно давит на все стенки, обусловливает геометрически правильную округлую форму большинства радикулярных кист.

Версия о метапластическом происхождении эпителиальной выстилки кисты, доказана не полностью. Полагают, что источником эпителия могут являться остатки эпителиальных островков Малассе, которые обнаруживаются в периодонте почти у каждого зуба. Такой путь трансформации гранулемы в кисту признается не всеми авторами. W. Hacker и H. Fischbach (1985), проводя гистологическое исследование у 102 больных при периодонтальных костных процессах, имевших семиотику округлого отграниченного периодонтального разрежения, обнаружили у 63 радикулярные кисты, у 33 — гранулемы и только у 6 — полости можно было расценить как переходные кистогранулемы. Редкость промежуточных форм заставила авторов высказаться против общепринятой точки зрения о переходе периапикального воспаления сначала в гранулему, а затем в кисту. Они полагают, что хронический периодонтит в равной мере может дать толчок к формированию гранулемы, и к разрастанию эпителиальной ткани с образованием кистозной полости. Как тот, так и другой процесс длится 2—7 лет.

Радикулярные кисты, как и верхушечные периодонтиты, только в 40 % случаев обусловлены кариозным поражением, а в 60 % возникают как осложнение эндодонтических мероприятий (проталкивание некротизировавшейся пульпы до верхушки зуба) с последующим развитием периодонтита и травмированием пульпы при препаровке полости, особенно под анестезией.

Клинические и рентгенологические проявления радикулярной кисты обусловлены особенностями ее развития, наличием или отсутствием повторных воспалительных изменений вокруг полости, ее локализацией, давностью существования. В боль-

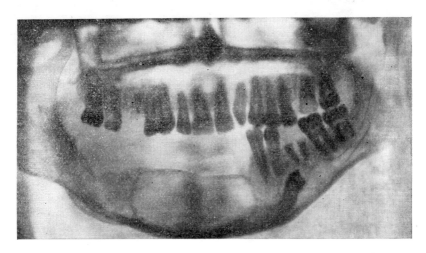

Рис. 10.1. Большая радикулярная киста нижней челюсти. Ретинированный и дистопированный ⌐4 зуб.

шинстве случаев эти кисты на рентгенограммах имеют относительно небольшие размеры и редко превышают 1,5—2 см в диаметре (см. рис. 5.5). По нашим данным, около 8 % кист имеют больший диаметр. Прозрачность их тени довольно велика и однородна; она обусловлена нарушением целости одной или обоих замыкающих пластинок челюстных костей (рис. 10.1). По периферии выявляется ободок кортикальной костной ткани, имеющий четкие контуры и небольшую толщину. В полости кисты может находиться корень одного или нескольких зубов. Пульпа «причинного» зуба, как правило, полностью некротизирована. Увеличиваясь, радикулярная киста теряет округлую форму, вытягивается вдоль альвеолярного отростка и тела челюсти, может смещать корни зубов, обходить их или даже включать в полость. Витальность зубов и отграничивающий четкий кортикальный ободок по периферии полости при этом сохраняются. При больших кистах прозрачность полости может становиться неоднородной, вследствие разной глубины дефекта в костной ткани. В этих случаях рентгенологическая картина мало характерна и радикулярную кисту приходится дифференцировать от амелобластомы, некоторых форм гигантоклеточной опухоли или кист другой природы, в частности примордиальных.

Размер кистозных поражений на верхней челюсти часто больше, чем на нижней, так как компактные замыкающие пластинки этой кости тоньше и легче смещаются под давлением содержимого.

В связи со значительно меньшим сопротивлением давления в альвеолярном отростке верхней челюсти кисты этой локализации увеличиваются во всех направлениях, что нередко при-

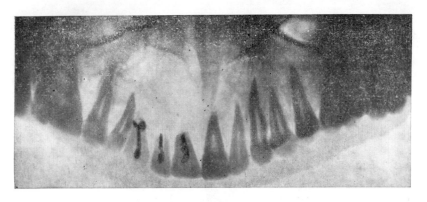

Рис. 10.2. Радикулярная киста верхней челюсти, дающая картину полости неправильной формы. Корни 3 2 1 | зубов резецированы.

водит к образованию полости неправильной формы (рис. 10.2). Выраженность ободка при кистах любой локализации часто зависит от длительности существования кисты.

Несмотря на то что при морфологическом исследовании следы воспалительных изменений в стенках радикулярных кист обнаруживаются почти в 82 % случаев, клинические проявления воспаления, как правило, отсутствуют. Только при обширных нагноениях возникают флегмоны мягких тканей челюстно-лицевой области. При этом наряду с остатками тонкой кортикальной пластинки, отграничивающей полость кисты, вокруг нее выявляются зоны резорбции костной ткани с неровными контурами, а сама полость может терять правильную геометрическую форму. Прозрачность ее, однако, меняется мало или вовсе не меняется. Связь нагноения кисты с появлением флегмоны мягких тканей объясняется тем, что в зоне кист, особенно больших размеров, часто нарушается целость кортикальных пластинок челюсти. Верхнечелюстные кисты, воспаляясь, нередко вовлекают в процесс верхнечелюстную пазуху. Если воспалительные осложнения возникают неоднократно, по периферии кистозной полости могут развиться ободки склерозированной костной ткани.

Даже в отсутствие каких-либо клинических симптомов нагноения кисты реакция слизистой оболочки дна верхнечелюстных пазух или альвеолярной бухты на рентгенограммах обнаруживается почти у 60 % исследованных. При этом локальные ограниченные изменения выявляются иногда при сохранении относительно большой по ширине полоски интактной костной ткани между стенкой кистозной полости и дном пазухи. На ортопантомограммах и панорамных рентгенограммах верхней челюсти можно выявить выпячивание дна верхнечелюстной пазухи при кистах, вплотную приближающихся к дну альвеолярной бухты, а иногда и узурацию дна с образованием дефекта, свидетельствующего о врастании радикулярной кисты в верхнечелюстной синус (рис. 10.3). На линейных томо- или зонограммах диагностировать эти детали обычно не удается (рис. 10.4).

О частом отсутствии при радикулярных кистах каких-либо клинических проявлений заболевания свидетельствуют результаты использования ортопантомографии как методики «скрининговой диагностики». Кисты были обнаружены нами у 365 из 6000 человек, не предъявлявших каких-либо жалоб. Далеко не всегда нехарактерные рентгенологические данные могут быть уточнены клиническими проявлениями и процесс верифицируется только на основании данных гистологического исследования. Кисты могут достигать гигантских размеров, не вызывая внешней деформации челюстно-лицевой области (см. рис. 10.1). По нашим данным, около 3 % кист, занимающих почти полностью тело нижней челюсти, обнаруживается случайно при рентгенологическом исследовании, произведенном по другому поводу. Нижнечелюстной канал при увеличении полости кисты может оттесняться вниз, целость его стенок также может нарушаться. В этих случаях во время операции обнаруживается, что сосудисто-нервный пучок располагается в кистозной полости, но отделен от ее содержимого соединительнотканной капсулой. Наличие непрорезывающихся зубов в проекции радикулярной кисты может быть обманчивым симптомом, симулирующим зубосодержащую фолликулярную кисту. Такая картина чаще наблюдается у молодых людей в зоне нижних моляров и связана с прорастанием зачатков непрорезавшихся зубов эпителиальной выстилкой кисты.

Если исключить овальные полости больших размеров, то рентгенологические проявления основной массы радикулярных кист до последнего десятилетия считались патогномоничными. Новейшие морфологические исследования свидетельствуют о том, что дифференцировать кисту и гранулему по рентгенограммам практически невозможно. Кортикальный ободок и округлую полость обнаруживают одинаково часто при обоих процессах, причем выявляемость ободка в значительной степени зависит от условий рентгенографии. Размеры и однородная прозрачность полости больше связаны между собой, нежели с природой процесса. Мало помогают данные перкуссии и одонтодиагностики, так как они могут быть одинаковыми при обоих заболеваниях.

Увеличение размеров кисты не всегда служит проявлением истинного роста и пролиферации эпителия, однако истинный рост при радикулярных кистах возможен. В этих случаях наибольшую опасность представляют радикулярные кисты верхней челюсти, так как они могут распространяться на смежные полости — носовую или верхнечелюстную пазухи. При этом они могут либо прорастать дно соседних полостей, либо оттеснять его кверху, что наблюдается почти в 46 % случаев. Прораста-

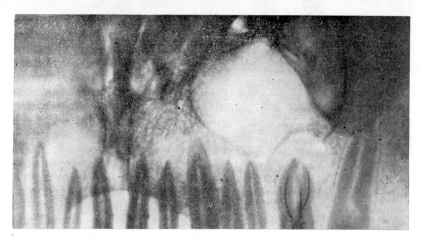

Рис. 10.3. Радикулярная киста ⌊6 зуба, вызывающая узурацию дна верхне-челюстной пазухи.

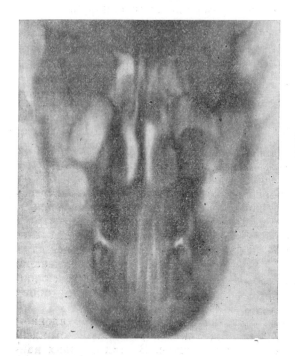

Рис. 10.4. Радикулярная киста, выпячивающая дно верхнечелюстной пазухи. Томограмма.

ние радикулярной кисты в верхнечелюстную пазуху не всегда сопровождается какими-либо клиническими симптомами и может случайно выявляться при рентгенологическом исследовании.

Около 30 % радикулярных кист являются резидуальными и остаются после удаления или выпадения зубов. О происхождении кистозной полости в этих случаях свидетельствуют ее локализация в непосредственной близости к лунке отсутствующего зуба.

Боковые периодонтальные кисты встречаются обычно у лиц старше 50 лет и обнаруживаются случайно при рентгенологическом исследовании. Только в тех случаях, когда они находятся в непосредственной близости к язычной или щечной костной пластинке, может возникать безболезненное костное выбухание, покрытое неизмененной слизистой оболочкой. Полость кисты не связана с гингивальной бороздкой. На рентгенограммах боковые периодонтальные кисты обычно имеют небольшие размеры, располагаются вблизи боковой поверхности корня. Зуб может сохранять частично витальную пульпу, несмотря на возможность вторичного инфицирования периодонта.

При гистологическом исследовании обнаруживается, что полость кисты выстлана эпителием с островками ороговевания, а по периферии окружена соединительнотканной капсулой. Гистологические данные свидетельствуют о том, что кисты этого вида являются пороком развития, связаны с одонтогенным эпителием и не имеют ничего общего с латерально расположенной радикулярной кистой, хотя их очень трудно от нее отличить.

Кератокиста (примордиальная киста). Ранее кисты этого вида объединяли в одну группу с фолликулярными.

Статистические данные W. Lund (1985) показывают, что кератокисты составляют 11 % одонтогенных кист. Их формирование связано с дегенеративными изменениями звездчатого эпителия на той стадии созревания зубного зачатка, когда плотные ткани его еще не дифференцируются, в связи с чем этот вид кист чаще не является зубосодержащим. Однако, развиваясь вблизи формирующегося фолликула, киста может отделяться от него только соединительнотканной капсулой. В этих случаях создается ложное впечатление наличия зубного зачатка в ее полости.

Отличительной особенностью этих кист является кератинизация эпителия, выстилающего их полость. Воспалительные изменения в стенках отсутствуют. Кератокиста может быть одно- и многокамерной. В последнем случае рядом с основной довольно крупной полостью могут располагаться мелкие плохо различимые кистозные образования, отделенные от нее тяжами неизмененной костной ткани, чем, возможно, и объясняется склонность к рецидивированию при недостаточно радикальном удалении кисты. Кисты этого типа встречаются у лиц обоего пола, но чаще у мужчин. Имеется два возрастных пика их выявления: в 10—20 и после 50 лет. Поздно обнаруженные кисты, возможно, также развились в молодом возрасте, но длительное время имели бессимптомное течение.

Локализация кератокист может быть различной, однако чаще всего они располагаются за 8 | 8 зубами в области угла и

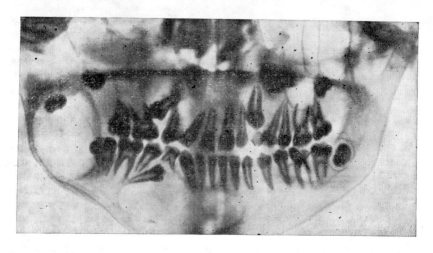

Рис. 10.5. Множественные кератокисты челюстей у подростка 14 лет. Смещение и дистония премоляров справа.

ветви нижней челюсти, где выявляется около 75 % образований этого типа. На верхней челюсти кератокисты в основном локализуются в зоне моляров и могут распространяться на верхнечелюстную пазуху.

Кератокисты часто проникают в межзубные пространства, полость их может иметь перегородки. Располагаясь в пределах зубного ряда, кератокиста смещает зубы, но не вызывает резорбции корней или некроза пульпы (рис. 10.5). При многочисленных кератокистах следует заподозрить врожденный синдром Горлина—Гольца и искать базально-клеточные невусы на различных участках кожи, а также скелетные дисплазии. Множественные примордиальные кисты располагаются в разных отделах одной и той же челюсти или в обоих челюстях.

Потенции роста кератокист различны: иногда они выявляются случайно даже при больших размерах полости, а иногда увеличиваются очень быстро, резко истончают кортикальные пластинки нижней челюсти. Быстрый рост характерен для лиц молодого возраста, что может привести к патологическому перелому челюсти в зоне кисты. Однако и в этих случаях киста в мягкие ткани обычно не прорастает. В процессе роста она увеличивается в переднезаднем направлении больше, чем в мезиодистальном, поэтому большие кисты не только приводят к появлению четко очерченного гладкого выбухания, но и могут ограничивать открывание рта. Рентгенологические проявления кератокист нехарактерны. Прозрачность полости, как и при других видах кист, зависит от ее величины и степени эрозии кортикальных пластинок. От окружающей неизмененной костной ткани кератокиста, как и другие виды кистозных образований, отграничена тонким четким костным ободком. Вздутие пораженного участка кости может полностью отсутствовать или быть резко выражено. Уточнение природы кисты часто требует гистологических данных. Частота рецидивов при оперативном удалении кератокист варьирует от 13 до 45 %.

Фолликулярная киста. В своем развитии связана с эпителием эмалевого органа и образуется чаще всего на стадии формирования коронок зубов. Вариантом фолликулярной кисты считается и киста прорезывания. На ранних стадиях формирования эта киста рентгенологически может иметь вид увеличенного перикоронкового пространства вокруг не полностью сформированного зуба (рис. 10.6, а). Чаще всего располагается в зоне коренных зубов, однако может исходить и из любого другого зуба. Обычно фолликулярная киста начинает формироваться после дифференцирования твердых тканей коронки, в раннем детском возрасте и медленно увеличивается за счет скопления жидкости между капсулой и фолликулом. Кисты небольших размеров выявляются случайно при рентгенологическом исследовании (рис. 10.6, б), а крупные приводят к появлению безболезненной припухлости (рис. 10.7). Пергаментный хруст обычно отсутствует. Изредка фолликулярные кисты бывают множественными.

Рентгенологический диагноз, как правило, трудностей не представляет. Фолликулярная киста имеет вид округлой или эллипсовидной полости с четкими, слегка волнистыми контурами. Прозрачность ее тени однородна и очень высока. В просвете находятся 1—2 зачатка зубов на разной степени созревания. Если в полости кисты располагается почти полностью сформированный зуб, то корни его могут находиться снаружи от стенок. Поскольку давление жидкости в просвете фолликулярной кисты превышает силы прорезывания, зачаток зуба обычно находится на дне кистозной полости, а в просвет обращена коронка. В отличие от радикулярных кист зубы в полости фолликулярных кист живые.

Наличие не полностью сформированного зуба не является абсолютным признаком фолликулярной кисты, так как опухоли и кистозные образования другой природы, развиваясь вблизи зубных зачатков, могут сливаться с ними.

Фолликулярные кисты могут воспаляться, теряя при этом высокую и однородную прозрачность тени. При вскрытии кистозной полости в ней обнаруживают гнойное содержимое. Кортикальные пластинки местами расплавляются, а по стихании воспалительного процесса могут вновь уплотняться.

Простота диагностики фолликулярных кист может быть обманчивой. Особенно много ошибок возникает в тех случаях, когда киста впервые обнаруживается у лиц среднего и старшего возраста и не содержит зуба. Возникают сложности при дифференциации кисты от большого фолликула, особенно в зоне премоляров, у детей и подростков. В сомнительных случаях рекомендуется наблюдение за больным. Если при повтор-

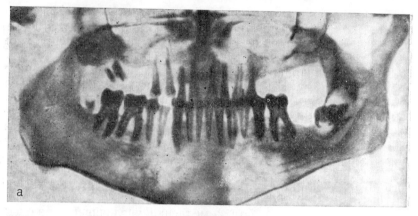

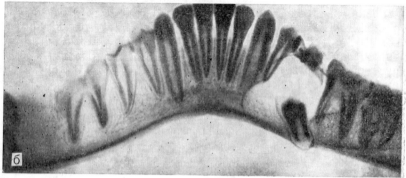

Рис. 10.6. Фолликулярные кисты.

а — киста небольших размеров, содержащая коронку несформированного зуба; б — зубосодержащая киста у подростка 10 лет.

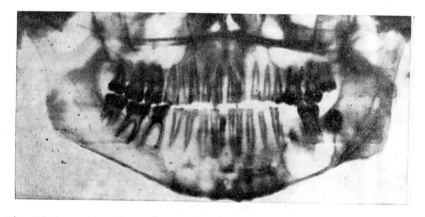

Рис. 10.7. Фолликулярная киста больших размеров левой половины нижней челюсти.

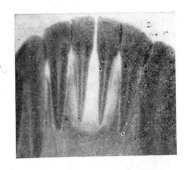

Рис. 10.8. Травматическая киста у корней 1 | 1 зубов.

Рис. 10.9. Киста резцового канала больших размеров.

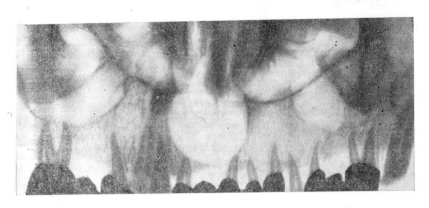

ных исследованиях на рентгенограммах констатируется прорезывание зуба, то фолликулярную кисту следует исключить. Н. Killey и соавт. (1974) предлагают рассматривать как кисту все фолликулы диаметром более 2,5 см. При этом если силы прорезывания зуба превышают давление жидкости в полости и коронке удается достичь альвеолярного края, то кисту называют з у б о с о д е р ж а щ е й, или к и с т о й п р о р е з ы в а н и я.

Травматическая киста. Генез травматических кист не совсем ясен, так как травму в анамнезе не всегда удается обнаружить. Появление травматических кист иногда связывают с неадекватной механической нагрузкой, в частности при ортодонтическом лечении. Травматические кисты являются ложными, ибо не имеют эпителиальной выстилки в полости. Обычно они располагаются на нижней челюсти в области 6541 | 1456, а на верхней — у 54 | 45 зуба (рис. 10.8). Полость кисты, в которой находится кровь или серозно-кровяное содержимое, имеет округлую или овальную форму, довольно четкие контуры. Стенкой ее является тонкая соединительнотканная капсула. Эти кисты обычно протекают бессимптомно и выявляются случайно при рентгенологическом исследовании. Чаще они обнаруживаются у подростков и молодых людей. Травматические кисты не вызывают узурации корней или некротизации пульпы зуба. Некоторые авторы указывают на связь их с бессосудистыми костными зонами, которые иногда встречаются в челюстных костях [Kelley H. et al., 1977], а другие считают их следствием солитарных кровоизлияний [Blue B., 1968]. Описаны случаи патологического перелома кости в зоне травматической кисты.

Носонебная киста. По данным W. Petri и соавт. (1985), встречается у 1 % людей. Развивается из пролиферирующих остатков эпителия эмбрионального носонебного протока и располагается внутри резцового канала. Причиной может быть инфицирование канала из полости носа. Как правило, невоспалившаяся киста не имеет никаких проявлений и обнаруживается случайно на снимках центральных зубов верхней челюсти или верхних панорамных рентгенограммах. В этих случаях увеличение диаметра просветления резцового канала свыше 0,7 см рассматривается как проявление кисты. Далеко не всегда полость кисты имеет на снимках правильную округлую форму, что объясняется дисторсией изображения при наклоне рентгеновского луча. В части случаев четкий, ровный кортикальный ободок может определяться не по всему периметру кисты, что также объясняется скиалогическими особенностями изображения (рис. 10.9). Сквозь высокопрозрачную полость прослеживаются корни центральных зубов и кортикальная выстилка лунок, что позволяет отличить эту кисту от радикулярной. Воспаляясь, носонебные кисты вызывают выбухание на небе, болевые ощущения и выделение гноя в полость рта.

Срединная небная киста. Располагается в зоне верхних премоляров или моляров, обычно имеет четкий кортикальный ободок. Встречается очень редко.

Аневризматические костные кисты. Встречаются у детей и подростков, отличаются довольно быстрым экспансивным ростом. Раздраженная давлением надкостница может продуцировать костные напластования на кортикальной пластинке, создавая пеструю рентгенологическую картину кисты с эрозией замыкающей пластинки изнутри и утолщением ее снаружи.

Как видно из представленной рентгенологической характеристики кист различного генеза, четких признаков, позволяющих дифференцировать их, немного. Отличить кистозную полость от зоны опухолевой резорбции тоже не всегда возможно, но следует учитывать, что при наличии перегородок костной ткани в полости просветления, уплотнений в просвете, гиперцементоза корня можно с большей уверенностью высказаться в пользу опухоли или диспластического процесса. Ни один вид кист не имеет характерных клинических проявлений. В то же время кисты, выстланные ороговевающим эпителием, имеют более «злокачественное» течение и склонность к рецидивам. Изредка в стенках фолликулярных кист удается обнаружить элементы амелобластомы, поэтому рекомендуется тщательно производить гистологическое исследование тех участков их стенок, где отмечается хоть малейшая неравномерность клеточного состава.

ГЛАВА 11

РЕНТГЕНОЛОГИЧЕСКОЕ ИССЛЕДОВАНИЕ ПРИ НЕКОТОРЫХ ВРОЖДЕННЫХ И ПРИОБРЕТЕННЫХ ДЕФОРМАЦИЯХ ЛИЦЕВОГО ЧЕРЕПА, АНОМАЛИЯХ РАЗВИТИЯ ЗУБОВ

Деформации лицевого черепа возникают вследствие изменения формы, размеров и взаимного расположения его костей и не являются редкостью. Они развиваются в результате перенесенных заболеваний или травматических повреждений, нарушений формирования или роста костных отделов черепа, обусловленных наследственными факторами, хромосомными болезнями, тератогенными воздействиями на формирующийся организм, нарушениями эндокринного или обменного характера и т. д. Объединение в одну группу изменений столь различного генеза обусловлено тем, что в настоящее время их лечение больше зависит от тех или иных анатомических изменений, нарушений прикуса или функций жизненно важных органов, возникающих как последствия деформации, чем от этиологических и патогенетических причин, приводящих к ним.

Рентгенологическому методу исследования при всех видах деформаций отводится важнейшая диагностическая роль. Он позволяет распознать конкретные индивидуальные их проявления, определить в ряде случаев этиологию и патогенез изменений, планировать комплексную терапию, объективно контролировать и прогнозировать ее результаты.

Единой общепринятой классификации деформаций нет. Мы считаем удобной для практики, в том числе для обсуждения рентгенологической характеристики, следующую группировку:

1. Врожденные деформации — расщелины, дискрании и краниостенозы, синдромы I и II жаберных дуг, факоматозы, хромосомные болезни.

2. Приобретенные деформации — посттравматические, поствоспалительные, постлучевые, деформации эндокринного и обменного генеза.

Существует классификация ВОЗ (IX пересмотр, 1975 г.), которая широко используется в челюстно-лицевой хирургии и которой мы также будем руководствоваться при описании рентгенологических изменений. Согласно этой классификации, различают: 1) увеличение размеров верхней (нижней) челюсти всей или отдельных участков — макрогнатию; 2) уменьшение размеров верхней (нижней) челюсти — всей или отдельных участков — микрогнатию; 3) неправильное расположение челюстей по отношению к основанию черепа — смещение в сагиттальном, вертикальном или трансверзальном направлениях; 4) деформации, сочетающие перечисленные выше изменения.

ВРОЖДЕННЫЕ ДЕФОРМАЦИИ

Врожденные деформации в большинстве случаев затрагивают не только лицевой, но и мозговой череп, а иногда и другие отделы опорно-двигательного аппарата. Патогенез их довольно сложен и требует для расшифровки знания особенностей формирования этого отдела скелета.

Формирование и рост костей лицевого и мозгового черепа происходят в известной мере независимо друг от друга, но подчиняются ряду общих координирующих факторов. Большая часть их костных массивов развивается путем интрамембранозного обызвествления соединительнотканных матриц будущих костей, рост которых после рождения осуществляется за счет функции межкостных швов и синхондрозов, а также периостального костеобразования на поверхности и заканчивается по достижении всеми костями окончательной конфигурации и размеров. Периоды наиболее бурного увеличения костей лицевого и мозгового черепа приходятся на различные возрасты ребенка.

Форма мозгового черепа в постнатальном периоде складывается под давлением развивающегося мозга и внутримозговой жидкости изнутри и формирующихся мышц снаружи. Максимальное увеличение его размеров происходит в первые 2 года жизни. После закрытия больших родничков рост замедляется, отмечается еще один «скачок» в возрасте 13—14 лет, а после 18—20 лет размеры черепа практически не меняются. Однако в течение всей жизни человека происходят резорбция кости на внутренней поверхности покровных костей и новообразование — по наружной. Преждевременное закрытие швов, которые являются ростковыми зонами, приводит к развитию патологических форм мозгового черепа.

Основание черепа образовано костями, большая часть которых имеет хрящевое происхождение. Их окостенение начинается во внутриутробном периоде из центров, которые после рождения превращаются в синхондрозы. Часть синхондрозов окостеневает еще до рождения ребенка, а сфеноокципитальный и сфеноэтмоидальный продолжают функционировать в течение нескольких лет, обеспечивая рост этого отдела. Удлинение передней черепной ямки происходит до 10 лет за счет швов между лобной, решетчатой и основной костями и идет параллельно росту мозгового черепа. В возрасте старше 10 лет продолжается лишь аппозиция костной ткани на наружной поверхности лобной кости, а внутренний контур передней черепной ямки больше не смещается.

От рождения до взрослого состояния передняя черепная ямка приобретает изгибы и наклон в среднем на 12° (у женщин на 2—3° меньше).

Задняя черепная ямка удлиняется за счет функции сфено-окципитального синходроза и боковых швов. Этот процесс продолжается параллельно росту лицевых костей. Вся задняя черепная ямка, в том числе впадины височно-нижнечелюстных суставов, смещаются назад по отношению к передней и лицевым структурам. Синхондрозы вокруг большого затылочного отверстия закрываются к моменту прорезывания первого моляра и с этого периода времени размеры затылочного отверстия не изменяются. Турецкое седло достигает размеров, характерных для взрослого человека, к 12—13 годам.

Увеличение лицевых костей происходит во всех направлениях. При этом сагиттальные швы (средненебный, интермаксиллярный, интерназальный, шов симфиза нижней челюсти) обеспечивают рост лицевого черепа в ширину, а черепно-лицевые швы (носовые, слезные, этмоидальные, крыловидного отростка и перпендикулярной пластинки) — в высоту. Важная роль в формировании лицевого черепа принадлежит носонебному хрящу. Рост задних отделов лицевых костей происходит до тех пор, пока перегородка носа и перпендикулярная пластинка решетчатой кости сохраняют хрящевое строение. После того как они замещаются костной тканью, соединяются с боковыми массами решетчатого лабиринта, оссифицируется продырявленная пластинка, рост задних отделов заканчивается и кости лицевого и мозгового черепа объединяются. Продолжается лишь аппозиция костной ткани в задних отделах верхней челюсти. Таким образом, смещение верхней челюсти вниз и вперед в раннем детском возрасте не только происходит за счет роста в швах, но и связано с «расталкивающим» действием хряща перегородки носа. Существенно влияет на рост лицевых костей и деятельность жевательного аппарата, развитие которого связано с ростом закладок зубов и их прорезыванием, а также ростом языка и носовым дыханием.

Лицевой череп растет несколько дольше мозгового и полностью формируется к 22 годам. Наиболее интенсивные периоды увеличения его высоты приходятся на 1-й, 3-й, 6—7-й и 10—13-й годы жизни, а ширина достигает максимума к 20 годам. Длительность роста каждого участка лицевого черепа индивидуальна.

Особое место среди лицевых костей по характеру роста занимает нижняя челюсть. Она увеличивается в длину за счет деятельности слоя фиброзного хряща, покрывающего головку мыщелкового отростка и являющегося частичным аналогом ростковых зон длинных трубчатых костей. Одновременно идет аппозиционное костеобразование в области нижнечелюстного канала, по задней поверхности ветви и в местах прикрепления мышц. Перестройка костной ткани в этих отделах приводит к постепенному уменьшению нижнечелюстного угла и переднему смещению подбородка. После того как рост нижней челюсти заканчивается, ростковые зоны замещаются костной тканью.

В дальнейшем происходит лишь ремоделирование элементов височно-нижнечелюстного сустава, обусловленное функциональной нагрузкой.

От характера роста нижней челюсти зависит форма, которую лицевой череп приобретает с началом формирования постоянного прикуса. Функция ростковой зоны мыщелкового отростка влияет на высоту ветвей и общую высоту лица, определяя пространство, в которое прорезаются зубы и растут альвеолярные отростки. Аппозиция костной ткани по задней поверхности ветви воздействует на величину гониального угла и форму нижней трети лицевого черепа. Для сохранения правильных пропорций оба эти вида костеобразования должны быть уравновешены. В случае преобладания аппозиционного остеогенеза формируется «короткое» лицо с широкими невысокими ветвями нижней челюсти и почти прямым гониальным углом. Если превалирует рост в длину, развивается «длинное» лицо с высокими узкими ветвями и тупым углом нижней челюсти.

На верхней челюсти аппозиция костной ткани происходит со стороны полости рта, а рассасывание — со стороны полости носа. Одновременно смещается вниз твердое небо.

Таким образом, краниофациальный рост приводит к смещению лицевого черепа вниз и вперед от основания. Сфеноокципитальный и сфеноэтмоидальный синхондрозы ответственны за переднезаднее положение нососкуломаксилярного комплекса, хрящевая перегородка носа — за переднюю высоту средней трети лицевого черепа, а ростковая зона нижней челюсти — нижней его трети. Основание черепа занимает промежуточное место, приближаясь по характеру роста то к мозговому, то к лицевому отделам черепа. Лицевой череп у девочек растет медленнее и масса его несколько меньше. В пожилом возрасте в обеих половых группах череп уплощается, ширина нижней челюсти также уменьшается.

Кривая роста лицевых костей является также результатом взаимодействия неврального роста и увеличения массы тела. При этом, чем дальше от мозгового черепа расположен тот или иной лицевой отдел, тем меньше невральное влияние и больше влияние роста тела.

Рост лицевого черепа происходит с максимальной скоростью в ширину, несколько медленнее — в длину, наиболее медленно — в высоту. Длительность роста в каждом направлении также различна; при этом рост в длину по длительности преобладает над другими. Увеличение лицевого черепа по высоте происходит медленнее, но заканчивается позже, чем рост в других направлениях. После 15 лет он практически остается основным видом роста и осуществляется преимущественно за счет нижней челюсти.

Формирование лицевых костей тремя путями влияет на прорезывание зубов: рост обеих челюстей в переднезаднем направлении обеспечивает пространство для прорезывания задних зубов, удлинение ветви необходимо для прорезывания остальных зубов, а эволюция альвеолярных отростков является важнейшим фактором, определяющим прорезывание. Прорезыванию зубов предшествует усиленное цементообразование. Основная фаза прорезывания начинается с развития корней и заканчивается установлением окклюзионных контактов, а вторая (функциональное ремоделирование) осуществляется в течение дальнейшей жизни человека. Одновременно всю жизнь происходят цементообразование у верхушек корней, компенсирующее стирание коронок, и аппозиция костной ткани в области дна и дистальных стенок лунок с резорбцией ее на медиальных стенках. В результате зубы смещаются медиально, что является признаком адаптации к постоянной потере твердых тканей в контактных точках.

В связи с тем что рост лицевого черепа по вертикали имеет самую большую длительность, все факторы, нарушающие развитие этого отдела, больше всего воздействуют на лицевую высоту. Ширина черепа изменяется под влиянием причин, действующих в возрасте до 7 лет, а переднезадние размеры — до пубертатного периода. Из ростковых зон наиболее активными являются сфеноокципитальный синхондроз, перегородка носа и головка мыщелкового отростка. Преждевременное прекращение функции ростковых зон и костных швов, которое может быть вызвано разными причинами (наследственными, тератогенными, гормональными, обменными, гематогенными факторами), влечет за собой развитие различных деформаций как лицевого, так и мозгового черепа. Часть дентофациальных деформаций челюстно-лицевой области детерминирована как генетические синдромы, ассоциирующиеся с деформациями других мезодермальных и эктодермальных структур и связана с хромосомными нарушениями. В части случаев имеет место порок протекания беременности или родовая травма.

Среди приобретенных факторов наиболее важны положение языка, особенности глотания и носового дыхания, тяга мышц, сила тракции трахеобронхиального дерева на подъязычную кость и нижнюю челюсть. Специальные исследования показали взаимосвязь положения головы, величины основания черепа и лицевых его отделов и статики тела. Угол наклона основания черепа по отношению к вертикали с возрастом становится все более открытым, усиливаются мандибулярный прогнатизм как следствие развернутости гониального угла и смещение подбородка вперед. На рост лицевого черепа влияют такие факторы, как общее развитие ребенка, его эмоциональное состояние, питание, функция нижней челюсти. Чаще перечисленные внешние факторы не вызывают изменение формы роста, а меняют его направление.

Приведенные общие данные об особенностях формирования лицевого и мозгового черепа часто позволяют в каждом конкретном случае деформации определить не только то, следст вием каких принципиальных причин она является, но то, в каком возрасте развивается. Эти данные могут представлять интерес для педиатров и детских стоматологов при проведении профилактики. Однако необходимо помнить, что только часть врожденной аномалии проявляется в раннем постнатальном периоде, а другие становятся очевидными значительно позже и нередко ко времени полового созревания. Несмотря на важность конкретных и четких представлений об этиологии и патогенезе деформаций лицевого черепа, эта проблема изучена неудовлетворительно, в связи с чем отсутствуют единые концепции лечения и крайне мало внимания уделяется профилактике деформаций, хотя частота их велика и имеет тенденцию к нарастанию. Данные рентгенологического исследования имеют большую ценность на всех этапах конкретных клинических и эпидемиологических исследований.

К числу наиболее тяжелых по клиническим и рентгенологическим проявлениям относятся врожденные дискрании и синдромы. Под последними понимают такие пороки, при которых имеется 2—3 и более различных аномалий. Врожденные синдромы, по данным W. Bell и соавт. (1980), имеются у 1 % новорожденных, но только 40 % из них относятся к числу хорошо распознающихся. Точная расшифровка синдрома позволяет определить по фенотипу индивидуальную историю его возникновения, проанализировать риск появления синдрома в будущем потомстве и в ряде случаев принять меры профилактики. По сцеплениям ряда признаков в этих случаях осуществляется более глубокое исследование носителей порока для определения тех его черт, которые еще не выражены, но могут проявиться в дальнейшем. Как показывает наш опыт, у лиц с признаками врожденных черепно-лицевых дизостозов, например, необходимо тщательно исследовать все отделы позвоночника, сердечно-сосудистую систему, почки.

Порок формирования — это первичный структуральный дефект, вызванный локальной ошибкой в морфогенезе. Чем раньше он возникает, тем сложнее и разнообразнее изменения. Основной генетический дефект может привести к одному крупному пороку, из которого исходит много вторичных пороков и аномалий. Например, нейрофиброматоз сопровождается пороками формирования сосудов, костей, кожи и синдромом жаберных дуг. Если все аномалии объясняются одной эмбриональной причиной, вызвавшей одно нарушение морфогенеза, то может развиться комплекс пороков. При синдроме пороки или комплекс их нередко вызываются несколькими нарушениями морфогенеза различной локализации, которые могут иметь одну общую действующую причину, например мутацию гена, тератогенное воздействие, хромосомную аномалию. Именно поэтому врожденные пороки и синдромы неспецифичны, частота и характер аномалий также могут быть различны и не наблюдается патогномоничности какого-либо синдрома. В каждом из них можно различать неодинаковые по выраженности группы поро‹ ‹ков, в том числе абортивные формы.

Деформации врожденного генеза могут быть разделены на несколько групп:

1. Изолированные дисплазии черепа: 1) недоразвитие всех его отделов; 2) краниостенозы различных видов, из которых наиболее часто встречаются синдромы Крузона и Апера, башенный и треугольный череп, синдром Трейча.

2. Сочетанные нарушения роста скелета и черепа: 1) мукополисахаридоз; 2) ахондроплазия; 3) черепно-ключичный дизостоз; 4) несовершенный остеогенез.

3. Эмбриональные дефекты средней линии черепа — расщелины разного типа.

4. Синдромы I и II жаберных дуг: 1) мандибулофациальный дизостоз, или синдромы Тричера Коллинза и Франческетти; 2) гемифациальная микросомия (отомандибулодизостоз или отокраниостеноз); 3) окулодентодигитальная дисплазия; 4) ородигитофациальный синдром.

5. Хромосомные дефекты: 1) болезнь Дауна; 2) трисомия 13—15-Х хромосом, или синдром Шерешевского—Тернера.

6. Прочие аномалии: 1) дворфизм; 2) гемифациальная гипертрофия; 3) нейрофиброматоз; 4) синдром Гетчинсона.

Из представленного перечня синдромов основная масса встречается крайне редко, поэтому мы сочли наиболее целесообразным не давать подробную рентгенологическую характеристику каждого из них (тем более, что скелетные проявления их нередко имеют много общего), а представить рентгеносемиотику в виде табл. 11.1.

Расщелины неба и альвеолярного отростка верхней челюсти. Они относятся к самым частым врожденным порокам формирования лицевого черепа. В среднем в разных географических регионах их частота варьирует от 1—1,6 на 1000 до 1 на 500 нормальных новорожденных. Многие авторы указывают, что и в дальнейшем частота этого порока будет иметь некоторую тенденцию к повышению, отражая воздействие неблагоприятных тератогенных факторов внешней среды. Отмечено, что расщелина неба встречается чаще у девочек, расщелины губы — у мальчиков, а сочетание обоих видов порока этого типа — почти в 2 раза чаще у мальчиков [Фролова Л. Е., 1956; Мессина В. М., 1971; Meskin L., 1963; Drillen P. et al., 1966, и др.].

Расщелины представляют собой сборное понятие, объединяющее обширную группу врожденных нарушений формирования мягких тканей и костей черепа, различных по происхождению и протяженности расщепления. В части случаев расщелины твердого и мягкого неба, губы и альвеолярного отростка являются основным пороком развития, а в части служат лишь одним из проявлений многочисленных нарушений формирования костей и мягких тканей головы и других органов. Как правило, расщелины сопровождаются нарушением формирования

Таблица 11.1. Рентгенологические проявления врожденных синдромов

Название синдрома	Изменения в костях черепа, зубах, мягких тканях лица	Изменения в других отделах скелета или органах
Челюстно-лицевой дизостоз (порок развития I, II жаберных дуг), синдром Тричера Коллинза, синдром Франческетти—Гольденхара (одно- и двустороннее поражения)	Гипоплазия моляров, аномалии смыкания зубов, недоразвитие верхней и нижней челюстей, скуловой кости, дуги, нижнеглазничного края, антимонголоидный разрез глаз, колобомы век, деформация ушных раковин, удлинение волос над ухом, недоразвитие слуховых косточек и сосцевидного отростка, атрезия слухового прохода, укорочение основания черепа, дистальное положение костей средней зоны лица или нижней челюсти. Передняя высота лицевого черепа обычная, задняя может быть уменьшена, высокое положение неба, недоразвитие отдельных зубов. Добавочные покровные кости	Сужение верхних воздушных путей, блок верхних шейных позвонков, сверхкомплектные позвонки. Пороки формирования почек, сердца, печени и поджелудочной железы
Синдром Пьера Робина	Недоразвитие нижней челюсти, глоссоптоз с цианозом, расщелина неба, открытый прикус, гидроцефалия, недоразвитие ушных раковин	Слабоумие, пороки развития внутренних органов
Гаргоилизм, липохондродистрофия	Недоразвитие основания черепа, выступающий лоб, седловидная деформация носа, утолщение губ и десен, тризм жевательных мышц, ограничение открывания рта из-за отложения липидов в капсуле сустава, окраска склер	Увеличение печени, селезенки, поясничный кифоз, запоздалое умственное развитие (отложение липидов в мозгу)
Микроцефалия	Уплощение и уменьшение мозгового черепа, преждевременное и избыточное развитие пазухи, гиперостозы лобной части	Изредка увеличение внутричерепного давления
Краниостенозы, в том числе акроцефалосиндактилия, или синдром Апера; дизостоз Крузона, синдромы Карпентера, Пфейфера	Обязательное повышение внутричерепного давления при всех типах, преждевременное синостозирование швов покровных костей и основания черепа. Увеличение черепа и базального угла. Недоразвитие и дистальное положение костей средней зоны лица, выбухание лба, экзофтальм, гипертелоризм. При синдроме Апера рост сохраняется только в венечном шве	Синдактилия пальцев рук и ног, умственная отсталость

248

Фациогигантальная дисплазия	Гипертелоризм, изменение формы зубов и ушных раковин	Короткие пальцы рук, пôрôжки формирования шейных позвонков, вальгусная деформация стоп, врожденные пороки сердца
Черепной гигантизм	Увеличение всех размеров лицевого и мозгового черепа, преждевременное прорезывание зубов	—
Черепно-костно-нижнечелюстная дисплазия	Недоразвитие обеих челюстных костей, расщелина неба и альвеолярного отростка, глоссоптоз	Нарушение дыхания
Черепно-ключичный дизостоз	Недоразвитие обеих челюстных костей, увеличение мозгового черепа, длительное существование родничков, аномалии формы турецкого седла, базилярная импрессия, нарушение формирования корней зубов, позднее прорезывание постоянных и длительная задержка временных зубов	Гипоплазия или аплазия ключиц, пороки формирования костей таза, укорочение пальцев рук и верхних конечностей, удлинение пястных костей
Черепно-диафизарная и краниометафизарная дисплазия	Асимметричные деформации лицевого черепа, гиперплазия нижней челюсти, гиперостозы разных костей черепа	Кортикальный склероз трубчатых костей или их метафизов
Синдром врожденной гемифациальной гиперплазии	Гиперплазия лицевых и покровных костей, мышц, зубов, перекрестный прикус, увеличение языка, губ, разный цвет зрачков, телеангиэктазии, разная толщина волос	Увеличение одной половины туловища
Болезнь Ромберга	Истончение лицевых костей, пигментация кожи, атрофия языка	Атрофия костей, подкожной жировой клетчатки и кожи
Эктодермальная дисплазия	Расщелина губы, неба и альвеолярного отростка, дисплазия твердых тканей зубов, олигодентия, атрофия слезно-носового канала	Кожные перепонки пальцев кисти и стоп, белый цвет волос и бровей
Синдром Марфана	Расщелина неба и альвеолярного отростка	Арахнодактилия, аневризмы аорты, сколиоз
Болезнь Парро (ахондроплазия)	Недоразвитие основания черепа, увеличение мозгового черепа, недоразвитие затылочного отверстия, увеличение желудочков мозга	Тораколюмбальный кифоз, плоская грудь, недоразвитие пальцев рук, укорочение шейных позвонков, пороки развития таза и ребер

Название синдрома	Изменения в костях черепа, зубах, мягких тканях лица	Изменения в других отделах скелета или органах
Синдром Шерешевского — Тернера	Верхняя и нижняя микрогнатия, высокое небо, гиперостозы лицевых костей, резорбция корней постоянных зубов, аномалийные соотношения зубных рядов	Недоразвитие половых желез у девочек, нарушение роста, низкая граница волос на шее, остеопороз, костный возраст на уровне 13 лет, расширение эпифизов и метафизов длинных костей, недоразвитие скелета кистей
Синдром Горлина	Множественные кератокисты челюстей	Базальноклеточные невусы и раки кожи, аномалии скелета
Синдром Гарднера	Экзостозы нижней челюсти	Экзостозы разных отделов скелета, полипы толстой кишки
Синдром Карпентера	Гипертелоризм	Синдактилия, ожирение, ретинит
Несовершенный остеогенез	Выступающие лоб и затылок, истончение костей черепа, увеличение мозгового черепа в переднезаднем размере, недоразвитие лицевого черепа	Голубые склеры, глухота, тонкие кости скелета, недоразвитие мышц, умственная отсталость

носовой полости, хрящей носа и мимической мускулатуры. После рождения ребенка к врожденным изменениям присоединяются вторичные нарушения роста средней зоны лицевого черепа, вызванные смещением точек прикрепления мышц и изменением силы их натяжения. Ко вторичным приобретенным деформациям при расщелинах относятся вестибулярное и небное смещение верхней челюсти, аномалия прикуса, а также увеличение дефекта альвеолярного отростка, вызванное отсутствием тонизирующего влияния верхней губы и мышц, искусственным вскармливанием, нарушениями носового дыхания, неправильным положением языка.

Изучая роль различных причин в возникновении расщелин, В. М. Мессина (1971) показала, что они представляют собой порок развития полиэтиологической природы с наследственным предрасположением. Медико-генетические исследования свидетельствуют о высокой частоте семейных поражений, которые отмечаются в 20—38 % случаев расщелин различных типов.

Рентгенологическая характеристика деформаций лицевого черепа у лиц с неодинаковыми формами расщелин, в том числе леченых, важна не только для точной диагностики имеющихся изменений, но и для определения их патогенеза. В частности, именно на основании рентгенологических данных Л. А. Лимберг (1951), W. Schweckendick (1966), M. Kuhn (1967), M. Breich (1983) убедительно доказывают, что у неоперированных больных даже при двусторонней сквозной расщелине неба и альвеолярного отростка верхней челюсти рост верхнечелюстного базиса и нижней челюсти не нарушается или почти не нарушается. По их мнению, значительная часть деформаций связана с послеоперационными рубцами. Наш опыт позволяет подтвердить эту точку зрения, так как наиболее грубые деформации лицевого черепа обнаруживаются у лиц старшей возрастной группы со сквозной расщелиной неба и альвеолярного отростка, перенесших раннюю хейло- и уранопластику.

У всех этих больных выявляется выраженная деформация средней зоны лица вследствие недоразвития верхней челюсти (рис. 11.1). Уменьшены не только переднезадние размеры верхнечелюстного базиса, но и его ширина по линии Mx—Mx. При односторонней расщелине всегда отмечается асимметрия лицевого черепа. На стороне расщелины уменьшены не только верхняя челюсть, но также скуловая кость и дуга, орбита по медиодистальному диаметру, решетчатый лабиринт по ширине. Выступ петушиного гребня перемещается в сторону расщелины и поворачивается вокруг вертикальной оси. Это особенно хорошо видно на прямых и аксиальных рентгенограммах, на которых выявляются также небольшое укорочение пирамиды височной кости и уменьшение на стороне расщелины размеров основной пазухи. Реже отмечаются смещение тела верхней челюсти на стороне расщелины вперед и изгиб перегородки носа в здоровую сторону. Дно полости носа на стороне расщелины частично

Рис. 11.1. Обзорные рентгенограммы черепа. Мягкие ткани лица по средней линии обмазаны бариевой пастой.

а — боковая проекция. Недоразвитие костей средней зоны лица, нижняя макрогнатия, открытый прикус у больного со сквозной расщелиной неба и альвеолярного отростка верхней челюсти; б — прямая проекция. Сужение верхней челюсти во фронтальной плоскости.

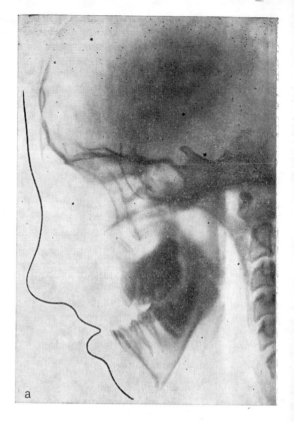

а

или полностью отсутствует, как правило, не прорезывается боковой резец.

Сопоставление рентгенологических изменений у оперированных и неоперированных взрослых больных свидетельствует, что деформации достигают максимума в тех случаях, когда полная костная пластика производится до смены зубов. У неоперированных больных характер деформации несколько отличен: из-за отсутствия давления верхней губы нередко усиливается рост верхней челюсти с альвеолярной протрузией в области центральных зубов. В остальных отделах рост верхней челюсти обычно не нарушен и окклюзия зубов, за исключением зоны расщелины, не изменена. Лицевая высота в среднем отделе, как правило, нарушена у всех больных с расщелиной: N—A больше, а S—Sp. nas. post. меньше нормы.

Сопоставление деформаций черепа при полной и неполной расщелинах показывает, что размеры основания черепа в обоих случаях одинаковы, а высота и общий объем мозгового черепа при полной расщелине больше. В обеих группах имеется дистальное смещение костей средней зоны лица, но общая высота по линии N—Pg больше, чем в норме. Это создает еще боль-

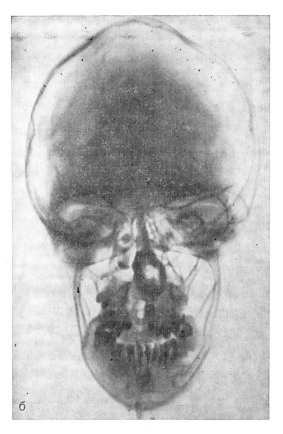

б

шую диспропорцию средней зоны. Достоверных существенных различий в степени нарушения роста верхней челюсти, обусловленных локализацией расщелины (справа или слева, двусторонняя), отметить не удается. При изолированной расщелине твердого и мягкого неба больше страдает фронтальный размер верхней челюсти.

Конфигурация полости носа при расщелинах изменяется не только за счет полного или частичного отсутствия ее дна, но и и вследствие того, что сохранившиеся его участки асимметрично приподнимаются или опускаются, перегородка всегда смещается (чаще в сторону расщелины). Грушевидное отверстие на стороне расщелины увеличивается в поперечнике. Как и асимметрия всей средней зоны лица, деформация полости носа больше выражена при односторонних сквозных расщелинах и меньше при изолированном расщеплении твердого неба. Изменение размеров верхнечелюстных пазух следует оценивать с осторожностью, так как они асимметричны и в норме. Однако по нашим наблюдениям, у $1/5$ больных с расщелинами ширина пазух различается резко, а высота — менее значительно. У час-

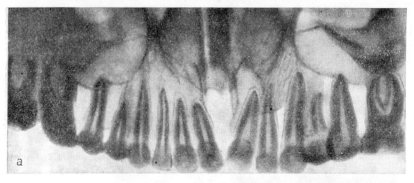

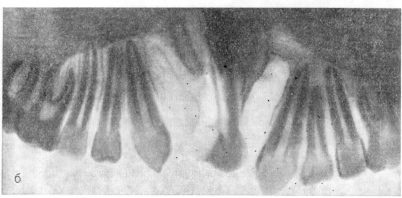

Рис. 11.2. Колбообразная односторонняя расщелина (а). Двусторонняя расщелина в виде широкой щели (б).

ти больных наблюдаются признаки нарушения формирования покровных костей черепа — изменение толщины диплоэ, сглаженность сосудистого рисунка и пальцевых вдавлений, раннее синостозирование черепных швов.

Изменение прикуса у лиц с расщелиной незакономерно, и если встречается, то обусловлено в основном удлинением или укорочением ветви нижней челюсти. Увеличение длины тела нижней челюсти также встречается почти в половине случаев и часто сопровождается увеличением высоты в подбородочном отделе. В этих случаях развивается открытый прикус с горизонтальным и вертикальным несоответствием челюстей.

Данные панорамной рентгенографии и томографии свидетельствуют, что односторонние расщелины обычно имеют колбообразную форму (рис. 11.2), а двусторонние — вид щели с довольно ровными контурами. Дно грушевидной пазухи, несмотря на уменьшение высоты альвеолярного отростка на стороне расщелины, часто располагается выше, чем на противоположной стороне, а дно верхнечелюстной ниже. Высота альвеолярного отростка больше всего уменьшается не на стороне расщелины, а несколько латеральнее, на уровне премоляров.

Структура и плотность костной ткани нижнечелюстной кости, как и других отделов черепа, при расщелинах не изменяется. Как правило, лишь в центральных отделах нижней челюсти у лиц с открытым прикусом уменьшается густота трабекулярного рисунка. В этих случаях функциональная ориентация костных балок выражена меньше, чем в норме.

Как свидетельствуют наши наблюдения, у всех лиц с расщелинами нарушается формирование зубов верхней и нижней челюстей. Почти в 50 % случаев наблюдается асимметрия их прорезывания с обеих сторон; в 39 % случаев в области расщелины выявляется недоразвитие постоянных и молочных зубов. При этом боковые резцы чаще располагаются на дистальной стороне расщелины. Отмечаются повышенная стираемость коронок центральных зубов, зазубренность их режущего края, снижение плотности твердых тканей вплоть до гипоплазии. Обнаруживаются искривление и недоразвитие корней, неправильное положение отдельных зубов.

У лиц старших возрастных групп, неоперированных или оперированных в позднем возрасте, базис верхней челюсти чаще сохраняет нормальные размеры как при односторонней, так и при двусторонних расщелинах. При двусторонних поражениях резко выступает вперед центральный костный фрагмент, пропорции лица нарушаются за счет увеличения высоты средней зоны по линии N—A. Протрузия центральных резцов у ранее оперированных больных отмечается чаще, чем в предыдущей группе. Еще больше увеличиваются размеры нижней челюсти.

Характерные изменения претерпевают элементы височно-нижнечелюстных суставов: впадины их узкие, суставные бугорки высокие и узкие, головки длинные, имеют большой наклон по отношению к шейкам. При открывании рта объем их движений обычно превышает норму (рис. 11.3). Почти у всех пациентов наблюдаются диастемы, тремы. Альвеолярный отросток верхней челюсти имеет меньшую ширину в области расщелины, что приводит к скученности зубов.

Даже у детей до 5 лет с расщелинами удается обнаружить деформации лицевого отдела черепа и небольшое отставание в размерах его основания, особенно в зоне передней черепной ямы. Ширина альвеолярного отростка верхней челюсти в младшей возрастной группе может не изменяться или даже увеличивается вследствие давления вклинивающегося в расщелину языка. Изредка увеличивается и тело нижней челюсти на стороне расщелины. У всех больных отмечается деформация полости носа с искривлением его перегородки. При этом, как указывает О. Е. Мануйлов (1966), смещение перегородки выявляется уже у новорожденных.

В сменном прикусе состояние средней зоны лица у детей, перенесших уранопластику, но не подвергшихся ортодонтическому лечению, заметно отличается от скелетных изменений

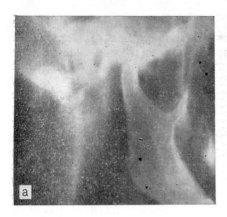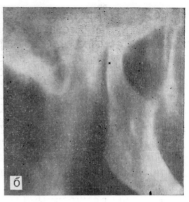

Рис. 11.3. Узкие суставная впадина и головка, передний подвывих мыщелкового отростка у больного с расщелиной неба и альвеолярного отростка (а, б).

у детей, перенесших только хейлопластику или леченных ортодонтами после полного оперативного вмешательства. По мере роста детей эти различия становятся более выраженными. У неоперированных переднезадний размер верхнечелюстного базиса либо не отличается от нормы, либо уменьшается очень незначительно. Почти у $^2/_3$ оперированных обнаруживается значительное уменьшение основания верхней челюсти. Существенно уменьшен мезиодистальный размер верхней челюсти, особенно при срединных расщелинах твердого неба. Сужение альвеолярного отростка больше выражено на стороне расщелины. Высота верхней челюсти увеличивается в переднем и укорачивается в заднем отделе. У детей, леченных ортодонтически, показатели приближаются к таковым у неоперированных.

У неоперированных и нелеченых пациентов вследствие резкого недоразвития центральных отделов верхней челюсти нередко возникает ложная картина нижней макрогнатии, которая в отличие от случаев истинного увеличения нижней челюсти не сопровождается характерными изменениями височно-нижнечелюстных сочленений. Во всех возрастных группах комплекс костей средней зоны лица располагается в черепе более проксимально и кзади в соответствии с отчетливым недоразвитием передней черепной ямки.

Расщелины неба и альвеолярного отростка часто сочетаются с другими пороками формирования лицевого и мозгового черепа. У таких больных они служат одним из проявлений сложных синдромов (мандибулофациальный дизостоз, краниостенозы и т. д.).

Как уже указывалось, различные аномалии закладок, строения, прорезывания зубов при расщелине являются характерным признаком. Чаще всего наблюдаются неправильное расположение 432 | 234, ретенция или полное отсутствие зачатков 321 | 123, поворот верхних клыков вокруг вертикальной оси, отсутствуют и несвоевременно прорезываются верхние премоляры. Отмечается высокий кариозный индекс, большая частота одонтогенных воспалительных процессов, в том числе в верхнечелюстных пазухах.

Имеется связь между характером расщелины и видом аномалии развития зубов. При односторонних расщелинах молочный боковой резец и зачатки постоянного бокового резца обычно сохранены. Чем шире расщелина, тем чаще отсутствуют зачатки 2 | 2. Ширина расщелины влияет на наклон и поворот зубов: чем она больше, тем значительнее повороты зубов вокруг вертикальной оси и их смещение по горизонтали в дистальную и мезиальную сторону, вестибулярный или лингвальный наклон. Изменение положения 21 | 12 отмечается и при изолированной расщелине верхней губы. Формирование всех постоянных зубов у детей с расщелинами задерживается в среднем на 6 мес — 1 год. Это касается зубов не только верхней, но и нижней челюсти. Нередко в теле нижней челюсти обнаруживаются одонтомы, фолликулярные кисты, внутренние остеомы.

На боковых телерентгенограммах у лиц с расщелинами отмечаются изменения мягких тканей лица: часто верхняя губа располагается позади эстетической плоскости лица, а при протрузии центральных зубов или выстоянии центрального костного фрагмента верхняя губа смещается кпереди от эстетической плоскости лица.

Большая частота изменений ЛОР-органов, по-видимому, обусловлено неблагоприятными анатомо-физиологическими условиями, сопутствующими сквозным расщелинам, в том числе нарушениями носового дыхания, деформациями полости носа и наружного носа, гипертрофией носовых раковин и глоточных миндалин. Больные этим пороком с детских лет имеют склонность к простудным и аллергическим заболеваниям верхних дыхательных путей и среднего уха. Отиты обычно бывают двусторонними, и частота их не зависит от формы расщелин, а больше связана с изменениями функции мягкого неба.

Одним из важных функциональных нарушений, сопровождающих различные формы расщелин, является нарушение речи. В связи с этим важную роль играет рентгенологическое изучение состояния небной занавески, верхних отделов глотки и движений мягкого неба в момент артикуляции различных звуков (рис. 11.4). Выявляется параллелизм между частотой гнусавости и функциональными нарушениями велофарингеального затвора и боковых стенок глотки. При этом размеры небной занавески не всегда играют ведущую роль.

Особенности функции велофарингеального затвора и ретропозиция языка часто приводят к увеличению задней ротации нижней челюсти. Вместе с тем некоторые исследования [Fro-

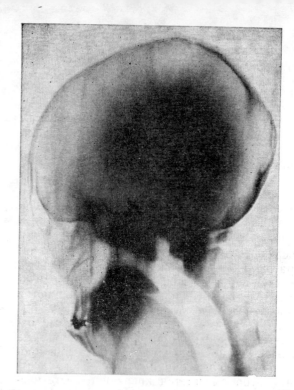

Рис. 11.4. Томограмма глотки во время фонации у больного с расщелиной. Велофарингеальная недостаточность.

lich S. et al., 1980, и др.] показывают, что они вызывают и анатомические нарушения верхних дыхательных путей, которые в свою очередь меняют направление роста нижней челюсти. В результате при расщелинах чаще встречается увеличение гониального угла, чем истинное удлинение этой кости. Одновременно изменяющееся положение центральных резцов обеих челюстей поддерживает картину ложной нижней макрогнатии и является причиной открытого прикуса.

Клинические наблюдения показывают, что расщелины неба и альвеолярного отростка приводят к нарушению равновесия жевательной мускулатуры, а также к нарушению функции верхних отделов дыхательной системы и возникновению вредных привычек. Они в свою очередь усугубляют неправильное соотношение челюстей, способствуют нарушениям формирования лицевого черепа и усугубляют деформации и функциональные нарушения зубочелюстной системы.

Рентгенологические данные при различных видах и формах расщелин позволяют сделать вывод, что часть деформаций лицевого черепа при расщелинах патогенетически обусловлена самими особенностями врожденного порока развития. К ним относится прежде всего верхневнутреннее смещение всего комплекса костей средней зоны лица, сочетающееся в ряде случаев с укорочением передней части основания черепа. Оно может быть связано с нарушением развития перегородки носа или же с возникновением сопутствующих аномалий костей черепа, в частности краниостеноза. Возможны и другие причины торможения роста костей основания и крыши черепа, в частности перенесенный рахит, наблюдающийся у детей с расщелинами.

Обусловленность определенных скелетных нарушений при расщелине самим пороком развития подтверждается тем, что сходные изменения костей черепа обнаружены при рентгенологическом исследовании лиц только с расщелиной верхней губы или даже скрытой расщелиной. Вместе с тем тот факт, что у лиц, перенесших раннюю уранохейлопластику, выраженность деформаций различных отделов черепа, особенно верхней челюсти, значительно больше, чем у неоперированных или оперированных после окончания роста лицевых костей, свидетельствует об усилении деформаций последствиями самого оперативного вмешательства. В патогенезе послеоперационных изменений определенную роль играют нарушения роста верхнечелюстного базиса, вызванные травматизацией надкостницы и рубцовыми изменениями. Часть деформаций обусловлена ненормальным положением языка, точек прикрепления мышц и изменениями прикуса.

Поскольку расщелины твердого и мягкого неба относятся к формам патологии, связанным с нарушением развития вторичного неба, и формируются в относительно поздние фазы эмбрионального периода, сочетание этого порока развития с другими нарушениями формирования черепных костей встречается реже. Сочетание расщелины верхней губы и твердого неба рассматривается как сосуществование двух разных пороков развития.

Врожденные дизостозы. Несмотря на относительную редкость врожденных дискраний, подробное изучение их рентгенологических проявлений представляет несомненный интерес, в первую очередь с практической точки зрения, ибо такие больные обращаются за медицинской помощью, которая должна быть направлена не только на устранение деформаций, но и на восстановление функций. Лечебные мероприятия, основу которых составляют сложные костно-реконструктивные операции, требуют уточненной рентгенодиагностики. Кроме того, рентгенологические данные могут быть важны при попытках расшифровать природу этих врожденных синдромов.

Врожденные дизостозы объединяют группу дискраний, при которых различные пороки развития и оссификаций костей лицевого и мозгового черепа комбинируются с аномалиями других органов и систем. Их частота колеблется от 0,02 до 4 % [Davud J. et al., 1984]. Этиологические факторы, приводящие к возникновению дизостозов, действуют на плод на 2—3-м месяце эмбриональной жизни. Как правило, это болезни и травмы матери, а также эндокринопатии, перенесенные во время беременности. На основании анализа литературы и собственных экспериментальных данных D. Posvillo (1975) утверждает, что дизостозы возникают при воздействии на плод различных веществ, в том числе при гипервитаминозе A. Повреждающие тератогенные причины нарушают формирование нейрокраниального тяжа, из которого развиваются элементы средней зоны лица, I—II жаберных дуг и зубочелюстной системы.

К числу дискраний относят синдромы Тричера Коллинза, Франческетти, Апера, Пьера Робина, черепно-ключичный дизостоз, мандибулофациальный дизостоз и краниостенозы различной формы. Клинические проявления этих дискраний нередко сходны. При каждом из них наблюдаются выраженные и абортивные формы. В большинстве случаев поражаются лица мужского пола.

Первое подробное сообщение о дискраниях было сделано G. Berry (1889), описавшим случай мандибулофациального дизостоза у матери и дочери. Этот вид дизостоза расценил как комплексный синдром T. Collins (1900), именем которого он и назван. Такое название сохранилось за этой аномалией в ряде англоязычных стран Европы и в США. В литературе франкоязычных стран он именуется синдромом Франческетти, или Франческетти—Клейна. В настоящее время в литературе описано около 2000 подобных наблюдений; частота семейных поражений варьирует от 30 до 49 %.

Внешний вид больных с синдромом Тричера Коллинза довольно характерен. Их отличают гипертелоризм, антимонголоидный разрез глазных щелей, большой нос, западение скуловых областей, колобомы нижних век, недоразвитие челюстей. Часто встречаются срединные и боковые расщелины, деформации ушных раковин, изменения формы языка.

Наиболее частые рентгенологические изменения состоят в уменьшении по длине, ширине и высоте латеральных отделов средней зоны лицевого черепа вследствие недоразвития верхнечелюстной и скуловой костей и смещения их кзади. Скуловые кости могут полностью отсутствовать, а на их месте в нижненаружных углах орбит располагаются рудиментарные костные фрагменты неопределенной формы. Иногда отмечается деформация или только уменьшение нормально сформированных скуловых костей (рис. 11.5). У $1/3$ больных отсутствуют или резко истончены скуловые дуги. Изменения скулового комплекса обычно симметричны, но степень их выраженности по сторонам различна. Очень часто наблюдается также гипоплазия верхнечелюстной кости или ее отростков. Вместе с недоразвитием скуловых костей это приводит к изменению формы орбитальных колец, которые приобретают элипсовидную форму. Могут отсутствовать и слезные кости.

Нижнеглазничный край в ряде случаев также имеет дефекты в различных отделах; нижне- и верхнеглазничные щели бывают более широкими, чем в норме. Может отсутствовать нижнеглазничное отверстие на одной или обеих сторонах.

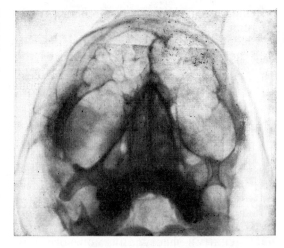

Рис. 11.5. Деформация лицевого черепа при синдроме Тричера Коллинза. Эллипсовидные орбиты, недоразвитие скуловых костей и дуг, верхнечелюстных пазух.

Соответственно недоразвитию верхней челюсти уменьшается верхнечелюстная пазуха, которая может приобретать **щелевидную** форму, но сохраняет воздушность. Количество и **размеры** клеток решетчатого лабиринта обычно увеличены. Твердое небо имеет готическую форму и укорочено. Часто отмечается укорочение и истончение крыловидных отростков, уменьшение размеров пирамид височных костей, склеротический тип сосцевидных отростков и недоразвитие барабанной полости, что соответствует резкому снижению слуха.

У большинства больных уменьшаются размеры ветви и тела нижней челюсти, определяются укорочение мыщелковых отростков и недоразвитие суставных головок. Соответственно уплощаются суставные впадины. Венечные отростки, напротив, увеличиваются по высоте и ширине, полулунные вырезки неглубокие, имеют необычную форму. Уменьшение тела нижнечелюстной кости может быть асимметричным. Отмечаются деформация углов, недоразвитие подбородочного отдела и вогнутость основания тела.

С большой частотой выявляются изменения зубов и пародонта. Высота альвеолярных отростков уменьшается, корковый слой по контуру нижней челюсти истончается. Нижнечелюстной канал обычно узкий, смещен краниально. Обнаруживаются ретенция отдельных зубов, расщелины неба, аномалии прикуса.

Соответственно указанным скелетным изменениям на телерентгенограммах отмечается увеличение угла ANB, межчелюстного и гониального углов, а лицевой угол уменьшается вследствие дистального смещения костей средней зоны лица. Часто обнаруживаются небольшая микро- или долихоцефалия, истончение диплоэ покровных костей, особенно в области чешуи лобной кости, усиление пальцевых вдавлений. Черепные швы синостозируются раньше времени, турецкое седло при микроцефалии становится меньше. Угол ската основной кости также уменьшается. У многих больных укорачиваются передняя и задняя черепные ямки.

Нередко выявляются изменения позвоночника: дисплазия тел позвонков, незаращение дужек, костный блок, сколиозы различных отделов, а также деформация ребер и грудины. Развиваются также пороки формирования почек и сердечно-сосудистой системы.

Очень близок к этому синдрому односторонний мандибулофациальный дизостоз. Он характеризуется недоразвитием одной половины лицевого черепа с выраженной гипоплазией нижней челюсти и ее отростков. Орбита на стороне гипоплазии также приобретает элипсовидную форму, деформируется верхний зубной ряд. Часто встречаются микротия, атрезия слухового прохода и глухота. B. Rogus (1964) описал больных, у которых синдром Франческетти сочетался с эпибульбарным дермоидом, доброкачественными новообразованиями и врожденными фистулами мочевого пузыря. Такая комбинация изменений получила название синдрома Франческетти—Гольденхара.

К дискраниям относится и синдром Пьера Робина, для которого наиболее характерны недоразвитие нижней челюсти и птоз языка. Последний в положении больного на спине приводит к тампонаде верхних дыхательных путей и асфиксии. У этих больных полностью отсутствует подбородочный отдел нижней челюсти и резко изменены костные фрагменты височно-нижнечелюстных суставов. Синдром обычно сопровождается открытым прикусом. Нередко встречаются расщелины неба и альвеолярного отростка, высокое небо, недоразвитие ушных раковин.

Г. В. Кручинский (1974) предложил объединить перечисленные выше синдромы, имеющие весьма сходные проявления, под названием «синдромы I и II жаберных дуг». Он доказал, что аномалии развития ушных раковин, которые также часто встречаются у этих больных, могут служить признаком, по которому пороки развития можно распределить на три подгруппы: синдром I и II жаберных дуг, синдром I жаберной дуги и синдром II жаберной дуги. При синдроме I жаберной дуги скелетные изменения лицевого черепа и его основания аналогичны таковым при синдроме I и II жаберных дуг, однако задние $2/3$ ушной раковины сохранены (при синдроме I и II жаберных дуг ушные раковины почти полностью отсутствуют). При синдроме II жаберной дуги аномалии касаются только ушной раковины, ее задних $2/3$ и мочки. Наблюдаются заострение, увеличение раковин в этой области, торчащая и гофрированная ушные раковины.

Представляет интерес сообщение P. Tessier (1975). Он справедливо указывает, что в мировой литературе существует множество различных терминов, относящихся к однотипным дискраниям, что порождает не только путаницу в описаниях, но и недоговоренность в оценке имеющихся изменений и схемах их лечения. В частности, он утверждает, что такие пороки формирования, как срединная лицевая расщелина, фронтоназальная дисплазия, парааксиальное или парамедиальное расщепление, челюстно-носовая гипоплазия, скулоназальная, отофациальная, отоцефалическая, отомандибулярная дисплазия, синдромы Тричера Коллинза, Франческетти, I и II жаберных дуг, являются различными обозначениями однотипной дискрании, имеющей различные проявления. На основании анализа клинических проявлений у 336 человек, рентгенологических изменений у 292 из них и результатов операций у 254 P. Tessier предлагает называть их гипоплазиями, сочетающимися с расщелинами различных локализаций, и доказывает наличие истинных костных дефектов как в зоне самого расщепления, так и вокруг него. При этом о расщелине, по его мнению, следует говорить только в тех случаях, когда имеется перерыв в какой-либо ткани. Он указывает, что костные и мягкотканные дефекты далеко не всегда совпадают по локализации и между ними существуют некоторые пространственные различия. При этом возможны случаи, когда наблюдаются только расщелины тканей без скелетных изменений и обратные ситуации.

Одной из наиболее частых форм дискраний является краниофациальный дизостоз Крузона, при котором мозговой череп имеет почти треугольную или ладьевидную форму, определяются выбухания в области родничков, гипоплазия средней зоны лица и протрузия нижней челюсти, двусторонний экзофтальм с наружным конвергирующим косоглазием. Своеобразная форма черепа обусловлена брахицефалией вследствие преждевременного закрытия швов, главным образом венечного и ламбдовидного. Поперечник мозгового черепа не меняется или даже увеличивается. Вследствие снижения выраженности процессов остеогенеза покровные кости черепа при дизостозе Крузона резко истончены, что иногда приводит к выбуханию мозговых грыж в области родничков. При выраженной брахицефалии обращают на себя внимание широкий лоб и увеличение вертикального размера мозгового черепа. Основание черепа укорочено во всех размерах, а задняя черепная ямка смещается вниз, определяется impressio basilaris. Переднезадний размер глазниц уменьшен, что приводит к экзофтальму, а расстояние между ними увеличено. Верхняя челюсть существенно недоразвита, а нижняя имеет обычно нормальные размеры, но смещена вследствие дистального положения височно-нижнечелюстных суставов. Соотношение зубных рядов нарушено (рис. 11.6). Этот порок развития часто сопровождается укорочением верхней губы и изменением формы носа (широкий и приплюснутый нос). Иногда наблюдаются аномалии внутреннего и среднего уха, косоглазие и атрофия зрительных нервов.

Синдром Апера, при котором краниофациальный дизостоз сочетается с акроцефалией и синдактилией, имеет много

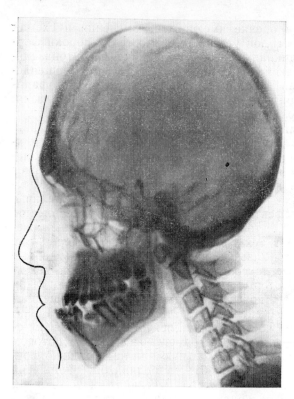

Рис. 11.6. Деформация костей мозгового и лицевого черепа при дизостозе Крузона. Брахицефалия, истончение покровных костей, смещение вниз задней черепной ямки. Дистальное положение и недоразвитие верхней челюсти, дистальное положение нижней челюсти.

общего с дизостозом Крузона, однако при этом виде дискрании наблюдается раннее синостозирование всех черепных швов, за исключением венечного. В связи с этим мозговой череп растет преимущественно в высоту, приобретает башенную форму и остается узким в переднезаднем и поперечном направлениях. Лоб и затылок широкие и плоские (рис. 11.7). Как и при дизостозе Крузона, отмечаются выраженный экзофтальм из-за уменьшения глубины глазницы и гипертелоризм вследствие увеличения размеров решетчатого лабиринта. Верхняя челюсть недоразвита, соотношения зубных рядов нарушены, однако сами зубы развиты нормально. При синдроме Апера встречается характерная деформация нижних век: они несколько приподняты и образуют складки, поддерживающие глазные яблоки. Наблюдаются также птоз верхних век, косоглазие и уплощение носа. Умственное развитие больных с этим синдромом обычно не нарушается, но отмечается очень резкая эмоциональная возбудимость. Характерно сращение нескольких пальцев верхних или нижних конечностей.

Много общего с двумя последними формами дискрании имеют черепно-ключичные дизостозы. Мозговой череп у плодов, новорожденных детей и взрослых с этим пороком характеризуется рядом особенностей: 1) он большой по объему,

Рис. 11.7. Дизостоз Апера. Башенный череп, широкий плоский лоб. Деформация основания черепа и орбит, дистальное положение и недоразвитие костей средней зоны лица. Открытый прикус с прогеническим соотношением зубных рядов. Размеры нижней челюсти увеличены, гонитальный угол развернут.

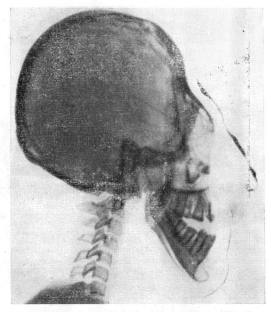

Рис. 11.8. Черепно-ключичный дизостоз.

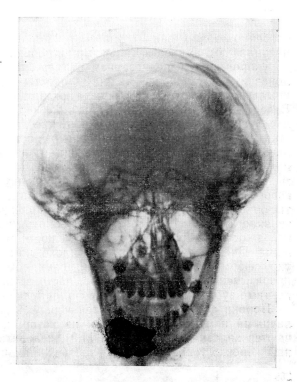

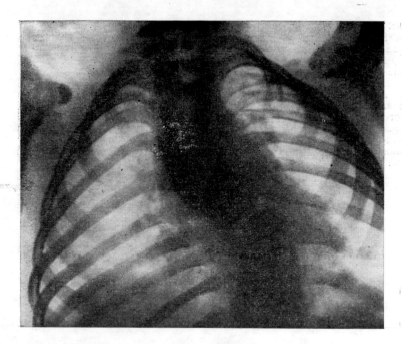

Рис. 11.9. Аплазия ключиц и сколиоз у больного с черепно-ключичным дизостозом.

особенно по сравнению с лицевым; 2) трансверсальные размеры преобладают над сагиттальными, основание черепа существенно укорочено в переднезаднем размере, средняя зона лица недоразвита и смещена кзади; 3) окостенение тела и больших крыльев основной кости иногда оказывается незавершенным. Вследствие недоразвития средней зоны лица часто отмечается характерное расширение носа, верхние фронтальные зубы выстоят кпереди (рис. 11.8). Нарушение остеогенеза сказывается преимущественно на костях крыши и основания черепа: роднички закрываются поздно, длительно не окостеневают швы между покровными костями, что и приводит к увеличению мозгового черепа. Эти процессы более выражены в теменной и затылочной областях. Здесь же усилено аппозиционное костеобразование и пальцевые вдавления. Несмотря на уменьшение средней зоны лица, размеры нижней челюсти могут быть нормальными. Пневматизация выражена плохо, но внутреннее и среднее ухо сформированы правильно и слух сохранен. Запаздывает прорезывание постоянных зубов, часто встречаются сверхкомплектные зубы и множественные фолликулярные кисты.

Пороки формирования костей черепа комбинируются с различными изменениями скелета, из которых чаще всего встречаются аплазия ключиц (рис. 11.9), недоразвитие скелета верхних конечностей, укорочение третьих фаланг кисти, сужение

Рис. 11.10. Башенный череп.

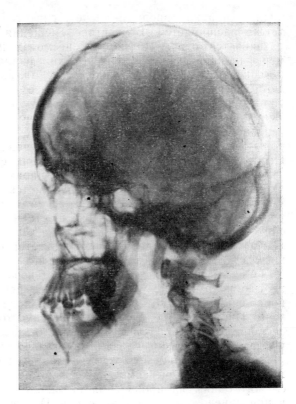

тазового кольца, уплощение головок бедренных костей, незаращение дужки L_V, удлинение вторых метакарпальных костей.

В соответствии с характером скелетных нарушений различают несколько форм черепно-ключичного дизостоза: генерализованный дизостоз, частичный аностеогенез, остеодентальную дисплазию, клейдодентокраниальный дизостоз.

К этим порокам близка группа краниостенозов, вызванных преждевременным закрытием одного или нескольких черепных швов. Ранний синостоз венечного шва приводит к укорочению лобного отдела черепа; брегма при этом смещается краниально, базальный угол резко увеличивается. При раннем синостозе стреловидного шва все размеры черепа, кроме ширины, увеличиваются, а при одновременном синостозе венечного и стреловидного швов к этому добавляется резкое уменьшение ширины черепа.

Если раньше времени закрываются ламбдовидный и венечный швы, то развивается б а ш е н н ы й ч е р е п. Для него характерны уплощение задней черепной ямки, сращение боковых масс затылочной кости с I шейным позвонком, укорочение передней черепной ямки (рис. 11.10). Малые крылья основной кости поднимаются вверх, орбиты уплощаются. У большинства больных отмечаются недоразвитие верхней челюсти и ее смещение кнаружи, вверх и вперед, гипертелоризм. Корень носа также расширяется. Вследствие смещения средней зоны лица развивается открытый прикус, несмотря на нормальные размеры нижней челюсти. При брахицефалическом типе башенного черепа крыша его резко истончена. Juga cerebri и impressio gyrorum распространяются на все покровные кости. Лоб уплощается, а высота черепа в лобном отделе увеличивается. Основание черепа укорачивается, в основном за счет передней черепной ямки. Малые крылья основной кости выбухают в стороны и вверх и располагаются выше уровня основания черепа. Носовая полость суживается вследствие смещения ее крыши вниз, турецкое седло расширяется, а пирамиды височных костей укорачиваются, вершины их направляются вверх и медиально. Реже встречается долихоцефалический тип башенного черепа, при котором длительно не закрывается сфеноокципитальный синхондроз и удлиняется основание черепа. Башенный череп любого типа может сочетаться с другими дискраниями, в частности с дизостозом Крузона.

Причины возникновения краниостенозов различны и полностью не выяснены. В части случаев речь идет о первичном поражении швов, которое вызывается аплазией сосудов в этой зоне. Иногда к преждевременному синостозу приводят рахит, сифилис, повышение внутричерепного давления, внутриутробные нарушения формирования мезенхимальных тканей.

Подобно краниостенозу, гипертелоризм также редко представляет собой самостоятельную деформацию. Чаще он служит одним из проявлений различных нарушений формирования лицевого и мозгового черепа. Под гипертелоризмом понимается деформация, состоящая в расширении корня носа и увеличении расстояния между глазницами свыше 50 мм (норма 32—33 мм). При этом деформированные орбиты занимают в лицевом черепе такое положение, которое они имеют у плода. Причинами обычно являются увеличение размеров продырявленной пластинки, раздвигание костей носа, увеличение ширины основной кости и решетчатого лабиринта. Обычно гипертелоризм сочетается с башенным черепом или другими видами брахицефалии, дизостозом Крузона, менингоцеле или менингоэнцефалоцеле, расщелиной неба и альвеолярного отростка, срединными расщелинами лица (рис. 11.11).

При гипертелоризме переднезадние размеры основания и мозгового черепа обычно уменьшены, а их ширина превышает нормальную, наблюдаются экзофтальм, гипоплазия обеих челюстей, особенно верхней, высокое небо, дефекты наружного уха. Мягкие ткани крыльев носа утолщаются, эпикантальные складки увеличиваются.

Близко к перечисленным видам дискраний примыкает микроцефалия, характеризующаяся либо равномерным уменьшением всех параметров мозгового черепа (длина, ширина, высота), либо резким уменьшением отдельных показателей. Отме-

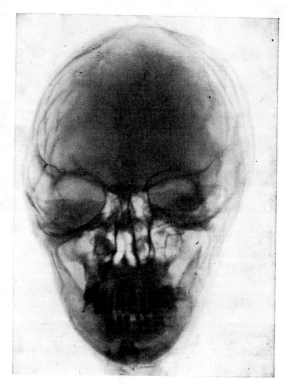

Рис. 11.11. Гипертелоризм в сочетании с башенным черепом и срединной расщелиной альвеолярного отростка и неба.

чаются несоответствие лицевого и мозгового отделов черепа, преждевременное и избыточное развитие лобной пазухи, гиперостозы в различных отделах крыши.

Особую и также довольно редкую группу врожденных деформаций составляют асимметричные увеличения черепа или отдельных его отделов. Иногда они комбинируются с увеличением размеров одной или обеих конечностей той же стороны или даже всего тела. Порок формирования тканей, который приводит к таким деформациям, возникает в ранней стадии дифференциации тканей, но приводит лишь к изменению количественной характеристики формирующихся органов, не вызывая нарушений в интимном строении образующих их тканей [Кручинский Г. В., 1981; Normann J., 1980; Converse A., 1980; David J. et al., 1982].

Мы обнаружили, что рентгенологические изменения черепа у больных с асимметричными увеличениями лицевых костей имеют несколько разновидностей. Реже всего встречается изолированное увеличение нижней челюсти, касающееся преимущественно ее тела; ветви и элементы височно-нижнечелюстных суставов с обеих сторон имеют обычную форму и величину. Лишь иногда на стороне увеличенной половины нижней челюсти отмечаются изменения функции сочленения и явления арт-

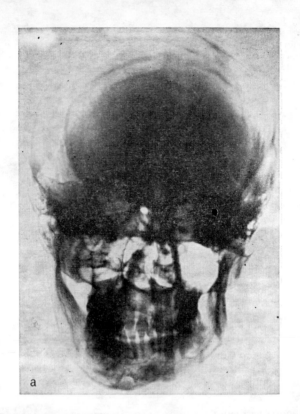

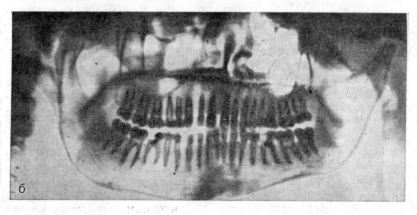

Рис. 11.12. Асимметричная деформация костей лицевого черепа, правосторонняя нижняя макрогнатия (а). Гиперплазия всех отделов нижней челюсти справа, ортопантомограмма того же больного (б).

роза височно-нижнечелюстного сустава. Прикус у всех больных перекрестный. Обращает на себя внимание то, что при внешнем осмотре асимметрия нижней половины лица выражена существенно больше, чем на рентгенограммах, что можно объяснить асимметричной гиперплазией мышц и других мягких тканей лица. Деформация этого типа обычно выявляется не с момента рождения, а в возрасте старше 9 лет.

Более часто рентгенологические данные свидетельствуют о том, что нижняя несимметричная макрогнатия сочетается с изменениями в других лицевых костях. Отмечаются увеличение передней высоты средней зоны лицевого черепа из-за вздутия решетчатого лабиринта, укорочение задней черепной ямы и всего основания черепа вследствие нарушения функции сфено-окципитального синходроза, часто уменьшение высоты альвеолярного отростка верхней челюсти на стороне нижней макрогнатии (рис. 11.12, а).

Комплекс костей средней зоны лица часто смещается назад. Скуловая и верхнечелюстная кости уменьшены на стороне нижней макрогнатии и компенсаторно увеличены на противоположной стороне. Суставные головки мыщелкового отростка увеличенной половины нижней челюсти либо не меняется по форме, либо высокие, узкие и резко наклонены по отношению к шейке. В этих случаях суставные впадины отличаются преобладанием высоты над шириной, а в суставах преобладают шарнирные движения. Отмечаются также разница в величине верхнечелюстных пазух, искривление перегородки носа, скученность зубов верхней челюсти, ретенция отдельных зубов.

Увеличение нижней челюсти у многих больных касается не только тела, но и ветви и мыщелкового отростка. Иногда увеличиваются обе половины нижней челюсти, но количественные изменения преобладают на одной стороне (рис. 11.12, б). Прикус в этих случаях не только перекрестный, но и открытый на стороне более выраженной макрогнатии. Удлиненная нижняя челюсть часто оказывается более тонкой и имеет менее выраженный кортикальный слой в основании, что свидетельствует о нарушении и периостального костеобразования.

Изредка увеличение одной половины нижней челюсти отмечается на фоне недоразвития другой ее половины, что является следствием раннего заболевания или повреждения элементов височно-нижнечелюстного сустава.

Почти в $1/3$ случаев асимметричных деформаций встречается гигантская гиперплазия мыщелкового отростка, обусловленная избыточной функцией ростковой зоны. Причиной ее R. Pollock и соавт. (1985) считают усиленное кровоснабжение во внутриутробном периоде, а К. Blomquist и К. Hogeman (1963) — травмы, эндокринные нарушения. Строение тканей гигантски увеличенного мыщелкового отростка не отличается от нормальных. Такая гигантская гиперплазия может сочетаться с увеличением всех костей лицевого и мозгового черепа на той же стороне, либо размеры остальных костных массивов остаются нормальными или даже уменьшенными.

Рентгенологические данные, таким образом, свидетельствуют о том, что в патогенезе асимметричных деформаций этого типа основную роль играют различные изменения ростковой зоны мыщелкового отростка и покровных костей, которые в части случаев комбинируются с нарушениями функции ростковых зон других отделов черепа, а иногда и с компенсаторными изменениями формирования смежных костей. В отличие от других деформаций основой рентгенодиагностики у таких больных является анализ прямой телерентгенограммы и ортопантомограмм, а боковые снимки имеют существенно меньшее значение. От снимков в аксиальной и полуаксиальной проекциях у них можно вообще отказаться. Обязательным во всех случаях является исследование височно-нижнечелюстных суставов.

При диагностике асимметричных деформаций необходимо учитывать, что небольшие различия в размерах обеих половин черепа встречаются очень часто и отражают различия функций полушарий головного мозга. Более выраженные нарушения формирования черепа могут быть связаны с заболеваниями нервной системы, перенесенными в антенатальном периоде или в периоде новорожденности. Асимметрии развития черепа возникают в тех случаях, когда эти заболевания затрагивают оболочки мозга и распространяются на тесно связанные с ними костные швы крыши и основания черепа, особенно сфенооцципитальный синхондроз и венечный шов. Поскольку петушиный гребень, малые крылья основной кости, пирамиды височных костей являются местами прикрепления твердой мозговой оболочки, развитие основания черепа и костных массивов средней зоны лица приостанавливается.

J. Gabka и E. Gabka (1957), K. Korkhaus и G. Müller (1960) указывали, что многие дискрании имеют патогенетическую связь с гормональными нарушениями, даже при невозможности ее подтвердить лабораторными данными, а также с метаболическими поражениями, в частности рахитом, который влияет на функции синхондрозов, ростковых зон и костных швов и часто вызывает деформации, сочетающиеся с открытым прикусом.

Рентгенологические изменения, выявленные при дискраниях, позволяют составить наиболее простую, но достаточно эффективную схему исследования, которую целесообразно использовать при лечении больных с врожденными деформациями. Она состоит из обзорных снимков черепа, выполняемых по принципу телерентгенограмм в прямой и боковой, а иногда и в аксиальной проекциях. Эти снимки могут служить базой для краниометрических исследований, задачей которых является определение соотношений лицевого и мозгового черепа, сагиттальных размеров основания черепа и отдельных черепных ям, наклона основания черепа к горизонтали, передней и задней высоты лицевого черепа в различных отделах, относительных размеров челюстных оснований и угла между ними, высоты ветвей нижней челюсти, наклона каждого из оснований челюстей по отношению к основанию черепа, гониального угла, углов наклона зубов к своим базисам, особенно в центральных отделах, межрезцового угла, высоты альвеолярных отростков, фронтальной ширины черепа в различных отделах, расстояния между глазницами. Краниометрические данные нужны в основном при планировании операций, уточнении распространенности деформаций, выявлении гормональных и обменных поражений. Тщательному изучению подлежит состояние покровных костей, плотность костной ткани, ширина диплоэ, выраженность сосудистых борозд и пальцевых вдавлений, форма и величина турецкого седла, состояние его стенок, наличие внутричерепных обызвествлений.

При наличии аппарата «Sonark» для полного обследования лицевого черепа достаточно трех зонограмм: средней зоны лица, нижней трети лицевого черепа и височно-нижнечелюстных суставов, в том числе в положении с открытым ртом. В отсутствие такой аппаратуры производят полуаксиальный и лобно-носовой снимки черепа, ортопантомограмму, линейные томо- и зонограммы суставов с открытым и закрытым ртом, а иногда дополнительно панорамные снимки челюстей или внутриротовые рентгенограммы.

По указанной серии снимков оценивают структуру костной ткани, форму и размеры различных костей, их симметричность, состояние полости носа и других придаточных пазух, альвеолярных отростков и зубных рядов, форму костных отделов височно-нижнечелюстных суставов, внутрисуставные взаимоотношения при сомкнутых челюстях и характер движения мыщелкового отростка при открывании рта. Помимо этого, на боковом снимке черепа фиксируют внимание на состоянии шейных позвонков, атлантоокципитальных сочленениях и взаимоотношениях верхних шейных позвонков с основанием черепа. Нередко необходимы дополнительные снимки других отделов позвоночника.

Указанные виды деформаций относятся к самым тяжелым в эстетическом и функциональном отношении, но встречаются относительно редко. Менее грубые челюстно-лицевые диспропорции, которые, как правило, относят к с к е л е т н ы м   ф о р м а м   а н о м а л и й   п р и к у с а, напротив, достаточно часты, и их устранение представляет собой основную сферу деятельности челюстно-лицевого хирурга и ортодонта. Наш опыт и анализ литературы свидетельствуют, что разделение этих деформаций на отдельные группы по этиологическому принципу до сих пор, как правило, произвести невозможно, так как их носители обычно обращаются за медицинской помощью в таком возрасте, когда попытки определения причин требуют организации серии специальных сложнейших исследований, которые пока еще не налажены ни в одной стране, хотя и представляют

большой интерес. Что касается патогенеза этих деформаций, то ответить на этот вопрос удается достаточно часто на основании рентгенологических данных.

Только два последние десятилетия во всех разделах стоматологии утвердилось правильное научное представление об этой группе аномалий как о сложном нарушении формирования, прежде всего костей лицевого черепа, хотя многие практические врачи (хирурги и особенно ортодонты) нередко продолжают традиционно относить их к аномалиям прикуса. Такая точка зрения чревата многочисленными ошибками в определении сроков и видов лечения больных, разобщенности действий хирургов и ортодонтов, нередко приводит к неудовлетворительным результатам лечения или рецидивам челюстно-лицевых диспропорций. Вопрос этот представляется существенным с учетом частоты не только этой группы деформаций, но и связанных с ними изменений, требующих своевременной коррекции: психической ущербностью, развивающейся в ответ на эстетические нарушения, соматическими изменениями, которые возникают вследствие извращения функций ряда органов и систем.

Многолетние рентгенологические наблюдения свидетельствуют, что основная масса этих деформаций представляет собой сочетанные поражения различных отделов лицевого черепа, которые, как правило, сопровождаются нарушениями формирования и основания черепа. Изменения мозгового черепа встречаются намного реже. В зависимости от преобладания тех или иных деформаций следует различать: 1) верхнюю ретро- и микрогнатию в сочетании с нижней макрогнатией; 2) верхнюю макрогнатию в сочетании с нижней микро- или ретрогнатией; 3) верхнюю и нижнюю микрогнатию или дистальное положение лицевого черепа по отношению к его основанию. Каждая из этих форм может сопровождаться нарушением соотношения зубных рядов, из которых основными являются открытый и глубокий прикус.

Несмотря на разнообразие индивидуальных вариантов, во всех трех группах отмечается одна закономерность: на снимках основным, наиболее характерным нарушением всегда является изменение положения или размеров костей средней зоны лица по отношению к основанию черепа. При этом имеется прямая зависимость между степенью недоразвития и дистального положения средней зоны лицевого черепа, укорочением его основания (преимущественно в области задней черепной ямки) и увеличением объема решетчатого лабиринта по вертикали. Это позволяет сделать вывод, что патогенетически изменения средней зоны больше всего обусловлены нарушением функции сфеноэтмоидального синходроза (рис. 11.13).

Дистальное положение нижней челюсти обычно наблюдается при укорочении основания черепа с передним расположением planum tympanicum височной кости и, следовательно, также является следствием нарушения функции сфеноокципитального

Рис. 11.13. Сочетанная деформация челюстей: нижняя макро-, верхняя макро- и ретрогнатия. Укорочение основания черепа в области задней черепной ямы.

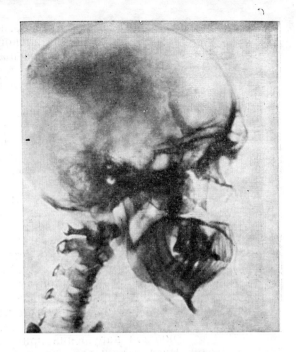

Рис. 11.14. Сочетанная деформация лицевого черепа с дистальным положением нижней челюсти. Глубокий прикус.

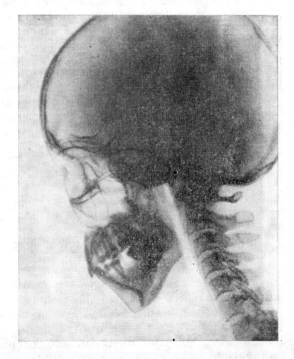

синхондроза (рис. 11.14). Нижняя микрогнатия, особенно у лиц с глубоким прикусом, помимо дистального смещения нижней челюсти, всегда сопровождается укорочением ее ветвей, мыщелковых отростков и вполне объясняется гипофункцией ростковых зон нижней челюсти. Нередко обнаруживается и нарушение оппозиционного остеогенеза с грацильностью всех лицевых костей, уменьшением высоты альвеолярных отростков, особенно верхнего. Эта картина всегда выявляется у лиц с непропорциональным уменьшением высоты лицевого черепа и дистальным расположением комплекса костей средней зоны, что сопровождается также глубоким прикусом. Можно наблюдать также сочетание всех указанных выше причин.

При всесторонном рентгенологическом обследовании больных с аномалиями прикуса выясняется, что зубоальвеолярные их формы встречаются относительно редко, а большая часть нарушений соотношения зубных рядов является следствием скелетных нарушений. Именно поэтому авторы ряда публикаций [Дорошенко С. И., 1968; Малыгин Ю. М., 1970; Хорошилкина Ф. Я., 1972], являющиеся ортодонтами, делают две принципиальные ошибки: 1) неправильно расценивают изменения лицевого черепа как фактор, сопровождающий аномальное соотношение зубных рядов, в то время как именно последние служат истинной причиной нарушений прикуса; 2) стремятся выявить характерные для каждого класса патологической окклюзии телерентгенологические показатели, хотя костные изменения, сопровождающиеся аномальным смыканием зубных рядов, чрезвычайно вариабельны и носят индивидуальный характер.

В случаях превалирующей нижней макрогнатии на рентгенограммах обнаруживаются симптомы эндокринных нарушений не столь грубые, как при истинной акромегалии, но принципиально очень с ней схожие, а при деформациях, обусловленных преждевременной остановкой роста разных отделов черепа в длину — проявления рахита. По-видимому, более тщательное комплексное обследование лиц с этими типами деформаций поможет в дальнейшем решить вопросы их этиологии, а следовательно, и профилактики.

При деформациях, сопровождающихся нарушением смыкания зубных рядов, изменяется механическая нагрузка на ткани пародонта, что приводит к довольно характерным рентгенологическим проявлениям: у корней премоляров и моляров обычно расширяются периодонтальные щели и становятся более грубыми выстилающие лунки кортикальные пластинки. Вокруг неконтактирующих центральных резцов пародонт также перестраивается. У молодых людей функциональные изменения могут сочетаться с тяжелым пародонтитом (рис. 11.15).

Таким образом, рентгенологические изменения позволяют установить патогенез «скелетных» форм аномалий прикуса, однако даже при динамическом наблюдении за больными, сопоставлении «скелетного», «черепного» и «зубного» возраста,

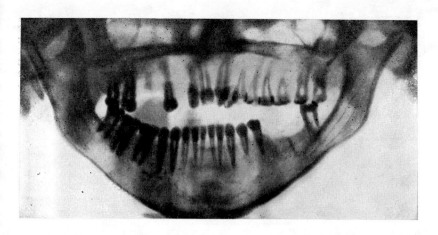

Рис. 11.15. Изменения пародонта, характерные для открытого прикуса у больного с нижней макрогнатией.

обследовании ближайших родственников больного не всегда можно определить этиологию нарушения функции ростковых зон.

Анализируя данные рентгенологического обследования большой группы больных с деформациями этого типа (более 1000 человек), мы убедились, что представленная выше стандартизованная схема рентгенологических исследований вполне пригодна для использования у этой группы больных.

Так, при дистальном прикусе можно наблюдать разные сочетания верхней ретрогнатии, нормо- или макрогнатии, изолированного увеличения альвеолярного отростка с нижней ретрогнатией или микрогнатией. Последняя может касаться разных отделов нижнечелюстной кости — тела, ветвей, альвеолярной части, всей кости. Выявляется несколько вариантов изменений основания черепа. Все эти сочетания носят индивидуальный характер. Еще более разнообразны костные изменения при глубоком прикусе.

Вертикальные дисгармонии лицевого черепа также могут иметь различные «скелетные» причины: 1) увеличение высоты ветвей нижней челюсти, приводящее к преобладанию высоты лицевого черепа, особенно в нижней его трети; 2) удлинение по вертикали подбородочного отдела нижней челюсти и разворачивание гониального угла с увеличением передней высоты этого отдела; 3) увеличение средней лицевой высоты за счет вздутия решетчатого лабиринта и истинного увеличения вертикальных размеров верхней челюсти и скуловых костей. При этом независимо от характера изменений скелета у всех пациентов с увеличением вертикальных размеров лица, сопровождающимся открытым прикусом, можно отметить дентоальвеолярное увеличение верхней челюсти, что хорошо документируется большим расстоянием АВ (рис. 11.16).

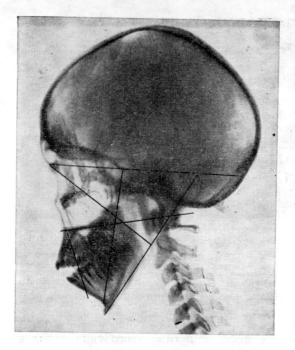

Рис. 11.16. Вертикальная дисгармония лицевого черепа с увеличением передней лицевой высоты. Дистальное положение нижней челюсти, открытый прикус. Дентоальвеолярное увеличение центральных отделов обеих челюстей.

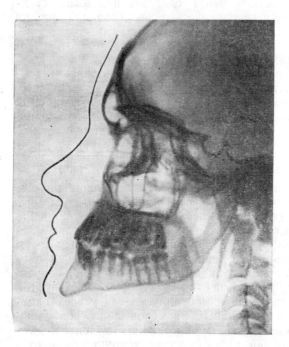

Рис. 11.17. Сочетанная деформация лицевого черепа с нижней ретро- и микрогнатией, увеличением передней лицевой высоты в среднем отделе. Травма в анамнезе.

У больных с преобладающей нижней ретро- и микрогнатией при тщательном сборе анамнеза можно установить наличие травмы в раннем детстве, а иногда и родовой травмы, артрита, сопровождавшего детские инфекционные или вирусные заболевания.

Нарушения роста нижней челюсти обычно сопровождаются компенсаторными изменениями расположенных выше отделов черепа (рис. 11.17).

ПРИОБРЕТЕННЫЕ ПОСТТРАВМАТИЧЕСКИЕ И ПОСТВОСПАЛИТЕЛЬНЫЕ ДЕФОРМАЦИИ

Лечение повреждений нижнечелюстной кости в настоящее время разработано настолько полно, что посттравматические деформации развиваются относительно редко даже при воспалительных осложнениях. Развитие таких деформаций может быть обусловлено посттравматическим остеомиелитом. Они возникают после повреждений, локализующихся в пределах зубного ряда, и приводят к асимметричному изменению формы нижней трети лицевого черепа и одностороннему нарушению смыкания зубных рядов. Рентгенологическое исследование в этих случаях не представляет трудностей, особенно при использовании ортопантомографии (рис. 11.18). Еще более часто деформациями осложняются переломы мыщелкового отростка и травмы височно-нижнечелюстного сустава, которые у взрослых могут сопровождаться функциональными изменениями височно-нижнечелюстного сустава или артрозом, а у детей и подростков приводят к развитию травматического артрита и нарушению роста и формирования элементов сочленения и соответствующей половины нижней челюсти.

У взрослых посттравматические деформации этого генеза обычно являются изолированными, а у детей развиваются не только одно- или двусторонняя микрогнатия, но и сопутствующие изменения конфигурации и размеров костей средней зоны лица. Чем раньше произошла травма, тем более глубоки деформации. Последствия ранних травм могут длительное время оставаться незамеченными, а деформация нижней трети лицевого черепа начинает проявляться к концу 1-го года жизни. Особенно резкие анатомо-функциональные нарушения развиваются в тех случаях, когда посттравматический артрит осложняется анкилозом сочленения и нарушением открывания рта (рис. 11.19). Диспропорции сопровождаются укорочением задней высоты лица, прогнатическим соотношением зубных рядов, нарушением размеров верхней челюсти, скуловой кости и дуги.

Если анкилоз не развился, то последствия повреждения мыщелкового отростка на снимках иногда проявляются только нарушениями роста, а конфигурация самого мыщелкового от-

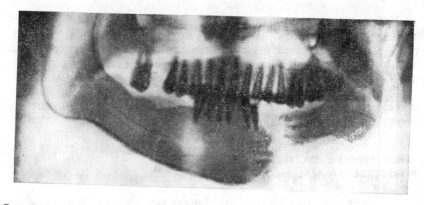

Рис. 11.18. Деформация нижней трети лицевого черепа после несросшегося перелома нижней челюсти, осложненного остеомиелитом. Ложный сустав. Поврежденный правый мыщелковый отросток рассосался.

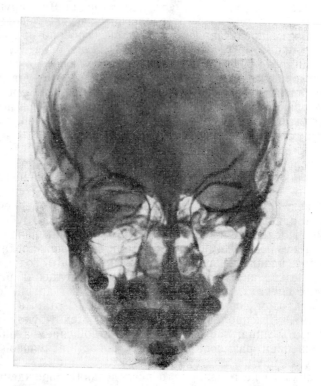

Рис. 11.19. Деформация лицевого черепа у больной с анкилозом правого височно-нижнечелюстного сустава, развившимся в детстве после артрита.

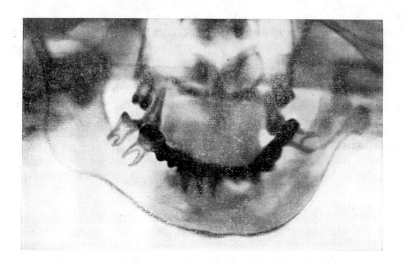

Рис. 11.20. Недоразвитие левой половины нижней челюсти и мыщелкового отростка после остеомиелита.

ростка сохраняется. В части случаев в результате травмы головка отростка полностью или частично рассасывается, атрофируются и элементы суставной впадины; при этом ошибочно ставится диагноз врожденной аномалии (рис. 11.20).

Чаще встречаются посттравматические деформации, обусловленные переломами костей средней зоны лица. Развитие этого осложнения объясняется рядом причин и в первую очередь тяжестью повреждений, которые по своему происхождению обычно связаны с транспортными катастрофами и производственными травмами. Это обусловливает большую распространенность повреждений костей средней зоны черепа и индивидуальную вариабельность хода линии переломов. Тяжесть состояния больных, частое сочетание повреждений лицевого и мозгового черепа, комбинация с повреждением внутренних органов и других отделов скелета не позволяют осуществлять репозицию костных лицевых фрагментов в ближайшем периоде после травмы. В то же время кости средней зоны имеют тенденцию к относительно быстрому спаянию, даже при наличии смещений. Нередко причиной развития деформаций являются ошибки хирургического лечения, в основе которых могут лежать погрешности рентгенологических мероприятий, в том числе плохое качество снимков, несоблюдение методических приемов и ошибки рентгенодиагностики.

Вопросы диагностики повреждений костей средней зоны черепа являются весьма актуальными, поскольку постоянно увеличивается удельный вес этих повреждений, а также в связи с тем, что посттравматические деформации вызывают нарушения жизненно важных функций дыхания, зрения, жевания, речеобразования, обоняния, грубо травмируют психику пострадавших, выключая их из нормальных социальных и производственных отношений. В связи с тем что посттравматические деформации обычно возникают у лиц трудоспособного возраста, требуют многоэтапного сложного хирургического лечения, в том числе пластических и реконструктивных операций, длительной функциональной терапии, ортопедического лечения, эта проблема привлекает внимание многих специалистов.

С точки зрения сопутствующих функциональных нарушений посттравматические деформации можно разделить на несколько групп в соответствии с их основными симптомами: 1) деформации, сопровождающиеся повреждением зрения; 2) деформации с преимущественными нарушениями жевания и речеобразования; 3) деформации, приводящие к нарушениям носового дыхания и обоняния; 4) деформации, вызывающие преимущественно эстетические нарушения пропорций лица без грубых функциональных выпадений; 5) деформация, отличающиеся комбинацией различных перечисленных клинических симптомов.

Несмотря на то что имеются другие классификации, в основу которых положены скелетные изменения и которые являются наиболее полными и радикальными для хирургов, мы считаем нашу группировку более удобной для рентгенологов, которым с ее помощью легче выбрать схему исследования.

Результаты рентгенологических наблюдений свидетельствуют, что у больных с перечисленными клиническими синдромами часто не бывает костного спаяния смещенных фрагментов лицевого черепа, линия перелома и смещение фрагментов отчетливо выявляются, особенно при целенаправленном рентгенологическом исследовании. Значительно реже при деформациях встречается костное спаяние смещенных в неправильное положение фрагментов. Наряду со скелетными изменениями у всех этих больных имеются повреждения мышц, связок, нервных и сосудистых стволов и других мягких тканей, которыми можно объяснить часть клинических симптомов.

Костные изменения при деформациях, сопровождающихся выпадением зрения, обычно состоят в нарушении целости дна орбиты и нижнего ее полукольца с обширными смещениями фрагментов, вследствие чего глазное яблоко опускается вниз вплоть до внедрения в верхнечелюстную пазуху. Нарушения слезоотделения обычно определяются при деформациях внутренней стенки орбиты, слезной кости, корня носа и разрыве слезных путей (рис. 11.21). Жевание и речеобразование чаще страдают при деформациях, вызванных повреждениями верхнечелюстного комплекса на уровне дна полости носа и пазух, которые приводят к фиксированному смещению верхнего альвеолярного отростка по отношению к расположенным выше костным отделам и нижнему зубному ряду, или при неправильно сросшихся переломах верхней и нижней челюсти, в том числе мыщелкового и венечного отростков.

Рис. 11.21. Посттравматическая деформация костей средней зоны лица слева. Отрыв левого слезного мешка при неправильно сросшемся переломе скуловой, верхнечелюстной костей и костей носа. Справа слезно-носовые пути проходимы. Зонодакриоцистограмма.

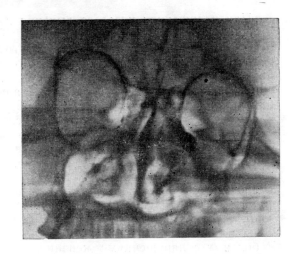

Рис. 11.22. Посттравматическая деформация средней зоны лицевого черепа. Отсутствует внутренняя, нижняя и части верхней стенки орбиты слева, левая носовая кость. Разрушен левый решетчатый лабиринт, деформирована полость носа. Поврежден сошник и перегородка между лобными пазухами.

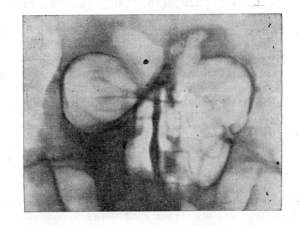

Рис. 11.23. Неправильно сросшийся перелом левой скуловой кости. Разрыв скулолобного шва. Повреждение верхнечелюстной кости.

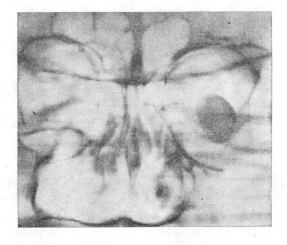

При нарушениях носового дыхания и обоняния рентгенологически выявляются резкие смещения и искривления носовой перегородки, носовых раковин, стенок грушевидного отверстия, решетчатого лабиринта и корня носа с переходом на лобную пазуху и переднюю черепную ямку (рис. 11.22). Грубее всего эстетические пропорции нарушаются при неправильно сросшихся переломах скуловой кости и ее отростков, крыши орбиты и лобной кости в зоне корня носа (рис. 11.23). Наконец, в пятой группе рентгенологически можно отметить самую разнообразную комбинацию костных изменений (см. рис. 1.13).

Оптимальные возможности рентгенодиагностики при деформациях этого типа создает томограф ОП-6 («Sonark»). Необходимые сведения могут быть получены при комбинации одной — двух зонограмм и боковой обзорной рентгенограммы черепа. Иногда зонограммы среднего участка лицевого черепа приходится делать на разной глубине (4—5 и 7—10 см). У больных с нарушениями жевания, открывания рта и деформациями, распространяющимися на нижнюю треть, их приходится комбинировать с зонограммами этой области. При отсутствии специальных аппаратов в обязательную схему рентгенологического исследования лицевого черепа входит комбинация трех снимков: боковой обзорной рентгенограммы черепа, полуаксиальной рентгенограммы и прямого эксцентрического снимка глазниц. К этим «базовым» снимкам нередко приходится добавлять продольные зоно- или томограммы верхнечелюстных синусов и решетчатого лабиринта, а также снимки нижней челюсти.

При нарушениях слезоотделения обязательно выполнение дакриоцистограмм, что также наиболее легко осуществить при помощи аппарата «Sonark». Контрастирование слезных путей свидетельствует, что у большего числа больных повреждается слезно-носовой канал. У 82 % больных обнаруживается его облитерация на разных уровнях в сочетании с резким перерастяжением слезного мешка. В 18 % случаев полость слезного мешка, напротив, уменьшается, резко деформируется (см. рис. 11.21).

Анализ результатов рентгенологических показателей и сопоставление с данными клинического обследования, а также изменениями, выявленными во время операции, свидетельствует, что лучше всего объем и характер деформаций определяются на зонограммах, которые практически позволяют установить основной объем повреждений. Почти у половины больных рентгенологически выявляемая распространенность костных изменений превышает обнаруживаемую клинически. Чаще всего клинически не распознаются неправильно сросшиеся переломы мыщелкового отростка, повреждения решетчатого лабиринта, переломы внутренней стенки глазницы, грушевидного отверстия, носовых раковин. Все они легко обнаруживаются на рентгенограммах. В то же время переднезадние соотношения фрагментов далеко не всегда полностью выявляются на перечисленных рентгенограммах. Сопоставление с операционными данными свидетельствует о преимуществах в этом вопросе стереорентгенограмм и КТ. Только у 15—17 % больных зонограммы приходится комбинировать со снимком в полуаксиальной проекции для распознавания изменений скуловой дуги и более точного определения смещений отломков.

Применение описанной выше схемы исследований показало, что повреждение передней и задней черепной ямок встречается почти в 20 % случаев деформаций костей средней зоны лица, но, по-видимому, не имеет отчетливых клинических проявлений в период острой травмы, так как у большинства больных они были обнаружены только при госпитализации для устранения деформации. Переломы локализуются в различных участках дна передней черепной ямки или в области клиновидных отростков, турецкого седла и обычно сочетаются с переломами решетчатого лабиринта и лобной пазухи. У 4,5 % обследованных отмечены повреждения тела основной кости со смещением стенок основной пазухи и изменениями ее слизистой оболочки. Смещение или отсутствие слезной кости обнаруживается на зонограммах, но увидеть костные фрагменты поврежденного дна орбиты удается лишь в единичных случаях, если они смещаются в верхнечелюстную пазуху, которая сохраняет воздушность. Большим достоинством аппарата «Sonark» является возможность демонстрации состояния верхнеглазничной щели и отверстия зрительного нерва, для диагностики которых не приходится прибегать к сложным снимкам в неудобных для больного положениях.

Повреждение верхнечелюстной пазухи происходит почти в 80 % травм лицевых костей. Деформацию и неконсолидировавшиеся переломы всех ее стенок удается установить при использовании вышеуказанной схемы исследования. Определение состояния слизистой оболочки пазухи иногда затруднено тем, что перенесенные в остром периоде посттравматические воспаления, организовавшиеся гематомы создают неоднородные затемнения, на фоне чего поздние хронические воспаления практически не дифференцируются. Только выявление выпота в пазухах позволяет говорить об активном гайморите, для чего, однако, требуется дополнительная зонография в вертикальном положении больного. Наблюдение за больными с посттравматическими деформациями заставляет настоятельно рекомендовать при повреждении мыщелкового отростка изучение функции височно-нижнечелюстного сустава, так как велика частота повреждений его мягких тканей.

Учитывая, что костнопластические вмешательства требуют заготовки трансплантатов определенных размеров и формы, нельзя не признать целесообразным использование у больных этой группы стереорентгенографии. Несмотря на трудности выполнения этой методики, необходимость дополнительной съемки, специального оборудования для изготовления и просмотра рентгенограмм, ее применение в крупных хирургических центрах, осуществляющих большой объем операций для восстановления костных структур, следует считать полностью оправданным.

Еще более целесообразно обследование всех больных с посттравматическими деформациями на компьютерном томографе, так как наряду с деформациями костных отделов наблюдаются обширные изменения в мягких тканях, повреждение сосудов, связок и нервов, изменения сосудов головного мозга, которые далеко не всегда имеют четкие клинические проявления, но своевременно не устраненные в дальнейшем приводят к опасным осложнениям. Только при КТ можно обнаружить их, не прибегая к сложным и обременительным для больного способам исследования.

Учитывая сложность детальной рентгенодиагностики посттравматических деформаций, обследование таких больных целесообразно осуществлять в специально оборудованных рентгеновских кабинетах, где работают опытные специалисты-рентгенологи.

Аномалии и пороки развития зубов. Они являются следствием различных причин: наследственных факторов, эндокринных и обменных нарушений, перенесенных матерью в периоде беременности или развившихся в детском возрасте, общих заболеваний, профессиональных вредных влияний, а также травматических, воспалительных или лучевых воздействий на зубные зачатки или формирующие их ткани. Аномалии, возникшие на почве общего заболевания, отличаются заинтересованностью всех или группы зубов, закладка и развитие которых происходят в один и тот же период. Могут сформироваться одновременно несколько пороков: олигодонтия, аномалия формы, запоздалое прорезывание. В результате местно воздействующей причины страдают один—два или группа рядом расположенных зубов.

Повреждающие агенты вызывают однотипную или разную патологию в зависимости от того, на каком периоде беременности или жизни ребенка они воздействуют. Разные причины на одном и том же этапе развития зубочелюстной системы вызывают один и тот же порок развития, а одна и та же причина в разные сроки развития зуба вызывает различные аномалии. Существуют факторы, под воздействием которых возникают специфичные изменения.

Пороки развития можно разделить на аномалии количества зубов, их величины, формы, положения, цвета, структуры тканей, нарушения формирования и прорезывания зубов, рассасывания корней. Их диагностика часто требует дополнительных данных, которые могут быть получены при использовании рентгенологического метода исследования. С его помощью могут быть обнаружены все виды пороков, кроме изменения цвета коронок. Снимки позволяют определить наличие или отсутствие зубов в челюсти, если их нет в зубном ряду, установить величину, форму и положение непрорезавшегося зуба, наличие или отсутствие корней, степень их сформированности, размеры и форму, состояние полости зуба и каналов. Рентгенологически выявляются сверхкомплектные зубы, определяется их положение, определяются ретенция зубов и причины ее возникновения, осуществляется дифференциальная диагностика сросшихся и слившихся зубов, уточняется вид структурной неполноценности тканей. При диагностике аномалий зубов особенно важны данные панорамной рентгенографии и томографии.

К аномалиям количества зубов относят уменьшение или увеличение их числа по сравнению с возрастной нормой. Полное отсутствие зубов и их зачатков, уменьшение их. количества называются первичной адентией, или гиподентией, в отличие от вторичной, при которой потеря ранее существовавших зубов обусловлена каким-либо заболеванием. Адентия может быть наследственной или развивается под влиянием неблагоприятных условий, действующих на 5—6-й неделе развития плода, когда формируется зубная пластинка. Частичная адентия временных зубов возникает в период между 7 и 10 нед. внутриутробного периода, когда формируются их зачатки, а постоянных зубов — после 17-й недели.

Первичная адентия обязательно подтверждается рентгенологическими данными, так как отсутствие зубов может быть. вызвано задержкой их прорезывания или слиянием и срастанием двух рядом расположенных коронок. Адентия встречается только в молочном, постоянном ряду или в обоих. Она может сочетаться с изменением формы коронок оставшихся зубов (рис. 11.24). Полная адентия встречается наиболее редко, главным образом при наследственной эктодермальной дисплазии. При наличии постоянных зубов молочные могут отсутствовать полностью, обратных соотношений практически не бывает. Первичная адентия чаще встречается на верхней челюсти. Обычно отсутствуют боковые резцы. На нижней челюсти могут отсутствовать вторые и первые премоляры, на обеих — третьи моляры.

При множественной первичной адентии прорезавшиеся зубы могут иметь шиповидную форму и располагаться на большом расстоянии друг от друга, создавая картину диастемы или трем. В случае отсутствия постоянных в зубном ряду могут задержаться молочные зубы. Рентгенологическое исследование позволяет выявить состояние их корней, что имеет прогностическое значение.

Истинную адентию необходимо отличать от ложной, обусловленной слиянием соседних зубов, а также от вторичной адентии с ретенцией зуба, что также требует рентгенологических. данных. При этом учитываются сроки минерализации и прорезывания каждого отсутствующего зуба.

Увеличение числа зубов по сравнению с возрастной нормой служит также поводом для рентгенологического иссле-

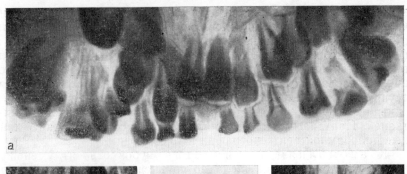

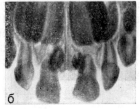
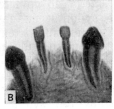
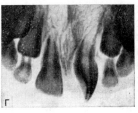

Рис. 11.24. Аномалии числа и формы зубов.

а — сверхкомплектные зачатки $\underline{1\,|\,1}$ и $\overline{1\,|\,1}$ зубов; б — сверхкомплектные зачатки $\underline{1\,|\,1}$ зубов; в — адентия $\overline{2\,|\,2}$ зубов, изменение размеров и формы коронок $\overline{31\,|\,13}$ зубов; г — изменение формы $\underline{|\,1}$ зуба.

дования, особенно, если комплектный зуб смещен. Вместе с тем сверхкомплектные зубы часто выявляются случайно при рентгенологическом исследовании. Избыточное количество зубов редко встречается в молочном ряду, между прорезавшимися зубами или постоянными, находящимися в стадии формирования. Чаще они обнаруживаются в постоянном зубном ряду. Молочные сверхкомплектные зубы повторяют форму комплектных (см. рис. 11.24, а), а постоянные имеют атипичную форму (см. рис. 11.24, б). Число, форма и положение сверхкомплектных зубов изменчивы. Прорезаясь в большом количестве, они создают впечатление второго зубного ряда, иногда занимают место комплектных зубов, могут прорезываться вне зубного ряда с вестибулярной или небной стороны, а иногда остаются ретенированными и располагаются далеко от альвеолярного отростка — в носовой полости, верхнечелюстной пазухе, глазнице, основании нижней челюсти. Отмечены случаи сращения сверхкомплектного зуба с комплектным. Сроки формирования сверхкомплектных зубов могут и отличаться от таковых для комплектных, что приводит к смещению и позднему прорезыванию комплектных зубов.

Тени сверхкомплектных зубов на рентгенограмме, наслаиваясь друг на друга или на корни комплектных зубов, иногда создают трудности в установлении их количества, определении состояния верхушек корней комплектных зубов. Их следует

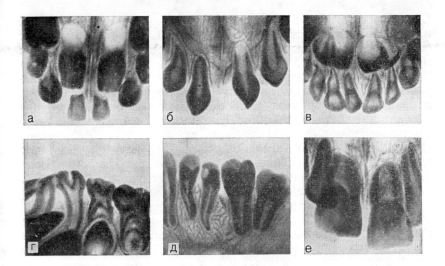

Рис. 11.25. Аномалии размеров и формы зубов.

а, б — макродентия, аномалии корней $\overline{5\,4}\,|$ зубов; в — зубы Гетчинсона; г — полное слияние $\overline{V}\,|$ зуба; д — аномалии формы коронок при эктодермальной дисплазии; е — зубы Пфлюгера.

дифференцировать от задержавшихся в постоянном прикусе молочных зубов.

Изменение размеров зубов (макро- или микродентия) может касаться группы, всех или одного зуба. Изменен в размере может быть весь зуб (см. рис. 11.24, в), только его коронки или только корень. Чаще всего этот порок поражает резцы.

Увеличенные зубы могут быть ранним диагностическим признаком нейрофиброматоза, а гигантизм всех зубов наблюдается при заболеваниях гипофиза. Рентгенологическое исследование позволяет диагностировать макродентию еще до прорезывания зубов, а впоследствии помогает определить величину корней, полости зуба, каналов. Единичные гигантские зубы могут быть следствием срастания рядом расположенных зубов и соединения комплектного и сверхкомплектного зуба, что также определяется только по рентгенограммам. При полном слиянии увеличенная коронка зуба имеет углубление на режущем крае, указывающее на границу между слившимися зубами. На снимке выявляются одна большая полость зуба и один канал (рис. 11.25, в). Если сливаются только коронки, то обнаруживаются одна увеличенная зубная полость, но два канала, имеющих нормальные размеры. При слиянии корней две полости зуба переходят в один широкий канал. Рентгенограммы позволяют отличить эту аномалию от срастания двух зубов, каждый из которых сохраняет свою полость и каналы.

Увеличенные зубы изменяют положение соседних зубов, антагонистов, а иногда и меняют форму всего зубного ряда.

Соседние с гигантскими зубы часто прорезываются с оральной или вестибулярной стороны, с наклоном или поворотом вокруг оси. Иногда они задерживаются в челюсти из-за недостатка места в зубном ряду.

Общая микродентия, как правило, имеет наследственный характер, но может быть вызвана и эндокринными нарушениями, например гипофизарным нанизмом. Уменьшение и деформация зубов встречаются при эктодермальной дисплазии, очаговой одонтодисплазии (рис. 11.25, д; см. также рис. 11.25, в), гемиатрофии лица. Микродентия боковых резцов верхней челюсти и третьих моляров расценивается как проявление филогенетической редукции. Уменьшение в размерах одиночных зубов является следствием действия местных причин.

Дифференцировать микродентию следует от уменьшения коронок при их стирании в результате повышенной нагрузки или при неполноценности структуры тканей зубов. В последнем случае дифференциальная диагностика осуществляется на основании рентгенологических данных. Микродонтия может служить причиной появления трем и диастем.

Аномалия формы зубов генетически обусловлена, но может возникать и под действием местных причин. Неправильную форму может иметь только коронка, корень зуба или оба они одновременно. Чаще это встречается в постоянном зубном ряду, среди сверхкомплектных зубов, и очень редко наблюдается в молочном прикусе. Изменение формы всех зубов отмечается крайне редко, свойственно кретинизму или эктодермальной дисплазии. Характерную деформацию приобретают коронки при врожденном сифилисе: зубы Гетчинсона — бочковидные центральные зубы обеих челюстей с полулунной выемкой на режущем теле (рис. 11.25, г), зубы Фурнье — бочковидные центральные верхние резцы без полулунной вырезки и зубы Пфлюгера — первые моляры, коронки которых напоминают нераспустившийся бутон или почку. Хотя аномалии формы зубов диагностируются при осмотре полости рта, рентгенологические данные часто необходимы для определения состояния полостей зуба, корней и каналов.

Своеобразной редкой аномалией является «зуб в зубе» — расположение в полости зуба небольшого зубоподобного образования, имеющего обратное топографическое соотношение обызвествленных тканей. Этот порок обнаруживается только при рентгенологическом исследовании (рис. 11.26, д).

Рентгенограммы незаменимы при определении количества корней, их изогнутости, длины, состояния корневых каналов. Число корней может изменяться как в сторону увеличения, так и уменьшения. Корни могут отсутствовать, что наблюдается у зубов, подвергшихся лучевому воздействию на стадии формирования. Изменение числа корней отмечается у всех зубов, но чаще всего у моляров, особенно третьих. Помимо изогнутости в разных направлениях, может возникнуть раздвоение корня на

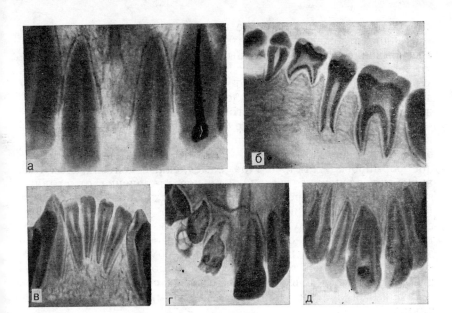

Рис. 11.26. Аномалии прорезывания и формирования твердых тканей зубов.

а — незавершенный амелогенез; б — ретенция ⌐IV зуба; в — эрозивная гипоплазия эмали; г — пятнистая гипоплазия эмали; д — «зуб в зубе».

разных уровнях. В аномальных корнях могут меняться ширина и ход канала. Выявление всех указанных изменений имеет значение при оказании лечебной помощи.

Из-за условий рентгенографии искривление корня на внутриротовых рентгенограммах иногда менее значительно, чем в действительности, а иногда увеличено по сравнению с истинным. В связи с этим в ряде случаев приходится производить внутриротовые рентгенограммы в разных проекциях или прибегать к дополнительной ортопантомографии. Рентгенологическое изучение состояния корней должно обязательно производиться в процессе ортодонтического лечения, так как перемещение неполноценных по строению тканей зубов может привести к нежелательным последствиям.

Аномалии положения (аберрации) зубов в молочном прикусе встречаются существенно реже, чем в постоянном. Смещаются также и сверхкомплектные зубы. Аномально расположенные зубы могут располагаться в зубном ряду или смещаются из него, дистопируются, поворачиваются вокруг продольной оси или наклоняются. Рентгенологические данные при аномалиях положения зубов помогают определить особенности аномалии, а иногда и ее причину — неправильную или позднюю закладку зуба (см. рис. 11.24, а, г), изменение его величины и формы, нарушение последовательности прорезывания, давление на корень сверхкомплектного зуба, одонтомы или ретинированного зуба. Рентгенологическое исследование позволяет выявить усиленное отложение заместительного дентина, гиперцементоз, рассасывание корней, локальный пародонтит, которые развиваются при повышенной нагрузке на аномально расположенный зуб. Оно обязательно должно производиться в процессе ортодонтического лечения и при установлении показаний к удалению аномально расположенного зуба.

Из аномалий формирования рентгенологически выявляются нарушения сроков формирования зубов, избыточное отложение твердых тканей и заместительного дентина, атипичное формирование тканей зуба, замедленный дентиногенез. Как аномалия расценивается значительное отклонение от средних возрастных сроков прорезывания молочных и постоянных зубов (преждевременность появления, ретенция) (рис. 11.25, б). Рентгенологически обнаруженные особенности строения твердых тканей зубов в этих случаях могут дать основание для обследования пациента с целью выявления обменной, эндокринной или другой общей патологии, а также помогают уточнить положение этих зубов и взаимоотношения их со своевременно прорезавшимися зубами и другими анатомическими образованиями.

При полуретенции, причиной которой является недостаток места в зубном ряду или срастание зуба со стенкой альвеолы, может прорезаться только часть коронки. В решении вопроса о судьбе ретинированного зуба основное значение имеют рентгенологические данные. Показаниями к удалению являются расположение зуба далеко от места закладки, наличие фолликулярной кисты, кариеса, болевого синдрома или парестезий, обусловленных давлением ретинированного зуба на нервные стволы или корни соседних зубов.

Аномалия рассасывания корней молочных зубов проявляется либо нарушением физиологических сроков рассасывания, либо атипичной локализацией участка резорбции. И то, и другое определяется только при рентгенологическом исследовании. Поводом для него должна стать преждевременная подвижность или смещение молочного зуба, а также задержка и неподвижность зуба в ряду. На рентгенограммах при этом можно обнаружить аномалию положения соответствующего постоянного зуба, адентию, очаговую одонтоплазию. Резорбция корней постоянных зубов — патологический симптом.

Пороки развития твердых тканей зубов имеют наследственную природу или возникают в период развития этих тканей. Хотя нарушения формирования эмали имеют четкие рентгенологические проявления, рентгенологическое исследование обычно не требуется, так как эти пороки хорошо определяются клинически. Вместе с тем теневую их характеристику необходимо знать для дифференциальной диагностики с изменениями другой природы. Участки гиперплазии эмали в виде так называемых эмалевых капель имеют диаметр 1—4 мм, округлую форму, гладкую поверхность, локализуются чаще в области шейки зуба, на границе эмали и цемента, в бифуркации корней или на самих корнях. На рентгенограмме они дают интенсивную тень с четкими границами, выступающую за контур тени зуба.

Гипоплазия эмали приводит к количественному и качественному нарушению ее строения, которые не имеют обратного развития. Системный порок этого типа имеет наследственную природу и выявляется у группы зубов, формирующихся в один период времени. Проявляется на молочных или постоянных зубах. Страдают чаще всего молочные клыки или моляры. Клинически при гипоплазии встречаются пятна (пятнистая форма), чашеобразные углубления (эрозивная форма) или линейные бороздки, опоясывающие зуб параллельно режущему краю или жевательной поверхности (бороздчатая форма). Локализация участка гипоплазии — указатель возраста, в котором произошло нарушение обмена, а его размер — длительности периода нарушения. Несколько параллельных полосок гипоплазии эмали свидетельствуют о действии рецидивирующего фактора (рис. 11.26, в).

На рентгенограммах выявляются только эрозивная и бороздчатая формы гипоплазии. Они могут быть обнаружены и до прорезывания зубов. Эрозивный тип характеризуется округлыми или овальными очагами просветления одинаковой величины на одноименных зубах. Они имеют четкие ровные контуры и видны тем отчетливее, чем глубже зона эрозии и чем ближе эрозии расположены к режущему краю, что связано с толщиной коронки на этом участке. Если эрозивная форма системной гипоплазии эмали образуется в начальном периоде минерализации коронки, то на режущем крае зуба возникает полулунная выемка. При бороздчатой форме гипоплазии на рентгенограмме видны четко отграниченные полоски просветления на коронках одного периода развития, идущие горизонтально. Несколько параллельных просветлений можно наблюдать у лиц, перенесших тетанию. Если бороздчатая гипоплазия развивается в периоде минерализации коронок, то на их режущем крае слой эмали имеет меньшую плотность и толщину. Возникает раздвоение контура режущего края зуба. Комбинация различных форм системной гипоплазии эмали создает на рентгенограммах сложную теневую картину, сочетающую полоски малой плотности и очаговые просветления на их фоне.

Недоразвитие эмали на буграх премоляров приводит к деформации их коронок и повышению стираемости зубов. На участках гипоплазии может развиваться кариес, который приводит к исчезновению четкости границ зон просветления на рентгенограммах.

Местная гипоплазия вызывает нарушение строения эмали на одном участке зуба и иногда сочетается с недоразвитием дентина. В молочных зубах такие изменения обычно бывают следствием травмы или воспаления фолликула. Такие же причины лежат в основе местной гипоплазии в постоянном прикусе. На снимках при этом выявляются нарушение правильности контуров коронок, узоры, истончение слоя эмали, прерывистость ее, деформация и уменьшение размеров коронок. На участках гипоплазии быстро формируются кариозные полости.

Несовершенный амелогенез (наследственная гипоплазия эмали, коричневая гипоплазия или дистрофия эмали) не дает единой картины у всех носителей порока, но на зубах одного индивидуума она одинакова. Изменены чаще все зубы. При этом на зубах разного периода развития эмаль изменена на одних и тех же участках. Клинически порок может проявляться только изменением окраски зубов, потерей ими блеска. Реже наблюдаются истончение слоя эмали и уменьшение размеров коронок. Эмаль легко стирается и отделяется от дентина. На поверхности зубов обнаруживается много разнонаправленных бороздок (рис. 11.26, а).

На рентгенограммах значительная часть коронок имеет повышенную прозрачность, на фоне которой видны очаги еще большего просветления в виде точек или полос, что соответствует углублениям на поверхности эмали. Картина корней и корневых каналов не изменяется.

Пороки развития дентина. К ним относят его дисплазию, дисплазию Капдепона, очаговую одонтодисплазию. Наследственная дисплазия дентина встречается у практически здоровых людей обоего пола в молочных и постоянных зубах. Коронки зубов сохраняют нормальный цвет, но бывают подвижными. При рентгенологическом исследовании молочного и сменного прикуса отмечается резкое уменьшение ростковой зоны зубов, полости зубов почти полностью облитерируются, корни недоразвиваются, имеют заостренные верхушки. Укорочение корней различных групп зубов выражено не в одинаковой степени, особенно резко у моляров (рис. 11.27). Каналы не выявляются или видны не на всем протяжении, а лишь в верхушечной части корня. Пульпа в полости гибнет. Вокруг корней нередко образуются очаги разрежения костной ткани.

Дисплазия Капдепона (бескоронковые зубы, зубы без эмали, коричневые или прозрачные зубы, неполноценный дентиногенез и т. д.) — наследственное заболевание, поражающее одинаково часто лиц обоего пола, молочные и постоянные зубы. В ряде случаев на молочных зубах патологические изменения выражены значительно, а на постоянных очень слабо. Зубы прорезываются, имея нормальную величину и форму, но с коронками, окрашенными в светло-серый или коричневатый цвет. Вскоре после прорезывания эмаль скалывается, а дентин стирается, но без обнажения пульпы. Степень стирания неодинакова у различных зубов и у разных пациентов. На рентгенограммах корни могут иметь обычную длину и форму либо наблюдается их гиперцементоз. Полости зубов и каналы узкие, иногда совсем не

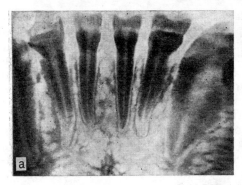
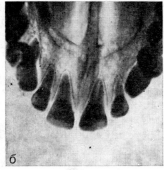

Рис. 11.27. Бороздчатая гипоплазия эмали (а). Наследственная дисплазия дентина (б).

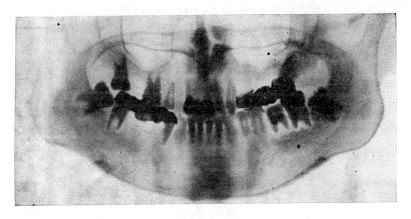

Рис. 11.28. Незавершенный дентиногенез (дисплазия Капдепона).

определяются. Облитерация их начинается уже в процессе формирования зубов. В области верхушек корней, несмотря на отсутствие кариозных изменений в коронке, развиваются очаги разрежения костной ткани с четкими или нечеткими контурами (рис. 11.28).

Изменения зубов встречаются и у больных с несовершенным остеогенезом. В этих случаях коронки зубов, имеющие правильную форму и размеры, отличаются повышенной стираемостью и имеют необычную (серую, сине-серую или желто-коричневую) окраску. Полости зубов также облитерируются. От других видов дисплазии твердых тканей зубов этот порок отличается характерными костными изменениями.

Очаговая одонтодисплазия (незавершенный одонтогенез) — редкий порок. Встречается у здоровых лиц обоего пола и характеризуется нарушением развития нескольких рядом расположенных временных или постоянных зубов на одной стороне челюсти. Чаще поражаются верхние зубы. Отмечается резкое замедление сроков формирования пораженных зубов, нарушение прорезывания, ретенция постоянных зубов, недоразвитие участков челюстей в зоне расположения пораженных зубов. Клинически и на рентгенограммах коронки имеют меньшие размеры из-за недоразвития слоя эмали, корни тонкие, каналы расширены, неравномерно снижена интенсивность тени коронок, имеются участки деминерализации. Полости зубов расширены.

От местной гипоплазии очаговая одонтодисплазия отличается поражением большего числа зубов, одинаковыми изменениями эмали по всей поверхности коронки, отсутствием в анамнезе указаний на действие местных повреждающих причин. В отличие от системной гипоплазии эмали поражается и дентин, изменяются рядом расположенные зубы, меняется характер прорезывания измененных зубов. Этот же симптом помогает отличить одонтодисплазию от несовершенного амелогенеза.

ГЛАВА 12

РЕНТГЕНОЛОГИЧЕСКОЕ ИССЛЕДОВАНИЕ ПРИ ЗАБОЛЕВАНИЯХ ВЕРХНЕЧЕЛЮСТНЫХ ПАЗУХ ОДОНТОГЕННОГО ГЕНЕЗА

Предпосылкой для возникновения одонтогенных гайморитов является тесная анатомическая связь пазухи с корнями зубов верхней челюсти. Процесс может быть обусловлен распространением воспаления из соседних участков кости или дна пазухи либо развиваться вследствие гематогенного или лимфогенного инфицирования [Синева В. И., 1980; Пепеляев В. Г., 1981; Смиренская Т. В., 1981; Козлов В. А. и др., 1982; Мельников А. В., 1985; Schmelzle R. et al., 1982; Lane J. et al., 1984, и др.].

Непосредственным толчком к развитию гайморита часто являются травма, охлаждение или общие заболевания, снижающие резистентность организма. Причиной воспалительного поражения чаще всего бывают различные типы отрых или обострившихся периодонтитов (около половины всех случаев) или осложнения консервативных и хирургических манипуляций (около 20 %). Среди остальных причин почти с одинаковой частотой встречаются нагноение радикулярных кист и остеомиелит лунок зубов, контактирующих с дном верхнечелюстного синуса. Имеются сообщения о возникновении гайморита при абсцедирующей форме пародонтита [Ван Гуанхэ, 1958; Шаргородский А. Г., 1985, и др.].

Среди «причинных» зубов при одонтогенных воспалениях на первом месте стоят 6 | 6 (47,7—52 %), затем 7 | 7 (15,5—25 %) и 5 | 5 (11 %) [Мануйлов О. Е. и др., 1980; Синева В. И., 1980; Бонарь И. М. и др., 1981; Кокарев Г. П., 1982; Schmelzle R. et al., 1982, и др.].

Одонтогенные гаймориты обычно являются первично-хроническими заболеваниями, поэтому их клинические признаки стерты и не имеют выраженных, а тем более специфических черт. Головная боль, нарушение дыхания и обоняния при одонтогенных воспалениях встречаются реже, чем при риногенных. Болезненность при пальпации области передней стенки верхнечелюстной пазухи, односторонние невралгии также обнаруживаются не часто, в период обострения. Вместе с тем 24—40 % острых воспалений верхнечелюстной пазухи также могут иметь одонтогенное происхождение [Левина С. О., Мулик С. П., 1972; Тимофеев А. А., 1982; Хлыстов Ю. А., Мусорин Ю. Н., 1983; Шаргородский А. Г., 1985; Лузина В. В. и др., 1986; Schumann D., 1984, и др.]. Чаще всего в этих случаях синуит развивается как осложнение лечебных манипуляций. Клиническая картина острого одонтогенного гайморита в отличие от таковой риногенного имеет ряд характерных признаков: отмечаются боль в области зуба и перфоративное отверстие в дне пазухи, асимметрия лица и болезненность при пальпации переднелатеральной ее стенки, зловонные гнойные выделения из носа, крошковато-творожистые массы в промывной жидкости, изолированное поражение одной пазухи, рентгенологические изменения пара- и периодонта «причинного» зуба. Не все указанные признаки постоянны, но они позволяют дифференцировать одонтогенные и риногенные поражения.

Одонтогенный гайморит развивается в основном в хорошо пневматизированных верхнечелюстных пазухах с широким дном и глубокими альвеолярными бухтами. Такое анатомическое строение пазух, по данным В. И. Синевой (1980), встречается в 49,4% случаев. Резорбция костного слоя, отделяющего корни зубов от дна пазухи, при периодонтитах происходит тем быстрее, чем тоньше костная прослойка. Однако даже наличие толстого участка костной ткани не исключает опасности инфицирования синуса.

Существенных различий в патологоанатомической картине хронических риногенных и одонтогенных гайморитов нет. Изменения слизистой оболочки, начинаясь с области дна, часто остаются в пределах нижних отделов пазухи, вызывая воспаление ограниченного характера [Мельников А. В., 1985]. Оно проявляется выраженной десквамацией эпителия, разрушением базальной мембраны и желез, гнойным расплавлением соединительнотканной основы слизистой оболочки и деструкцией костной ткани. Изменения сосредоточены в основном вокруг «причинного» зуба, а на остальных стенках пазухи могут быть мало выражены или отсутствовать. Лишь для хронического диффузного гайморита характерно воспалительное поражение в слизистой оболочке всех стенок, однако острота проявлений может быть неодинаковой в разных отделах пазухи. Даже ограниченные одонтогенные гаймориты могут сопровождаться реактивными изменениями со стороны решетчатой, лобной и основной пазух.

Методы клинического исследования мало помогают в определении природы патологического процесса, поэтому именно при рентгенологическом исследовании удается диагностировать воспалительные изменения верхнечелюстных пазух и дифференцировать риногенное и одонтогенное воспаление. Уточнить причину гайморита необходимо, так как одонтогенные поражения чаще являются очагом дремлющей инфекции и интоксикации. Проводимые в таких случаях рентгенологические исследования позволяют не только выявить воспалительные изменения, но и судить о состоянии зубов и альвеолярного отростка, а также соотношении зубов с дном верхнечелюстной пазухи.

Рентгенограмма околоносовых пазух в подбородочно-носовой проекции в вертикальном положении больного часто является исходной для оценки пневматизации всех пазух. Однако наши

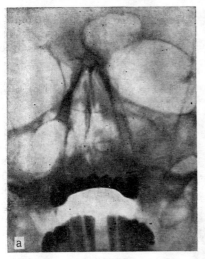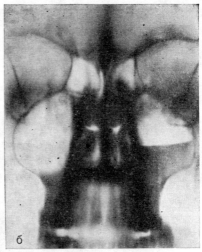

Рис. 12.1. Левосторонний гайморит.

а — верхнечелюстная пазуха слева затемнена. Причина затемнения неясна. Рентгенограмма в подбородочно-носовой проекции; б — линейная зонограмма в вертикальном положении головы. Левосторонний острый одонтогенный гайморит. Уровень жидкости в пазухе.

исследования показали, что на основании обзорных рентгенограмм в подбородочно-носовой проекции при гайморите можно сделать ошибочные выводы о деталях состояния пазух в 71,6% случаев, а наиболее информативны зонограммы пазухи при лобно-носовой укладке в вертикальном положении пациента с углом поворота трубки 8° (рис. 12.1). Вместе с тем, выявляя изменения в пазухах, не удается установить генез воспаления. Применение панорамных рентгенограмм и ортопантомограмм упрощает диагностику и позволяет дифференцировать одонтогенный гайморит. Эти методики информативны и позволяют отказаться там где это возможно, от применения внутриротовой рентгенографии, связанной с большим облучением и не всегда дающей убедительные результаты.

Контрастная гайморография, особенно с йодолиполом, вопреки мнению ряда оториноларингологов, по нашим наблюдениям, часто не дает достоверных данных. Контрастное вещество скапливается в нижних отделах синуса и альвеолярной бухте, перекрывая слизистую оболочку и искажая истинную картину ее изменений (рис. 12.2).

Острые одонтогенные гаймориты приводят к выраженному отеку и утолщению слизистой оболочки пазухи. Часто выявляется уровень жидкости горизонтальной или менискообразной формы (см. рис. 12.1, б). При стихании острой фазы количество жидкости в пазухе постепенно уменьшается, но утолщение слизистой выстилки, особенно на дне, длительно сохраняется. Если одонтогенный процесс с самого начала носит хронический характер, то

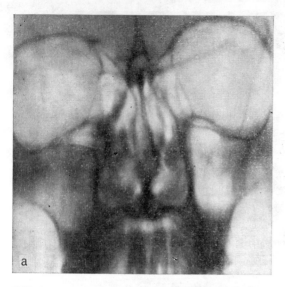

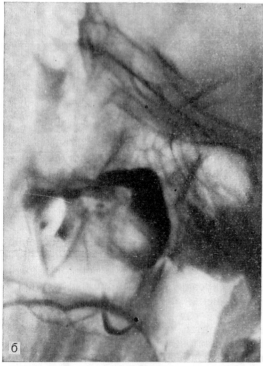

изменения слизистой оболочки имеют вид локальных утолщений. Костная стенка альвеолярной бухты на уровне «причинных» зубов в большинстве случаев резко истончается, а на отдельном участке даже полностью разрушается (рис. 12.3).

Параллелизм между характером периодонтальных процессов и выраженностью изменений слизистой оболочки верхнечелюстной пазухи отсутствует. При небольших зонах периодонтальных резорбций могут наблюдаться значительные по протяженности эрозии дна верхнечелюстных пазух и обширные изменения примыкающей слизистой оболочки в виде бугристых утолщений с волнистыми, но довольно четкими очертаниями (см. рис. 12.3, б). Чем меньше расстояние между корнями (причинных» зубов и зонами периодонтальных костных деструкций, тем обширнее изменения слизистой оболочки. Такие изменения в пазухе могут быть обусловлены пародонтитом.

Проявления вер-

Рис. 12.2. Киста больших размеров правого верхнечелюстного синуса.

а — линейная зонограмма; б — контрастная гайморограмма. Киста плохо дифференцируется.

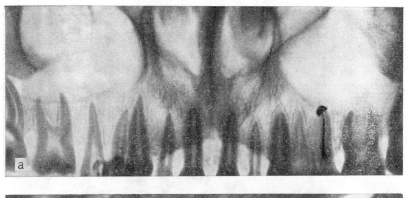

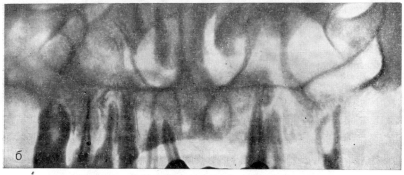

Рис. 12.3. Периодонтальные изменения у медиального и дистального корней 6| зуба. Дно левой верхнечелюстной пазухи на этом уровне разрушено, на дне ее массивное утолщение слизистой оболочки (а). Небольшие радикулярные кисты около 5|5 зубов. В полости левой кисты пломбировочный материал. Остеопороз дна альвеолярных бухт с обеих сторон и утолщение слизистой оболочки на дне верхнечелюстных пазух (б).

хушечного периодонтита одновременно с изменениями стенок и дна верхнечелюстной пазухи лучше всего видны на увеличенных панорамных снимках. Изменения слизистой оболочки пазухи отчетливо выявляются в тех случаях, когда они занимают не более $1/_3$ ее дистального объема. При более обширных изменениях верхняя граница утолщенной слизистой оболочки не определяется из-за наслоения на пазухи тени скуловых костей. В таких случаях более информативны ортопантомограммы (рис. 12.4). На внутриротовых рентгенограммах истинное состояние дна верхнечелюстных пазух вследствие косого хода лучей определить невозможно, а взаимоотношение с ним корней зубов также не соответствует действительности. Для диагностики одонтогенных гайморитов применять эти снимки не рекомендуется.

Воспаление, возникающее вследствие перфорирования дна верхнечелюстной пазухи при лечении или удалении зубов, имеет некоторые особенности. В таких случаях обычно возникает реакция слизистой оболочки всех стенок пазухи, что хорошо видно на

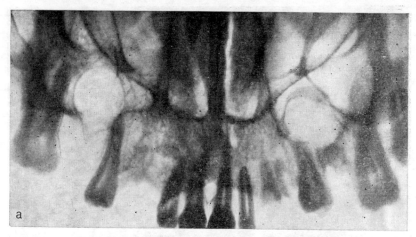

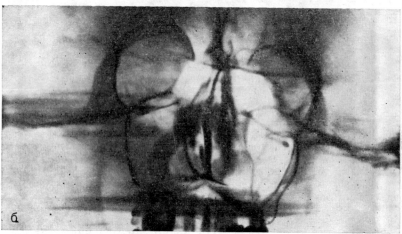

Рис. 12.4. Небольшие одонтогенные кисты обеих верхнечелюстных пазух. Справа дно пазухи разрушено, слева выпячено вверх (а). Правосторонний одонтогенный гайморит. Оротопантомограмма средней зоны лица (б).

ортопантомограммах или продольных зонограммах. Слизистая оболочка резко утолщается, образует полиповидные выбухания. В нижних отделах пазухи могут обнаруживаться скопления пломбировочного материала, металлические инородные тела и фрагменты зубов. Содержимого в пазухе может быть немного или оно отсутствует, если пазуха периодически опорожняется через свищевой ход. Чаще, чем при других формах одонтогенного гайморита, наблюдается присоединение воспалительного процесса в решетчатой и лобной пазухах на стороне поражения.

Радикулярные кисты и кистогранулемы, связанные с корнями зубов, контактирующих с дном верхнечелюстной пазухи, вызывают прогрессирующее его разрушение или отодвигает кверху пограничную костную пластинку (см. рис. 12.4, а). Врастающие в пазуху радикулярные кисты бывают больших размеров, но редко полностью выполняют ее просвет. Представление о том, что им всегда сопутствуют клинические проявления, не соответствует действительности. По нашим данным, большинство этих кист обнаруживается случайно при рентгенологическом исследовании.

Выявление одонтогенных кист, распространяющихся в верхнечелюстную пазуху, обычно не представляет трудностей. Киста дает однородную тень с выпуклыми правильными внешними очертаниями, полуокруглой формы, занимающую в основном нижнюю половину пазухи (см. рис. 1.16). Однако небольшие кисты, расположенные в пределах альвеолярной бухты, на обзорных снимках в подбородочно-носовой проекции не выявляются, а при больших кистах не всегда удается увидеть характерный выпуклый контур образования, что не позволяет отличить кисту от воспалительного процесса с тотальным утолщением слизистой оболочки или большим скоплением жидкости в верхнечелюстной пазухе. Мало информативны и боковые рентгенограммы из-за сложной интерпретации суммарного изображения обеих пазух, лицевого скелета и элементов полости носа. Для диагностики одонтогенных кист любых размеров наибольшую ценность представляют продольные зонограммы, снятые в лобно-носовой проекции в вертикальном или горизонтальном положении больного. Мало эффективна и контрастная гайморография. Небольшие кисты сплющиваются под тяжестью йодолипола, тень их перекрывается контрастным препаратом, характерная форма искажается. При больших кистах контрастное исследование не всегда легко осуществить, так как при пункции оболочка кисты повреждается и содержимое ее эвакуируется. Единственным прямым скиалогическим признаком одонтогенной кисты является с и м п-т о м к о с т н о г о о б о д к а, обусловленный сохранившейся костной тканью, но он определяется не всегда. Редко также удается обнаружить деформацию, истончение или полное исчезновение нижних отделов наружной стенки пазухи.

Зонография не всегда позволяет дифференцировать кисты риногенной или одонтогенной природы, так как их теневые проявления идентичны. Для этого необходимо дополнительное рентгенологическое исследование верхнего зубного ряда.

На увеличенных панорамных рентгенограммах кисты выявляются только в тех случаях, когда они занимают не более трети дистального объема пазухи. Характерная картина может искажаться: форма их тени бывает менее правильной, часто тень напоминает полиповидное набухание слизистой оболочки. Верхняя граница кист большого размера перекрывается наслаивающейся скуловой костью, а дистальные их отделы приводят к однородному, но различному по интенсивности понижению прозрачности пазухи, которое не отличается от картины гайморита. В тех слу-

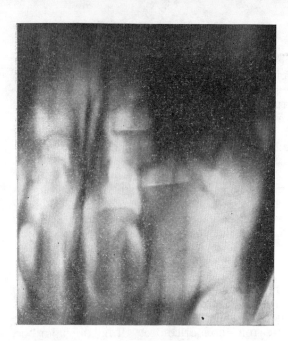

Рис. 12.5. Нагноившаяся одонтогенная киста левого верхнечелюстного синуса. Сопутствующий этмоидит с выпотом в одной из верхних решеток. Линейная зонограмма.

чаях, когда околокорневая киста связана с изменением у небного корня моляров, а на фоне воздушной полости пазухи выше ее дна появляется просветление высокой степени прозрачности, выявить нарушение целости дна верхнечелюстной пазухи не удается. Нижняя же половина пазухи создает картину линейного или полуовального затемнения. На ортопантомограммах выявляемость самих кистозных образований пазухи также зависит от их размеров и локализации. Кисты, происхождение которых связано с молярами и которые локализуются в наружных отделах пазухи, более четко отображаются на ортопантомограммах. Они имеют характерную теневую картину. Хуже выявляются на ортопантомограммах кисты, связанные с премолярами. Они могут перекрываться элементами полости носа, создающими сложную для интерпретации теневую картину.

При нагноениях, которые осложняют почти 25% случаев кистозных образований, правильная округлая форма кисты может меняться, а четкая наружная граница исчезает. Утрачивается однородность структуры кисты, в центре ее появляется просветление с горизонтальным уровнем содержимого, а оболочка становится более толстой. Кисты могут вскрываться в полость носа или рта, образуя свищ, что, по данным М. Ф. Рождественской (1968), наблюдается почти в 30% случаев. При нагноении радикулярная киста может вскрыться в верхнечелюстную пазуху. Тень ее в этих случаях сливается с утолщенной слизистой оболочкой и рентгенологическая картина не отличается от проявлений гайморита (рис. 12.5).

ГЛАВА 13

РЕНТГЕНОЛОГИЧЕСКОЕ ИССЛЕДОВАНИЕ ПРИ ЗАБОЛЕВАНИЯХ ВИСОЧНО-НИЖНЕЧЕЛЮСТНОГО СУСТАВА

Сложность анатомического строения и кинетики височно-нижнечелюстного сочленения, зависимость правильных внутрисуставных соотношений от характера смыкания зубных рядов, тонуса и функции жевательных мышц создают тот фон, который обусловливает большую частоту заболеваний этого сустава у лиц различного пола и возраста. По данным различных авторов [Weinmann A., Agerberg T., 1986; Thompson J., 1985; Dowson P., 1985], клинические признаки дисфункций височно-нижнечелюстных суставов (боли, крепитация, дискоординация движений обеих сторон и связанная с ней девиация нижней челюсти при открывании рта, напряжение мышц и периартикулярных тканей, снижение слуха) можно выявить у 14—40% населения. Частота дисфункций возрастает с возрастом и потерей жевательных зубов. Особенно высока она у лиц с аномальными соотношениями зубных рядов.

Дисфункции составляют основную группу патологических изменений височно-нижнечелюстных сочленений. Для понимания причин их возникновения, а тем более для объяснения их рентгенологических проявлений необходимо в первую очередь рассмотреть особенности функции сочленения.

По своей механике височно-нижнечелюстной сустав является самым сложным сочленением. Внутрисуставной диск разделяет его полость на две изолированные камеры. Движения в каждой из них имеют особенности. При открывании рта головки нижней челюсти осуществляют ротацию вокруг поперечной оси в нижнем этаже сустава, где впадиной служит нижняя поверхность диска. При этом верхний полюс головки перемещается вентрально. Центр вращения каждой головки находится на внутренней ее полюсе. Одновременно «впадина» (диск) меняет свое положение и движется вперед по задней поверхности суставного бугорка. Ось этого движения располагается в центре суставного бугорка. Движения головки начинаются раньше скольжения диска, и в ходе их она ротируется почти на 100°. Угол скольжения диска составляет около 60°. При движении челюсти в сторону на рабочей стороне ротация отсутствует, а на балансирующей осуществляется со смещением диска вперед, но не вокруг поперечной оси головки, как при открывании рта, а вокруг прямой вертикальной оси, которая идет от центра суставного бугорка балансирующей стороны к центру головки рабочей стороны. Таким образом, движения в височно-нижнечелюстных суставах вращательно-скользящие. При полном открывании рта внутрисуставной диск сохраняет контакт с задними отделами суставной впадины благодаря соединительнотканным тяжам позади головки. Частично степень открывания рта регулируется тем, что диск устанавливается впереди головки. Почти у 70% людей имеется так называемый физиологический подвывих, при котором с суставным бугорком контактирует только задняя треть суставной площадки головки.

При открывании рта движения элементов сочленения происходят последовательно: вначале осуществляются ротационные движения головки в нижнем этаже суставной полости. Затем комплекс головка — диск движется вниз до вершины суставного бугорка. При этом равнодействующая сокращений жевательной мускулатуры направлена таким образом, что основную жевательную нагрузку берут на себя зубные ряды, а не ткани сустава.

Объем движений в здоровом височно-нижнечелюстном суставе тесно связан с нервно-мышечным балансом жевательной мускулатуры, который обусловливает также физиологически правильное положение головок во впадине и влияет на взаимоотношения челюстей. Важным фактором является равномерность натяжения крыловидных и жевательных мышц с двух сторон.

В норме комплекс головка — диск расположен во впадине так, что основное давление минует ткани, не предназначенные для его восприятия. Равнодействующая мышц направлена горизонтально к суставным поверхностям, чтобы не увеличивать нагрузку на соединительнотканное покрытие впадины, поэтому латеральная крыловидная мышца смещает диск в мезиодистальный угол и признаком нормальных внутрисуставных отношений является расположение головки в верхнемедиальном углу впадины (рис. 13.1). Сосудисто-нервный пучок в это время находится за пределами суставной впадины и головка с ним не соприкасается. Полная симметрия внутрисуставных взаимоотношений в норме отсутствует, головки имеют небольшие различия в своем расположении. На этом показателе особенно отражаются взаимоотношения челюстей в горизонтальной плоскости. При движении головки вперед натягиваются не только задние, но и боковые эластичные пучки, связывающие диск с головкой. Рецепторы, располагающиеся в разных отделах связок, воздействуют на жевательную мускулатуру, стабилизирующую положение головок, и защищают сустав от разболтанности. Небольшой временный мышечный дисбаланс приводит к изменениям, которые компенсируются, не проявляясь клинически. Стойкий дисбаланс мышц любой природы, в том числе вызванный неадекватными ортопедическими мероприятиями, приводит к смещению головок вниз, возникают перегрузка задних зубов, дискоординация мышц и болевые ощущения. При увеличении вертикальных соотношений челюстей протезами, пластинками мышечный баланс нарушается, тяга латеральной крыловидной мышцы уже не может удержать головку в правильном положении. Возникает разболтан-

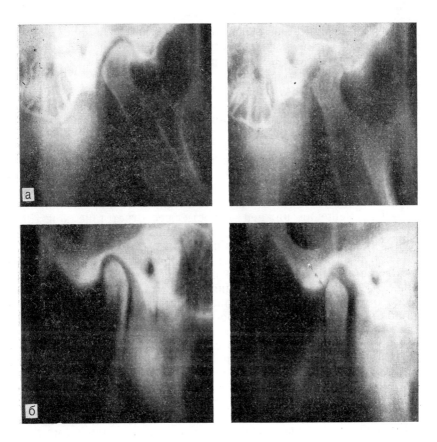

Рис. 13.1. Функциональные томограммы височно-нижнечелюстного сустава.

а — нормальные внутрисуставные соотношения: головка мыщелкового отростка занимает верхневнутренний угол суставной впадины, а при открывании рта смещается вперед и вниз; б — перемещение головки в задние отделы суставной щели при болевом синдроме. Объем движений головки уменьшен.

ность, которая постепенно приводит к развитию с и н д р о м а д и с ф у н к ц и и.

Функциональная перестройка элементов височно-нижнечелюстного сустава начинается с момента прорезывания первых резцов и продолжается всю жизнь. При рождении суставной бугорок отсутствует. Он появляется с началом прорезывания зубов и у взрослых достигает высоты почти 1 см. Внутрисуставный диск также формируется полностью только при появлении функциональной нагрузки. Одновременно окончательно формируются и обе клиновидно-нижнечелюстные связки, которые перекидываются через каменисто-барабанные щели и натяжение которых играет роль при возникновении болевого синдрома. К возникновению болей могут также привести изменения в крючке основной кости, которые возникают при нарушении взаимного расположения головки диска и впадины. При избыточном переднем расположении диска постепенное натяжение этой связки вызывает боль в области уха. От верхней поверхности диска к впадине идут эластические волокна, по нижней — грубая фиброзная ткань. Именно тяга эластических волокон возвращает диск в правильное положение после открывания рта, а фиброзные тяжи удерживают его от избыточного смещения вперед. В боковых отделах диск отделен от капсулы и скреплен с головкой, что обеспечивает совместные с ней перемещения.

При болевых ощущениях на рентгенограмме чаще всего обнаруживается смещение головки мыщелкового отростка кзади, а диска вперед с сужением заднего отдела рентгеновской суставной щели и ее расширением в переднем отделе (см. рис. 13.1, б). При этом обычно выявляются окклюзионные нарушения, дистальные смещения нижней челюсти, несоответствие контактов коронок центральных зубов, смещение центров смыкания челюстей, однако клиническая симптоматика дисфункций височно-нижнечелюстного сустава до сих пор не находит полного объяснения. Так, если «шумовые» проявления, возникающие при дисфункции, связывают с изменениями в координации, направлении и скорости перемещения внутрисуставных дисков, то боли обычно объясняют нарушением строгой последовательности сокращения жевательной мускулатуры и изменения объема движений мыщелковых отростков. Имеются даже успешные попытки диагностической оценки дисфункции в зависимости от того, в какой фазе открывания или закрывания рта появляются боли. Тем не менее причину болевых ощущений точно удается определить далеко не всегда, так как не у всех пациентов, жалующихся на боли, можно рентгенологически констатировать нарушение экскурсий мыщелкового отростка, в том числе заднее смещение головок, хотя именно оно является причиной травматизации сосудисто-нервного пучка в задних отделах суставной впадины. Не всегда нарушения слуха также совпадают с задними смещениями головки. Клинические проявления дисфункции связаны с определенной настроенностью психики пациентов. По-видимому, не случайно основную массу лиц с дисфункцией составляют женщины в климактерическом периоде. Возможно, причину неполного совпадения симптоматики и нарушений внутрисуставных взаимоотношений следует искать в вариабельности этих показателей и в норме.

Ряд клинико-рентгенологических исследований последних лет, в том числе проведенные Ю. А. Петросовым (1985), были направлены на сопоставление субъективных ощущений, клинических проявлений и рентгенологических изменений при дисфункциях височно-нижнечелюстного сустава. Обнаружено, что щелканье без болевых ощущений чаще всего служит проявлением привычного вправляющегося вывиха или подвывиха, особенно если оно возникает в конце открывания рта. Сочетание болевых ощущений со щелканьем в начальных фазах движения нижней челюсти более характерно для нервно-мышечного дисбаланса жевательной мускулатуры или изменений в связках, которые со-провождаются нарушением внутрисуставных взаимоотношений при сомкнутых челюстях. Дисфункции часто возникают при окклюзионных дисгармониях и инконгруэнтности суставных отделов сочленения, особенно при сочетании уплощенной впадины и невысокого суставного бугорка с большой суставной головкой мыщелкового отростка нижней челюсти. К появлению разболтанности предрасполагает конституционная неполноценность связочного аппарата, которая возникает в процессе нарушения ритмичности роста и окончательного формирования сочленения [Bates R. et al., 1984].

Важность функциональных дисгармоний подтверждается частотой необычно рано возникающего в этих случаях патологического ремоделирования суставных площадок в местах прикрепления связок и мышц.

Нарушения прикуса, которые при жевании приводят к изменению расстояния между головкой и диском, вызывают перегрузку наиболее тонкой и ранимой части диска с последующей его перфорацией в центре и появлением местной реакции покровных тканей суставной впадины. При парафункциях также резко возрастает мощность горизонтально действующих сил, что чаще всего приводит к появлению избыточного экстра- и интраартикулярного ремоделирования — обызвествлению капсулы сустава и связок, деформации головки мыщелкового отростка. Для этих изменений особенно характерны боли при давлении, особенно в латеральном направлении, смещение челюсти в больную сторону. Интраартикулярные изменения проявляются клинико-рентгенологически, главным образом нарушением функции [Pinkerst R., 1988].

Таким образом, трудности в диагностике связаны с отсутствием четкой и патогномоничной рентгенологической характеристики дисфункции височно-нижнечелюстных суставов. Хотя широкое внедрение в практику томографии и зонографии сочленений существенно расширило возможности определения внутрисуставных взаимоотношений и их нарушений, далеко не у всех больных удается отметить полное совпадение клинической и рентгенологической характеристики состояния суставов. Это объясняется тем, что наиболее часто используемые в практике послойные рентгенограммы и ортопантомограммы не отображают всех особенностей внутрисуставных взаимоотношений, так как производятся в определенной проекции, а положение самих сочленений в черепе и всех его элементов по отношению друг к другу варьируют у всех индивидуумов и различны с обеих сторон. Это может служить причиной искажения опорных показателей для диагностики. Точная и детальная диагностика не может базироваться исключительно на данных послойной рентгенографии; необходимо использовать артографию, компьютерную томографию или сочетание этих методик. Как показывают данные литературы последнего десятилетия [Ferenberg G. et al., 1978;

Katzberg R., Dolwick F., 1982], именно эти методики или их сочетание позволяют осуществить наиболее прецизионную диагностику и решать те вопросы, которые с трудом или совсем не решаются только послойной рентгенографией. При артрографии у лиц с дисфункцией сустава выявляются перфорация внутрисуставного диска, необычные смещения диска при его разболтанности. Такие же изменения отчетливо определяются на компьютерных томограммах, которые значительно расширяют спектр выявляемых особенностей внутрисуставных взаимоотношений, обнаруживая в то же время мельчайшие нарушения в строении элементов сочленения. Использование пантографов различных конструкций в сочетании с рентгенологическими исследованиями повышает точность диагностики дискинезий и изучения движений нижней челюсти. Данные КТ и артрографии свидетельствуют, что у больных с болевым синдромом отмечается нарушение анатомического положения внутрисуставного диска, а также изменение покровных хрящей [Miller Th. et al., 1985].

Вместе с тем далеко не во всех случаях нарушение внутрисуставных взаимоотношений сопровождается клиническими проявлениями, а функциональные нарушения могут обнаруживаться у лиц, не предъявляющих никаких жалоб. Особенно часто аномалии расположения головки можно видеть на ортопантомограммах. Однако данные, полученные с помощью этой методики, следует оценивать с большой осторожностью, так как не у всех пациентов она передает картину сочленения в истинной боковой проекции.

Анализ послойных снимков большого числа больных с деформациями лицевого черепа свидетельствует, что нарушения правильных взаимоотношений между челюстями в значительной степени компенсируются в височно-нижнечелюстных суставах и не приводят к появлению каких-либо субъективных симптомов. Они отсутствуют даже в тех случаях, когда суставная щель очень широка в верхнем и заднем отделах вследствие передне-нижнего смещения головки. Значительно чаще клиническая симптоматика возникает у лиц с горизонтальным несоответствием челюстей, у которых наблюдаются изменения формы элементов сочленения (необычные по форме резко уплощенные или вытянутые головки, изменение угла их наклона по отношению к шейкам, деформация суставных бугорков, изменение формы суставных впадин). Тем не менее и у больных данной группы артроз сочленений можно выявить далеко не всегда. В противоположность этому потеря моляров у лиц старшего и среднего возраста в большинстве случаев приводит к появлению характерных признаков этого дегенеративно-дистрофического поражения.

К числу частых поражений височно-нижнечелюстного сочленения относятся артроз и деформирующий артроз. Принципиально эти процессы мало различаются и по своей природе являются дегенеративно-дистрофическими поражениями. Причиной их служат либо изменение нагрузки на суставные отделы костей, либо изменение состояния тканей, воспринимающих эту нагрузку. Уменьшение эластичности покровных хрящей и внутрисуставного диска, являющихся амортизаторами механической нагрузки, обычно связано с предшествующими воспалительными поражениями, микро- и макротравмами, инволютивными изменениями. Механическая нагрузка меняется при нарушениях прикуса, потере моляров. Костная ткань приспосабливается к изменившимся условиям путем либо субхондрального склероза — уплотнения замыкающих пластинок, либо увеличения площади суставных площадок за счет оссификации мест прикрепления связок и мышц. Первый процесс носит название артроза, второй — деформирующего артроза.

Чаще всего дегенеративно-дистрофические изменения в височно-нижнечелюстных суставах возникают как следствие микротравм, при нарушениях окклюзии, психогенном гипертонусе мышц, который часто наблюдается у женщин, ушибах и переломах нижней челюсти, после малосимптомных артритов. При этом первичные заболевания сустава часто проходят незамеченными, а дегенеративно-дистрофические изменения формируются в течение длительного времени.

Клинические проявления дегенеративных поражений делятся на чисто суставные и регионарные. К первым относится чувство напряжения в суставе, ко вторым — боли, связанные с движениями нижней челюсти, и шумовые явления при открывании рта (хлопанье, щелканье или треск). Шумовые явления варьируют по силе, могут исчезать или появляться независимо от других симптомов поражения суставов и занимают различные фазы движения нижней челюсти.

Субъективные проявления далеко не всегда совпадают со степенью выраженности и локализацией рентгеноморфологических изменений. Менее измененный рентгенологически сустав часто причиняет больным больше беспокойства. Это лишний раз подтверждает связь болевых ощущений не только с суставами, но и с изменениями мышечного тонуса.

Рентгенологические изменения, характерные для дистрофических поражений суставов, обычно свидетельствуют о грубых, уже необратимых изменениях. В ранних фазах процесс проявляется преимущественно нарушениями функции сочленения и внутрисуставных отношений. Наиболее часто наблюдается передний подвывих головки при открывании рта, при котором передняя поверхность головки отходит более чем на 2 см от перпендикуляра, опущенного от пересечения касательной к передней поверхности суставного бугорка на франкфуртскую горизонталь (рис. 13.2, а). Наблюдается также смещение головки во впадине, чаще всего кзади, что приводит к сужению рентгеновской суставной щели на соответствующем участке. Эти симптомы не являются патогномоничными для начинающегося артроза и часто встречаются при нервно-мышечном дисбалансе любой природы.

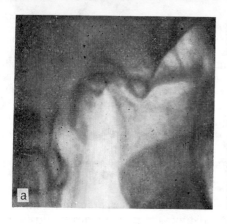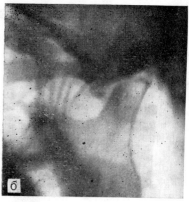

Рис. 13.2. Дегенеративно-дистрофические изменения.

а — начальная фаза развития. Передний вправляющийся вывих сустава; б — деформирующие изменения элементов сочленения.

В стадии функциональных нарушений более детальные сведения могут быть получены с помощью артрографии, КТ или артротомографии, при которых выявляются смещение и разболтанность внутрисуставного диска, неадекватность его перемещений фазам движения головки, перфорации в нем, изменение покровных хрящей суставных площадок. Однако широкое практическое использование перечисленных методик в настоящее время невозможно, что вместе с нехарактерностью начальных клинических проявлений ранних стадий дегенеративно-дистрофических изменений делает диагностику поздней. Именно поэтому особую важность приобретает оценка малейших изменений внутрисуставных взаимоотношений, которые можно определить на томо- и зонограммах суставов.

При дальнейшем распространении артроза, помимо нарушения внутрисуставных взаимоотношений и переднего подвывиха головки, возникает субхондральный склероз суставных площадок, постепенно сужается во всех отделах суставная щель, прогрессирует ограничение экскурсий мыщелкового отростка. Деформирующий артроз отличается более грубыми морфологическими изменениями суставных отделов, которые сочетаются с функциональными нарушениями, также имеющими большую степень выраженности. Наиболее часто наблюдаются уплощение передневерхней поверхности головки, появление экзофита у ее переднего отдела с изменением формы этого участка (рис. 13.2,б). Иногда головка приобретает булавовидную форму. Изменения верхнего отдела суставной впадины уловить почти невозможно, зато закономерно обнаруживаются деформация суставного бугорка (стирание его задней суставной площадки, уплощение вершины или появление на ней экзофитов).

Значительно реже в клинической практике встречаются воспалительные изменения височно-нижнечелюстных сочленений.

Как свидетельствуют наши наблюдения, в большинстве случаев диагноз «артрит», который клиницисты часто ставят при жалобах на боли в области сустава, оказывается необоснованным, а субъективные ощущения связаны либо с функциональным дисбалансом, либо с деформирующим процессом. Истинные артриты обычно обусловлены гематогенным инфицированием сочленения при детских инфекционных заболеваниях, вирусных инфекциях, ангине, неспецифическом инфекционном паротите, ревматизме, возникают в результате распространения на сустав воспалительных поражений из окружающих тканей при остеомиелите нижней челюсти, флегмоне мягких тканей околоушно-жевательной области, паротите, отите, а иногда связаны с травмами сустава. Крайне редко сустав поражается при хронических инфекционных заболеваниях — сифилисе или туберкулезе. По характеру течения артриты могут быть острыми или хроническими.

Независимо от этиологии и характера процесса начальные проявления заболевания связаны с мягкими тканями — синовиальной оболочкой или покровными хрящами. Лишь через длительное время воспалительные изменения распространяются на костную ткань. Чаще всего поражения мягких тканей оказываются неглубокими, обратимыми и не вызывают грубых морфологических изменений в суставных костных фрагментах. При глубоких поражениях полного восстановления тканей не происходит, нарушаются архитектоника суставных отделов и функция сочленения, а гибель хрящевого покрова может привести к развитию анкилоза. Тяжелые воспалительные поражения обусловливают потерю покровных хрящей особенно часто в детском возрасте. Гнойные артриты у детей служат основной причиной развития костных анкилозов, сочетающихся с нарушением роста соответствующей половины нижней челюсти. У взрослых даже гнойные артриты приводят только к фиброзному спаянию фрагментов или развитию грубых деформирующих артрозов.

Основным клиническим проявлением артрита любой природы, помимо болей, служит нарушение движений нижней челюсти. Только при гнойных воспалениях возникают покраснение кожи над сочленением и припухлость тканей вокруг. Единственным рентгенологическим проявлением начальных стадий любого артрита является полное нарушение функции сочленения. Лишь через 7—10 дней могут появиться и постепенно нарастать остеопороз костных отделов и прогрессирующее сужение рентгеновской суставной щели. Даже при острых гнойных артритах эти проявления отчетливо видны не ранее 14 дней от начала заболевания. При распространении процесса на костные ткани кортикальные замыкающие пластинки становятся нечеткими и даже полностью исчезают на некоторых участках. Вначале изменения обнаруживаются на заднем скате суставного бугорка и передневерхней поверхности суставной головки (рис. 13.3, а). Позднее появляются краевые узуры костной ткани в тех же отделах (рис. 13.3, б). Специфических рентгенологических изменений в

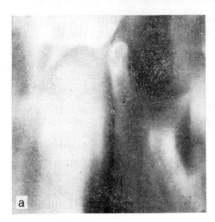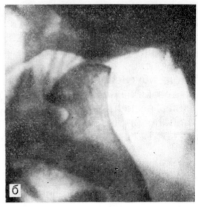

Рис. 13.3. Томограммы височно-нижнечелюстных суставов и схемы к ним.

а — артрит правого височно-нижнечелюстного сустава. Узурация суставных площадок головки и задней поверхности суставного бугорка, резкое сужение суставной щели; б — двусторонний артрит сочленений. Обе головки в значительной степени разрушены. Томограммы височно-нижнечелюстных суставов, снятые с закрытым и открытым ртом (а, б).

зависимости от этиологии артрита отметить не удается, но скорость и глубина поражения зависят от причинного фактора.

Особый интерес вызывают ревматические артриты височно-нижнечелюстных суставов. Данный сустав поражается при ревматизме почти в 50 % случаев. Начинается процесс обычно с появления непродолжительных болей, не достигающих большой интенсивности. Одновременно возникает нарушение функции сочленения, чувство напряжения и неловкости в области сустава. Эти проявления отмечаются в течение нескольких дней, после чего наступает светлый промежуток продолжительностью от 2—3 нед до 2—3 мес. Причиной начальных клинических проявлений обычно служит синовит. Нередко острые проявления заболевания наблюдаются у подростков, хотя процесс может возникать в любом возрасте. Второй пик болей может быть спровоцирован травмой, усиленной нагрузкой при разжевывании твердой пищи или откусывании, зеванием, рвотой. Он также сопровождается ограничением функции сустава (рис. 13.4), а иногда повышением температуры тела и припухлостью периартикулярных тканей. По истечении 1—2 мес эти симптомы постепенно стихают; сохраняются лишь ограничение открывания рта, чувство напряжения, иногда треск при движениях нижней челюсти. Нередко при втором обострении и в дальнейшем увеличиваются СОЭ, содержание С-реактивного белка и число лейкоцитов в периферической крови.

Рентгенологически первый период характеризуется только неподвижностью головки, второй — выраженным остеопорозом костных фрагментов, нечеткостью кортикальных пластинок суставных площадок, сужением суставной щели и ограничением экскурсий суставной головки. В более поздние сроки возникают

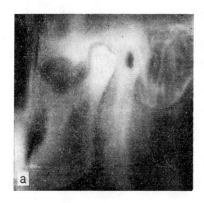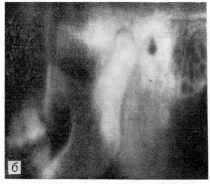

Рис. 13.4. Начинающийся ревматический артрит. Томограммы височно-нижнечелюстных суставов, снятые с закрытым и открытым ртом (а, б).

деформация суставных отделов, узурация суставных поверхностей. Костные изменения выявляются в тех же отделах, что и при артритах другой природы. Позднее плотность костной ткани частично восстанавливается, иногда появляются мелкие кисты в субхондральном отделе суставной площадки головки.

Полного восстановления костных и хрящевых элементов при глубоких артритах различной этиологии обычно не происходит. В дальнейшем в суставе развиваются вторичные дегенеративные процессы. Наличие узур суставных поверхностей, резкое неравномерное сужение суставной щели позволяют рентгенологически документировать перенесенный в прошлом воспалительный процесс. Только в этих случаях можно говорить об артрозоартрите сустава.

Появились описания асептических артритов височно-нижнечелюстного сустава, которые развиваются при его перегрузках. Гистологически их субстратом является лимфоплазмоклеточный синовит [Dihlmann W., Fernholz J., 1978]. В дальнейшем процесс также осложняется артрозом.

Как уже указывалось, артриты могут осложняться анкилозами височно-нижнечелюстного сустава. Чаще всего последние развиваются вследствие гнойных артритов, после отита, одонтогенного или гематогенного остеомиелита нижней челюсти, возникшего в детском или юношеском возрасте. Они сопровождаются не только резкой деформацией элементов сочленения, но и полным нарушением функции сустава. При костном анкилозе в зоне сочленения формируются обширные костные разрастания, выходящие далеко за пределы сустава. Если артрит и последующий анкилоз развиваются в раннем возрасте, то резко нарушается рост нижней челюсти на стороне поражения, возникают компенсаторные деформации других отделов черепа. У взрослых обширных деформаций обычно не наблюдается, суставные отделы соединяются не костными, а фиброзными тяжами, лишь в отдель-

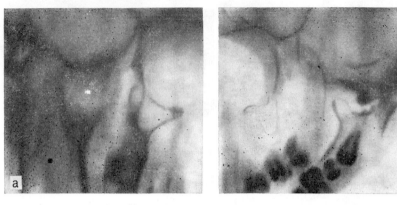

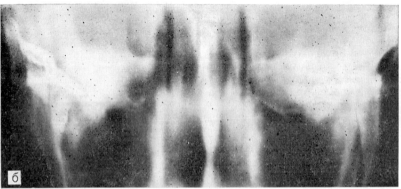

Рис. 13.5. Двусторонний костный анкилоз височно-нижнечелюстных суставов, развившийся после травмы, осложненной артритом сочленений.

а — томограммы в боковой проекции; б — томограмма суставов в прямой проекции.

ных участках претерпевающими костную метаплазию. Чаще появляются внесуставные костные сращения.

Анкилозирование может наступить после артритов любой природы, но костные спаяния обычно осложняют гнойные воспаления, а после вирусных и ревматических поражений даже у детей обычно наблюдается фиброзное соединение фрагментов. Частой причиной анкилозирования являются посттравматические артриты. Значительная часть анкилозов, ранее рассматривавшихся как врожденные, оказалась следствием родовых травм, главным образом щипцовых. Именно эта причина лежит в основе двусторонних анкилозов с обширными деформациями костных фрагментов, что является следствием смещений поврежденных мыщелковых отростков и разрушения периартикулярных тканей.

Рентгенодиагностика костного анкилоза не представляет трудностей. Особенно эффективна в этих случаях ортопантомография, при которой выявляются не только состояние элементов сочленения, но и периартикулярные костные разрастания, нару-

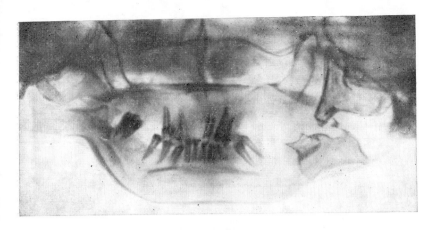

Рис. 13.6. Ортопантомограмма больной, оперированной по поводу левостороннего костного анкилоза и нижней микрогении. Спаяние остатков разрушенной левой суставной головки и впадины, левого венечного отростка с основанием черепа. Справа суставная головка не изменена. Поперечные линии остеотомии обеих ветвей.

шения роста нижней челюсти с развитием симметричной или асимметричной нижней микрогнатии. На этих же снимках документируются компенсаторные изменения вышележащих отделов лицевого черепа, которые особенно резки при односторонних анкилозах.

Успех оперативного лечения односторонних анкилозов часто зависит от функциональных способностей здорового сустава, поэтому при обследовании больных обязательны не только ортопантомограммы, но и томо- или зонограммы в боковой проекции, произведенные в различные фазы открывания рта. Иногда их приходится дополнять томограммами в прямой проекции, на которых более четко выделяются объем костных разрастаний и состояние элементов здорового сочленения в мезиодистальном направлении (рис. 13.5, 13.6). Это особенно важно при посттравматических анкилозах.

Значительно труднее диагностируются фиброзные анкилозы. Для них характерны остеопороз суставных отделов, нечеткость контуров суставных элементов, сужение рентгеновской суставной щели и отсутствие движений головки мыщелкового отростка при открывании рта. Однако не всегда эти признаки позволяют отличить анкилоз от грубой дисфункции сочленения. Следует подчеркнуть, что даже при двусторонних поражениях сохраняется способность к очень небольшому открыванию рта (1—3 мм) за счет эластичности тканей.

Аномалии развития элементов височно-нижнечелюстного сустава обычно являются следствием порока формирования первой жаберной дуги и могут выражаться в полном или частичном отсутствии мыщелкового отростка или даже ветви нижней челюсти

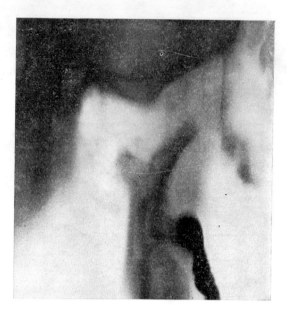

Рис. 13.7. Аномалия развития височно-нижнечелюстного сустава.

(рис. 13.7). На месте суставной впадины образуется плоская площадка. Крайне редко мыщелковый отросток расщепляется на две части вследствие формирования в эмбриональном периоде добавочной соединительнотканной перемычки. Изменения мыщелкового отростка могут сочетаться с избыточным обызвествлением тимпанической площадки и отсутствием наружного слухового прохода. Как правило, все пороки формирования сочетают в себе структурные изменения с нарушением роста пораженной половины нижней челюсти и компенсаторными изменениями скелета вышележащих отделов черепа. В этих случаях на рентгенограммах выявляется резкая деформация мыщелкового отростка. Головка обычно располагается на значительном расстоянии от височной кости. При открывании рта она описывает ту же траекторию, что и нормальная головка, но в меньшем объеме.

Вывих височно-нижнечелюстного сустава сопровождается полным выходом головки мыщелкового отростка из впадины при всех положениях нижней челюсти. При этом нижнечелюстная кость смещается вперед и вниз или в сторону, движения ее нарушаются, возникают боли. Вывих может быть следствием любой причины, приводящей к длительному открыванию рта, может возникать при лечении зубов, травме нижней челюсти, нарушениях нервно-мышечной регуляции жевательной мускулатуры, когда мышцы, поднимающие челюсть, начинают сокращаться раньше, чем расслабляется наружная крыловидная мышца. Встречаются привычные рецидивирующие вывихи, которые умеют вправлять сами больные. Чаще наблюдаются привычные подвывихи, которые служат либо проявлением ослабления фиксирующих элементов сочленения связок и мышц, либо следствием предшествующей травмы или патологической окклюзии. При подвывихе головка не фиксирована вне суставной впадины, но объем ее передних смещений существенно превышает нормальный. У лиц с вторичной адентией частота привычных подвывихов резко возрастает и, по данным некоторых авторов, достигает 50%. Привычные подвывихи чаще встречаются у женщин, что, возможно, объясняется наличием анатомически менее глубокой впадины и слабостью капсулы сустава и его связок [Bates K. et al., 1984]. По рентгенограммам судить о наличии вывиха или подвывиха можно только в тех случаях, когда вся суставная площадка головки, расположенная в ее передневерхнем отделе, оказывается целиком впереди суставного бугорка.

ГЛАВА 14

РЕНТГЕНОЛОГИЧЕСКОЕ ИССЛЕДОВАНИЕ ПРИ ЗАБОЛЕВАНИЯХ СЛЮННЫХ ЖЕЛЕЗ

Рентгенологическое исследование слюнных желез базируется на данных бесконтрастной рентгенографии, различных вариантов сиалографии, пневмосубмандибулографии или их сочетаний. Оно не только является важным методом морфологической диагностики, позволяющим выявить воспалительные, опухолевые поражения, слюннокаменную болезнь, но и может давать дополнительные сведения об особенностях функции желез.

При сиалографии в основном заполняется выводная протоковая система — главный и делящиеся преимущественно дихотомически 10—12 слюнных протоков до III—IV порядка. Наименьший визуализирующийся на сиалограммах диаметр протока равен 0,2 см. Более мелкие структурные элементы слюнных желез — перешейки, ацинусы, слюнные трубочки, имеющие диаметр 5—10 мм, на рентгенограммах не дифференцируются и суммарно составляют картину паренхимы, которая в норме как бы диффузно равномерно пропитана контрастным веществом. Степень ее «контрастирования» больше всего зависит от реологических свойств контрастного препарата и давления, под которым он вводится. Сам факт контрастирования паренхимы не является показателем какой-либо патологии.

Околоушная слюнная железа располагается между ветвью нижней челюсти и шейными позвонками. Нижний ее полюс доходит до дужки первого шейного позвонка. Проток околоушной железы, открывающийся на уровне моляров верхней челюсти, пересекает ветвь и угол нижнечелюстной кости, имеет в диаметре 1—3 мм, слегка расширен у выходного отверстия. На прямых снимках тень протока проекционно укорочена, а весь его ход лучше всего виден на ортопантомограммах. Протоки I—III порядка длинные, выпрямленные, тонкие, диаметром 1—1,5 мм. В задненижних участках железы концентрация их больше, так как в ретромолярном пространстве железа имеет больший объем.

Сиалографию подъязычной слюнной железы практически произвести не удается, ибо ее узкий проток либо открывается микроскопическим отверстием в разных участках подъязычной складки, либо впадает в поднижнечелюстной проток. В случаях успешного заполнения большого подъязычного протока контрастное вещество редко продвигается дальше и рентгенологические данные малоинформативны. Поднижнечелюстной проток короче и существенно шире околоушного (около 4 мм), на прямых снимках образует отчетливый изгиб. Сама железа на этих рентгенограммах может перекрываться телом нижней челюсти и также лучше видна на ортопантомограммах и боковых снимках. Ее протоки I—III порядка дугообразно изогнуты. У лиц старше 50 лет разветвления всех протоков доходят до самых наружных границ паренхимы. Они более широкие, изогнутые и ригидные вследствие атрофических изменений паренхимы, а контрастные препараты чаще забрасываются в ацинусы. Поднижнечелюстная слюнная железа занимает задний участок подчелюстного пространства, подходит к заднему краю челюстно-подъязычной мышцы и срастается с ней.

Патологические процессы в слюнных железах вызывают изменения их размеров, функций, положения и формы, контуров протоков, тени паренхимы. Увеличение железы обычно сочетается с повышением густоты слюнновыводящих протоков, а уменьшение — с атрофией их. Расширение главного выводного протока, протоков I—II порядка часто обусловлено внепротоковой патологией — обструкцией камнем, лежащим вне протока, или рубцами, воспалением в зоне соска. Расширение периферических протоков обычно возникает при хронических неспецифических воспалениях, а центральных — при абсцедирующих пневмококковых или туберкулезных сиалоаденитах. Поражения периферической железистой ткани нередко приводят к неравномерности контрастирования паренхимы. Участки, не содержащие контрастного вещества, представляют собой скопления нежелезистой ткани — увеличенных лимфатических узлов, воспалительных инфильтратов, кист, опухолевой, жировой или грануляционной ткани. Неравномерное контрастирование паренхимы обычно возникает при фиброзах, циррозах желез, сопровождается обеднением выводной системы и искривлением протоков.

Камни слюнных желез могут располагаться экстра- или интрагландулярно. Чаще всего они образуются в местах изгибов главных протоков. Конкременты мелких разветвлений бывают множественными. Только относительно крупные обызвествленные камни выявляются без контрастирования протоков. Чаще всего это камни, располагающиеся в поднижнечелюстном протоке. Примерно 20 % камней не обызвествлены и обнаруживаются только при сиалографии.

Локальные расширения протоков обычно являются следствием наличия конкрементов и реже обусловлены другими причинами.

При подозрении на конкременты в поднижнечелюстной слюнной железе производят обзорные окклюзионные снимки или панорамные рентгенограммы дна полости рта, а в околоушной — обзорные рентгенограммы черепа в прямой проекции и боковые снимки ветви челюсти (при этом больной должен максимально опускать язык вниз). При обнаружении на обзорных снимках тени конкремента, сиалографию выполняют для уточнения лока-

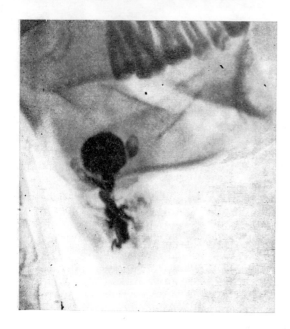

лизации камня и состояния протоковой системы. Сиалограммы для выявления конкрементов следует производить сразу же после введения контрастного препарата. При этом используют водорастворимые препараты, тень которых менее интенсивна и не перекрывает конкремент.

Основным рентгенологическим симптомом камня в протоке является дефект наполнения, в зоне которого проток может быть расширен или сужен (рис. 14.1). Рефлекторные импульсы могут вызывать также расширение протока выше или ниже камня.

Воспалительные заболевания слюнных желез — сиалоадениты — обычно являются следствием инфицирования их паренхимы из полости рта или протоков, но могут возникать и гематогенным путем. В основном сиалоадениты бывают восходящими, вторичными и обусловлены сиалодохитами. Рентгенологические их проявления сочетают в себе признаки воспаления протоков и паренхимы. Часто развитию воспаления предшествуют слюннокаменная болезнь (особенно околоушной слюнной железы), нарушение выделительной функции интоксикационного или лекарственного генеза, флегмоны окружающих мягких тканей.

В связи с разницей в анатомическом строении желез разных групп и спецификой выделяемого ими секрета частота воспалений также различна. Сиалоадениты часто являются осложнением кахексии, болезней обмена, интоксикаций, эндокринных нарушений, возникают в послеоперационном периоде, при коллагенозах, могут иметь аллергическую природу. По клинической картине различают острые, подострые, хронические и рецидивирующие сиалоадениты. Воспалительные изменения могут развивать-

322

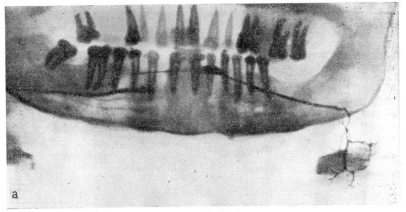

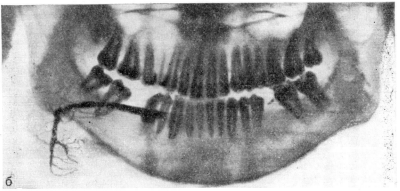

Рис. 14.2. Сиалограммы при сиалоаденитах.

а — острый сиалоаденит подчелюстной слюнной железы. Интенсивность тени паренхимы повышена, протоки сужены; б — хронический паротит. Множественные сиалоэктазии.

ся в концевых разветвлениях, протоках, интерстиции железы или перигландулярных тканях. Клинические проявления острых сиалоаденитов достаточно характерны. Осуществление сиалографии в острой стадии воспалений крайне нежелательно, так как это может привести к ухудшению течения процесса за счет дополнительного инфицирования паренхимы при ретроградном введении контрастного вещества. В случае необходимости сиалографию производят с небольшим количеством контрастного вещества.

Рентгенологические проявления воспалительных процессов чаще определяются не столько их исходной точкой и локализацией, сколько длительностью. В основном острое воспаление проявляется сужением мелких разветвлений выводных протоков, обусловленным отеком их слизистой выстилки и повышением интенсивности тени паренхимы (рис. 14.2, а). Хронические воспалительные процессы сказываются на ширине протоков: диффузно расширяются мелкие разветвления, наблюдается капельное за-

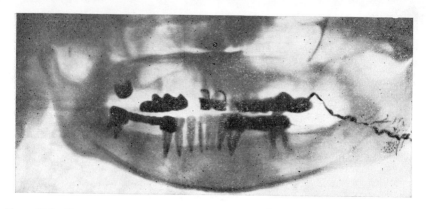

Рис. 14.3. Хронический сиалоаденит левой подчелюстной слюнной железы. Неравномерное расширение протоков и контрастирование паренхимы.

полнение их по типу кистозной сиалоэктазии (рис. 14.2, б). Изменения чаще бывают очаговыми и часть паренхимы сохраняет обычный вид. Как правило, воспалительные изменения паренхимы маскируются яркими проявлениями сиалодохитов. Симптомом сиалоаденита является неравномерность контрастирования железистой ткани — наличие участков, не содержащих контрастного вещества (рис. 14.3). Сиалоаденит чаще поражает околоушную слюнную железу. Ей свойственно также появление при воспалениях сиалоэктазий, которые в других слюнных железах встречаются реже. Это связано с тем, что при подострых и рецидивирующих паротитах резистентность протоковой системы к давлению снижается и контрастные препараты образуют скопления у концевых разветвлений мелких протоков.

В подострой стадии воспаления выделительная функция слюнных желез нарушается, поэтому введенное в протоки контрастное вещество задерживается значительно дольше обычного. При переходе воспаления в хроническую стадию равномерность постепенного уменьшения калибров протоков нарушается, появляются разрывы, участки сужения или расширения, нечеткость контуров разветвлений (рис. 14.4). Хронические сиалоадениты также чаще поражают околоушную железу и возникают у людей, страдающих диабетом, нарушениями функции желез, синдромом Шегрена. На рентгенограммах они характеризуются чередованием зон сужения и расширения протоков, неравномерностью их заполнения, иногда наличием грубых рубцовых стриктур. В ходе хронических воспалительных процессов могут формироваться абсцессы, связанные с выводными протоками. Они особенно характерны для актиномикотических и туберкулезных сиалоаденитов. При заживлении образуются отграниченные гранулемы, оттесняющие проходящие рядом выводные протоки. Специфические сиалоадениты имеют характерные рентгенологические проявления только в хронической стадии, а при остром или

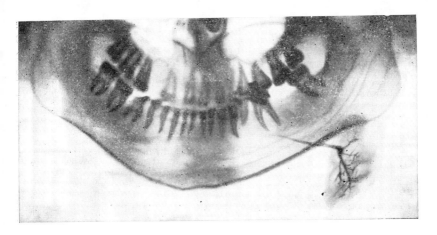

Рис. 14.4. Подострый сиалоаденит.

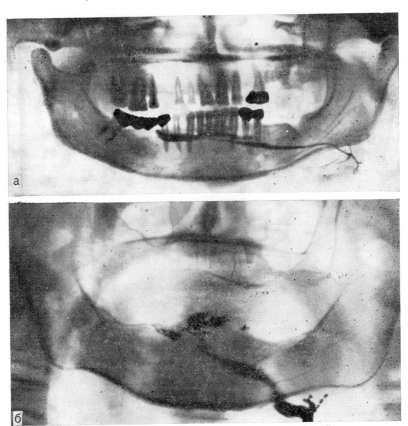

Рис. 14.5. Хронический сиалоаденит (а). Хронический сиалоаденит и сиалодохит (б).

подостром процессе ничем не отличаются от неспецифических воспалений. В хронической стадии специфические сиалоадениты могут сопровождаться формированием свищей, воспалением периартикулярных тканей.

Только небольшая часть неспецифических воспалений поражает исключительно паренхиму слюнных желез, оставляя неизмененной рентгенологическую картину основного протока и его разветвлений, кроме конечных, которые всегда вовлекаются в процесс, способствуя образованию периканаликулярных инфильтратов и участвуя в формировании сиалоэктазий (рис. 14.5). Рентгенологические проявления хронических паренхиматозных сиалоаденитов почти отсутствуют, и сиалографическая картина часто не отличается от нормальных и возрастных вариантов картины паренхимы. Чаще всего отмечаются подчеркнутость выделительной системы на фоне неизмененной паренхимы и кажущееся увеличение числа протоков (см. рис. 14.5, б). Особенно хорошо эта картина видна на полисиалограмме при сравнении изображения симметричных желез. В более поздних стадиях преобладают нарушения выделения контрастного вещества с появлением зон повышенного контрастирования паренхимы. Еще позже может начаться склеротическая перестройка железистых тканей с уменьшением объема пораженной железы.

Паротиты, вызванные функциональными нарушениями, встречаются в послеоперационном периоде, особенно у лиц старших возрастных групп, у новорожденных. У детей встречается особая форма — рецидивирующий неспецифический паротит, который сопровождается тяжелыми клиническими проявлениями.

Особую группу составляют поражения слюнных желез при коллагенозах — синдроме Шегрена, болезни Микулича, которые обычно проявляются ксеротостомией, сочетаются с кератоконъюктивитами, сухостью волос и кожи, изменениями лимфатической системы, гематологическими сдвигами, поражением мелких суставов конечностей. Характерны хроническое течение процесса в железах и частое поражение женщин в климактерическом периоде. Рентгенологические изменения патогномоничны: появляются округлые равномерные скопления контрастного вещества в периферических отделах желез, цилиндрическое расширение главных протоков, отсутствует заполнение мелких разветвлений, сдавленных периканаликулярными инфильтратами (рис. 14.6). В поздних стадиях крупные протоки суживаются, частично облитерируются, масляные и даже водорастворимые контрастные вещества надолго задерживаются в них, неравномерно пропитывают паренхиму.

Около 80% опухолей встречается только в околоушной слюнной железе. Мукоэпидермоидные опухоли в основном поражают женщин старше 40 лет и составляют почти 90% опухолей (рис. 14.7). Аденолимфомы встречаются у мужчин всех возрастных групп. Потенциально злокачественные цилиндромы преобладают у мужчин и часто рецидивируют.

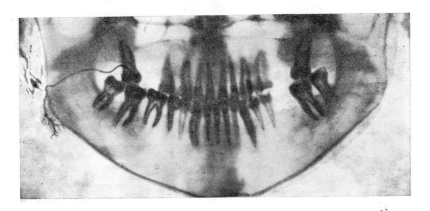

Рис. 14.6. Сиалограмма при болезни Шегрена.

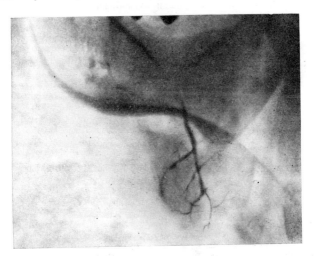

Рис. 14.7. Мукоэпидермоидная опухоль: протоки раздвинуты, выпрямлены, сужены. Паренхима железы плохо контрастируется.

Экспансивно растущие опухоли концентрически оттесняют внутрижелезистые протоки в отдельных участках железы, вызывают сужение протоков, сдавливают паренхиму (рис. 14.8). Вызываемые ими рентгенологические изменения необходимо дифференцировать от увеличения внутрижелезистых лимфатических узлов. В этих случаях сиалограммы должны быть многопроекционными. Если опухолевые изменения сочетаются с воспалительными, то рентгенологическая картина нехарактерна. Полного перерыва тени протоков не возникает даже при злокачественных опухолях; суженные протоки кажутся удлиненными, оттесняются к периферии.

Инфильтрирующие опухоли имеют менее выраженную симп-

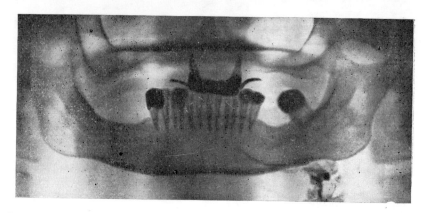

Рис. 14.8. Доброкачественная опухоль в наружном отделе левой подчелюстной слюнной железы. Протоки смещены и дугообразно огибают опухоль. Дефект контрастирования паренхимы в зоне образования.

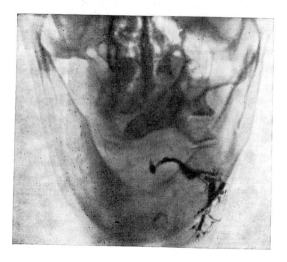

Рис. 14.9. Злокачественное новообразование подчелюстной слюнной железы. Резкая деформация и расширение протоков.

томатику, особенно если располагаются в периферических отделах. Возникают эрозии протоков, экстравазаты в тканях железы. Злокачественные опухоли околоушной железы обычно располагаются в центре ее или во внутреневерхнем полюсе.

На сиалограммах выявляются три типа симптомов, характерных для злокачественных опухолей этой локализации: 1) плохо очерченный дефект наполнения в паренхиме с неровными контурами, обрывом протоков по периферии, небольшим замедлением эвакуации контрастного вещества; 2) полости, неравномерно заполненные контрастным веществом и сообщающиеся с выводными протоками (рис. 14.9); 3) неравномерное искривление протоков с резким переполнением паренхимы.

ГЛАВА 15

РЕНТГЕНОЛОГИЧЕСКОЕ ИССЛЕДОВАНИЕ
ПРИ ОПУХОЛЕПОДОБНЫХ И ГЕНЕРАЛИЗОВАННЫХ
МЕТАБОЛИЧЕСКИХ ПОРАЖЕНИЯХ ЛИЦЕВОГО ЧЕРЕПА

Дисплазии лицевого скелета. Под этим названием объединяется группа своеобразных по клиническим, рентгенологическим и морфологическим проявлениям опухолевидных пороков развития костной ткани, в основе которых лежит нарушение процессов остеогенеза на эмбриональном соединительнотканном его этапе. В. Р. Брайцев (1954), Т. П. Виноградова (1962), Н. С. Косинская (1973), E. Lautenbach и D. Dockhorn (1968), H. Jaffe и L. Lichtenstein (1938) показали, что морфологическим проявлением порока при фиброзной дисплазии является развитие на месте нормального костного мозга и костной ткани пучков легко ранимых не полностью сформированных костных балок, между которыми располагаются скопления веретенообразноклеточной соединительной ткани, пучки коллагена, остеоид, метапластически измененная соединительная ткань с бесструктурными скоплениями кости. Клеточная строма имеет высокую остеобластическую потенцию и повышенную активность алкалинфосфатазы.

В активной фазе процесса (в раннем детском возрасте) в морфологическом субстрате отмечается обилие клеточных элементов с митозами и небольшим числом островков костеобразования. Последние появляются в возрастающем количестве в менее активной фазе — у лиц более старшего возраста и в реактивной фазе у взрослых. С другой стороны, многие хронические доброкачественные процессы вызывают фиброзную трансформацию костного мозга, а поскольку репаративные возможности костной ткани очень велики как в норме, так и при патологических изменениях, диспластические процессы отличаются пестротой гистологических проявлений. Часто изменения в периферических отделах патологического очага, из которого при биопсии берут ткань для гистологического исследования, нехарактерны и их описание создает большую путаницу в оценке изменений. Только микроскопическое исследование тканей из глубинных центральных участков патологического очага позволяет установить истинную природу процесса, поэтому проведение биопсии при идентификации очага дисплазии всегда должно осуществляться под контролем рентгенологических данных. Патологические изменения в челюстных костях часто происходят в зоне зубных рядов. Наслоение одонтогенных воспалительных изменений еще больше осложняет интерпретацию гистологических данных.

Особенностью клинических проявлений диспластических очагов является опухолеподобное увеличение пораженных отделов, отличающееся наиболее быстрыми темпами роста у детей и подростков и не всегда прекращающееся после операции, что нередко служит поводом к необоснованному включению дисплазий в группу опухолей. Соединительнотканное происхождение костей лицевого черепа, в том числе челюстей, создает предпосылки к относительно большой частоте фиброзных дисплазий в этом отделе скелета, а тесная связь с тканями, формирующими зубные зачатки, объясняет тот факт, что диспластические процессы в челюстно-лицевой области нередко носят характер фиброостеоцементодисплазий.

В группу диспластических процессов входят моно- и полиоссальные поражения, своеобразная форма процесса, носящая название «херувизм», синдром Олбрайта, семейная цементодисплазия. В черепе наиболее часто встречаются полиоссальные формы, при которых поражаются несколько костей лицевого и мозгового отделов. Сочетание изменений в черепных костях и других отделах скелета не является редкостью.

Проявления фиброзной дисплазии можно обнаружить уже в раннем детском возрасте, когда активность процесса наиболее высока. Увеличение объема пораженных отделов происходит до момента полового созревания или полной остановки роста данной кости, но деформации обычно не исчезают.

Опухолеподобное увеличение участка черепа сопровождается нередко большой болезненностью и даже увеличением регионарных лимфатических узлов. Клиническая картина может напоминать таковую при хроническом остеомиелите, но без гематологических и биохимических проявлений воспалительного процесса.

Почти в 3 раза чаще дисплазии обнаруживаются у лиц женского пола. Изменения обычно локализуются в обеих челюстях, но чаще на нижней. Основной локализацией является зона моляров и премоляров. Зубы формируются и прорезываются нормально либо возникают аномалии формирования и прорезывания.

M. Makek и H. Sailer (1985) утверждают, что фиброцементные дисплазии в челюстных костях следует отличать от фиброзных дисплазий в других отделах скелета, так как они отличаются более агрессивным течением, особенностями гистологического строения тканей и своеобразными рентгенологическими проявлениями.

Скиалогические проявления дисплазии отличаются пестротой. Зоны соединительнотканных скоплений обычно имеют вид кистоподобных просветлений округлой формы и не обладающих высокой прозрачностью тени (рис. 15.1). Они тяготеют к кортикальным отделам кости, особенно на нижней челюсти. С такой же частотой диспластическая перестройка может проявляться очагами массивного склероза, которые особенно характерны для поражений основания черепа, лобной кости, стенок полости носа

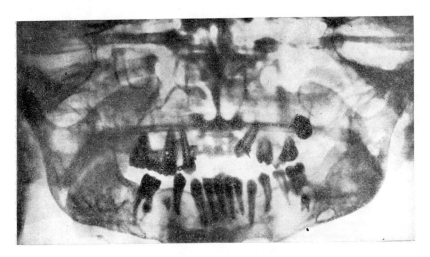

Рис. 15.1. Кистоподобная форма фиброзной дисплазии с поражением обеих челюстей.

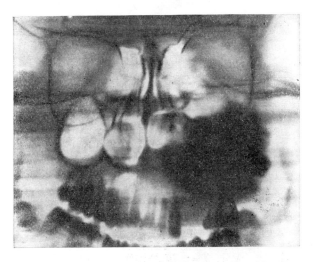

Рис. 15.2. Склеротическая монооссальная фиброзная дисплазия верхней челюсти. Деформация полости носа и верхнечелюстного синуса слева.

или придаточных его пазух (рис. 15.2). Преимущественно склеротические изменения приводят к увеличению отдельных участков лицевого черепа и создают характерную по внешним проявлениям деформацию, которая дала основание для обозначения этого вида региональной полидисплазии как костного леонтиаза («львиное лицо»). Нередко в отдельных участках кости оба типа изменений сочетаются, создавая большую индивидуальную вариабельность теневых картин (рис. 15.3,а). При всех типах ски-

331

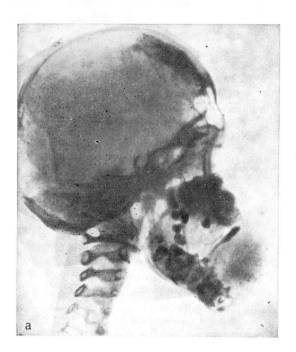

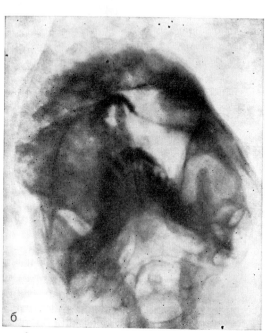

Рис. 15.3. Полиоссальная фиброзная дисплазия.

а — сочетание кистоподобных и склеротических изменений; б — чередование кистоподобных просветлений с участками бесструктурной костной ткани, деформация правой половины носовой полости.

алогических изменений очаг или очаги поражения могут увеличиваться, симулируя опухолевый рост и вызывая разнообразные деформации. При этом в зонах кистоподобной и склеротической перестройки костная ткань утрачивает свой структурный рисунок. Таким образом, на основании рентгенологических проявлений различают три формы фиброзной дисплазии: склеротическую, кистоподобную и педжетоидную.

Г. А. Наддачина и Е. Я. Губайдуллина (1980) полагают, что рентгенологические и гистологические особенности отображают течение процесса в определенных возрастных группах. Так, медленнее прогрессируют формы, при которых более зрелые костные элементы обнаруживаются в старшем возрасте. Имеются указания, что при склеротической форме дисплазии чаще наблюдается продолженный рост после частичного иссечения, а кистоподобная излечивается после операции. Однако при большой длительности процесса полного созревания всей фиброзной ткани до костной не происходит.

Монооссальная фиброзная дисплазия обычно обнаруживается в возрасте 10—16 лет, т. е. в период интенсивного роста лицевого скелета, прорезывания постоянных зубов и окончательного формирования постоянного прикуса и полового созревания.

На нижней челюсти патологический процесс чаще локализуется в области угла, тела и ветви, в верхней челюсти — в области альвеолярного отростка, где обычно обнаруживаются зоны диффузного склероза, увеличивающие объем отростка. В литической фазе наблюдаются мультилокулярные участки остеолиза и экспансия кортикальной пластинки. Часто в процесс вовлекаются верхнечелюстная пазуха и скуловая кость.

В ряде случаев быстро растущие очаги занимают весь объем верхнечелюстной пазухи, сдавливают полость глазницы, носовую полость, вызывают смещение перегородки носа (рис. 15.3, б). Плотность очагов, занимающих большой объем, обычно очень велика, они неоднородны. При этом участки особенно повышенной плотности расположены ближе к центру зоны перестройки.

Рентгенологическая картина изменений нижней челюсти более однообразна: пораженный участок, как правило, равномерно вздут, главным образом в вестибулярную сторону, кортикальный слой истончен. На фоне мелкосетчатого рисунка кости выявляется множество однородных кистоподобных просветлений, разделенных ободками грубых трабекул, окаймляющих псевдокисты.

При полиоссальной форме чаще всего встречаются следующие сочетания: поражение верхней челюсти и височной кости, лобной кости, верхней и нижней челюстей, нижней челюсти и берцовых костей, обеих челюстей и бедренной кости, лобной, носовой костей и основания черепа, верхней челюсти и бедренной кости, системное поражение всех костей скелета, включая верхнюю и нижнюю челюсти.

При полиоссальной форме отмечаются более обширные, чем при монооссальной, деформации, а при сочетании с очагами в конечностях деформации и боли в последних, изредка патологические переломы. Очаги в ряде отделов скелета могут существовать бессимптомно и выявляются при целенаправленном их поиске. Отмечаются односторонность поражения, а иногда и его симметричность, свидетельствующие в пользу врожденной природы заболевания.

Рентгенологические проявления полиоссальной формы чаще имеют характер педжетоидной перестройки костной ткани, что выражается в чередовании зон бесструктурной или хаотично построенной кости повышенной плотности и участков кистоподобных или неочерченных просветлений. Нередко видны мелкие очаговые интенсивные включения типа цементиклей. Рентгенологическая картина меняется с годами в сторону увеличения интенсивности беспорядочного костеобразования и повышения плотности пораженных отделов, в том числе за счет увеличения их объема (см. рис. 15.3). Динамика изменений отличается медленными темпами.

Синдром Олбрайта характеризуется триадой симптомов: одиночными или множественными очагами фиброзной дисплазии в костях, пигментными пятнами на коже и ранним половым развитием у девочек. Лицевой скелет может быть поражен в различных сочетаниях, и заболевание проявляется региональной формой или имеется комбинация поражений многих костей скелета, в том числе лицевых.

Костные поражения при синдроме Олбрайта отличаются от таковых при полиоссальной форме фиброзной дисплазии только тем, что их распространение соответствует росту ребенка. С прекращением роста патологические очаги стабилизируются. Пигментные пятна светло-кофейного цвета, ландкартообразной формы, локализуются чаще всего на шее, верхней части туловища, ягодицах, голове. Увеличение размеров патологических очагов в лицевом скелете может вызывать функциональные нарушения (затруднение носового дыхания, снижение остроты зрения). Рентгенологическая картина очагов поражения при синдроме Олбрайта ничем не отличается от таковой при полиоссальной форме фиброзной дисплазии.

В молодом возрасте после хирургического лечения опухолеподобное увеличение пораженной кости не прекращается, поэтому операции целесообразно осуществлять у взрослых при полной стабилизации процесса. Однако и в этом случае возможна периодическая активация костных изменений. Резкое увеличение отдельных участков лицевого черепа, уродующее внешность больных и приводящее к функциональным нарушениям, заставляет осуществлять оперативное вмешательство задолго до стабилизации поражения и созревания костной ткани.

Херувизм является наиболее своеобразной формой дисплазии, избирательно поражающей только лицевой скелет. Фиброзная ткань особенно резко пролиферирует с обилием гигантских клеток. Эта форма порока имеет наследственный семейногенетический характер. Впервые о ней сообщил М. Jones (1933). Она описывается под разными названиями: диссеминированная юношеская фиброзная дисплазия, семейная многоочаговая кистозная болезнь, семейно-наследственная дисплазия и др. В значительной части случаев изменения происходят в верхней челюсти. Наблюдаются три периода активации роста: около 5, 10 лет и в пубертатном периоде, после окончания которого начинается регрессия процесса. Боли или функциональные нарушения обычно отсутствуют, но наблюдается шейная аденопатия. «Херувизм» выявляется у детей 3—5 лет, прогрессирует по мере прорезывания зубов и самопроизвольно исчезает к 30 годам. Хотя процесс начинает проявляться уже в 1—2 года, но чаще становится более выраженным и диагностируется в возрасте около 5 лет. Чем раньше возникает поражение, тем более бурно увеличивается объем тканей. Мальчики поражаются в 2 раза чаще девочек.

С наступлением половой зрелости в очагах перестройки нарастает тенденция к костеобразованию и без какого-либо вмешательства лицо больного принимает обычные очертания. Аномалии развития зубов, которые часто встречаются при этой форме дисплазии (дистопия, ретенция, раннее выпадение, гиподентия, искривления корней), не обратимы.

Рентгенологические проявления херувизма довольно характерны. Как правило, изменения челюстных костей симметричны и однотипны с обеих сторон. На нижней челюсти они первоначально возникают в области моляров и ретромолярном пространстве, а также в области угла и ветви (рис. 15.4). Постепенно процесс распространяется на тело, подбородочный отдел. Венечный отросток вовлекается в процесс почти всегда, мыщелковый — редко. Наряду с равномерным утолщением тела и ветви обращает на себя внимание волнообразный изгиб нижнего края челюсти.

Рентгенологически обнаруживаются множественные зоны, лишенные костного рисунка, со смазанным истонченным кортикальным слоем, смещенными зубами. Псевдополости заполнены желеобразной тканью красного, серого или желтого цвета, не всегда четко отграниченной от окружающей нормальной кости. Периостальная реакция отсутствует. Кистоподобные образования чередуются с грубыми бесформенными, обызвествленными костными трабекулами. Иногда в процесс вовлекается инфраорбитальный край. На рентгенограммах верхней челюсти картина менее характерна. Зоны перестройки наслаиваются на контуры верхнечелюстной пазухи, которая частично теряет воздушность. Здесь также видны, но менее отчетливо, мелкие ячеистые псевдокисты разнообразной величины и формы и довольно крупные однородные очаги повышенной плотности. В возрасте старше 15 лет в области патологических очагов образуется либо обычная структура кости, либо зоны груботрабекулярного рисунка, т. е. рентгенологически документируется нарастание процессов

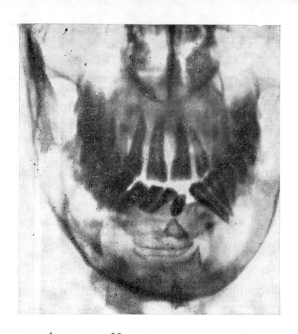

Рис. 15.4. Проявление «херувизма» в нижнечелюстной кости.

оссификации. На высоте проявлений херувизма лицо носителей порока имеет характерный вид: щеки утолщены, а глазные яблоки смещаются вверх, что делает детей похожими на херувимов с картин художников эпохи Возрождения. При резком увеличении объема тканей нарушаются зрение, дыхание, глотание, жевание и речь.

Диагностика различных форм диспластических процессов может представлять известные трудности, особенно в ранних стадиях заболевания, по достижении костной ткани пораженных отделов полной зрелости, при активации процесса у лиц среднего и старшего возраста или после операций. Эти трудности преодолеваются всесторонним анализом клинических и рентгенологических проявлений, особенно в динамике, но нередко требуют морфологической верификации. Последняя проводится с учетом рентгенологической картины, от которой зависит не только место взятия биопсии, но и оценка обнаруженных изменений.

Факоматозы (нейрофиброматоз). К врожденным деформациям, сопровождающимся опухолеподобным увеличением тканей, относится одна из форм факоматоза (заболеваний, сопровождающихся изменениями внутренних органов, нервной системы и пигментацией кожных покровов) — нейрофиброматоз Реклингхаузена. В типичных случаях это заболевание проявляется множественными мягкими фибромами кожи и слизистых оболочек, пятнистой пигментацией кожи и множественными опухолями, исходящими из оболочек периферических нервных стволов. Атипичная форма болезни Реклингхаузена сопровождается образованием мощных кожных утолщений, свисающих в виде складок

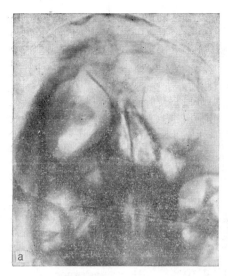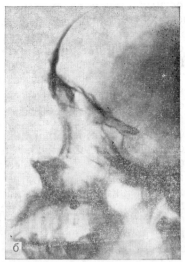

Рис. 15.5. Костные изменения у больной с нейрофиброматозом.

а — дисплазия костей правой орбиты; б — увеличение турецкого седла.

в разных участках тела, но чаще всего в области лица и шеи. При гистологическом исследовании они имеют строение нейрофибромы и содержат в толще ткани неправильно сформированные кровеносные и лимфатические сосуды, жировую и другие ткани. Иногда такие образования описываются под названием «узловая нейрома», или elephantiasis neurofibromatosa. Обычно их относят к опухолеподобным порокам развития, в основе которых лежит нейроэктодермальная и мезодермальная дисплазия.

В пользу врожденного происхождения болезни Реклингхаузена свидетельствуют наличие кожных утолщений уже к моменту рождения и случаи поражения нескольких членов одной семьи. Нередко у больных с узловой нейромой наблюдаются также эндокринные нарушения, которые встречаются и при классических факоматозах — диабете, болезни Аддисона, гипотиреозе. У ряда больных выявляются внутричерепные опухоли различного гистологического строения — глиомы, шванномы, астроцитомы, а также дефекты сетчатки и радужки.

В отличие от типичных факоматозов атипичный нейрофиброматоз часто сочетается со скелетными и черепными изменениями различных типов: первичными диспластическими костными изменениями, атрофией или гипертрофией отдельных участков скелета или черепа, вторичными костными изменениями в зоне давления нейрофибром. Наиболее характерными проявлениями узловых нейром в черепе следует считать дисплазии костей области орбиты и увеличение размеров турецкого седла (рис. 15.5). Они выявляются почти у 85% больных [Рейнберг С. А., 1964; Hunt J., Pugh D., 1964; Schmidt F., 1971]. Несмотря на резкие изменения костных стенок глазницы, зрение не нарушается. Значительно реже обнаруживаются дефекты покровных костей или гемиатрофия костей лицевого скелета на стороне нейромы с перестройкой костной ткани по типу гипертрофического остеопороза. По-видимому, эти изменения связаны с сосудистыми нарушениями в зоне нейрофибромы. Эта же причина вызывает недоразвитие какого-либо отдела лицевого черепа, чаще всего ветви и отростков нижнечелюстной кости или скуловой дуги. Нередко обнаруживаются флеболиты, свидетельствующие о наличии мягкотканных гемангиом, и аномалии формирования зубов вплоть до первичной адентии. На стороне нейрофибромы рост лицевых костей может усиливаться, сопровождаясь диастемой и тремой на нижней челюсти.

Патогномоничным признаком нейрофибромы челюстей является наличие гигантских зубов, как правило, клыка на стороне поражения. Помимо увеличения коронки в 2—3 раза по сравнению с нормой, меняется и ее форма. Наличие этого признака говорит о том, что происходят глубокие дизонтогенетические изменения, которые выражаются не только в неопластической гиперплазии нейральных элементов, но и в диспластических изменениях всех тканей челюсти, в том числе зачатков зубов. С этой точки зрения нейрофиброма может рассматриваться как диспластический процесс, а не истинная опухоль, о чем свидетельствует и медленный рост образования, часто возникающего в первые годы жизни.

Возможность озлокачествления внутрикостных нейрофибром дискутируется. Такие изменения в области челюстей описаны J. Klammt (1969), L. Upton и J. Hajwert (1977). В то же время считается, что нет подтвержденных сообщений о внутрикостных злокачественных нейрогенных опухолях.

Гистиоцитозы. Основным субстратом поражений гистиоретикулярной ткани, к которой принадлежит и кость, являются специфические гранулемы, вызывающие резорбцию пораженных отделов кости с заменой ее тканью характерного гистологического строения. Они могут появляться в любом возрасте, но чаще наблюдаются у подростков. Чем в более раннем возрасте начинается заболевание, тем тяжелее оно протекает, вплоть до смертельных исходов. Скопление гистиоцитарной ткани в покровных костях черепа дает на снимках характерную картину ландкартообразных дефектов, а локализация их на границе с основанием черепа может приводить к эндокринным нарушениям, изменению слуха и другим неврологическим проявлениям.

Генерализованные поражения скелета не описаны, но множественные очаги встречаются часто, особенно в черепе при болезни Хенда—Шюллера—Крисчена и эозинофильных гранулемах. Помимо черепа, поражаются позвонки, ребра, бедренные кости. Почти в $1/3$ случаев в челюстных костях обнаруживаются скопления гранулематозной ткани. Они безболезненны, но могут сопровождаться повышением температуры тела, гематологиче-

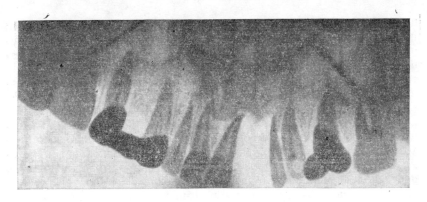

Рис. 15.6. Эозинофильные гранулемы челюстных костей.

скими изменениями и другими признаками вяло текущего инфекционного заболевания.,

На рентгенограммах в челюстных костях выявляются большие кистоподобные очаги резорбции, часто имеющие краевое расположение в альвеолярных отростках и нечетко отделяющиеся от окружающей костной ткани (рис. 15.6). При эозинофильной гранулеме они могут быть множественными, симметричными, обычно локализуются на нижней челюсти, вызывают выпадение зубов, лунки которых впоследствии длительно не заживают. Рассасывание костной ткани никогда не сопровождается образованием секвестров. Иногда рентгенологические изменения очень напоминают проявления пародонтита.

Гистологически в ранних стадиях отмечается только пролиферация гистиоцитарных клеток, затем формируются гранулемы, содержащие лимфоциты, эозинофильные гранулоциты, плазмоцитарные клетки. Позже появляется картина ксантомных изменений с отложением холестерина и кристаллов Шарко—Лейдена в цитоплазме. На конечных этапах формируется рубцовая ткань, а иногда и склеротическая кость в зоне бывших очагов резорбции.

Эозинофильные гранулемы в челюстных костях обнаруживаются у лиц более молодого возраста, отличаются быстрым прогрессированием. Среди множественных поражений наиболее часты следующие сочетания: верхняя и нижняя челюсти, нижняя челюсть и лобная кость, нижняя челюсть, верхняя челюсть и лобная кость, нижняя челюсть и височная или теменная кость, комбинации с поражением трубчатых костей. Л. Н. Цигельник (1963) показала, что рентгенологическая характеристика очаговых и диффузных поражений челюстных костей не отличается от проявлений этих форм гистиоцитоза в других костях. У детей нередко скопление специфической гранулематозной ткани, содержащей гистиоциты, приводит к выраженной деформации и раздражению надкостницы, вследствие чего интенсивно происходит периостальное костеобразование с появлением картины оссифицированного периостита. При обильном скоплении грануоматозная ткань может заменить значительную часть костной ткани и вызвать выпадение зубов еще до формирования их корней.

Дифференциальная диагностика эозинофильной гранулемы достаточно сложна вследствие пестроты клинической и рентгенологической картины заболевания, сходства ее со многими опухолевыми и воспалительными процессами, другими ретикулезами. При подозрении на эозинофильную гранулему производится рентгенологическое исследование скелета с целью выявления «немых» очагов, обнаружение которых упрощает диагностику. Солитарные поражения следует дифференцировать от всех опухолей костей, диффузной формы заболевания— в первую очередь болезни Хенда—Шюллера—Крисчена и кератодермии, имеющих сходные проявления в полости рта. Нередко ксантоматоз, помимо костных дефектов, характеризуется экзофтальмом и несахарным мочеизнурением, но эта триада симптомов необязательна для заболевания. Именно в таких случаях диагностика затруднена.

Изменения челюстных костей при генерализованных метаболических поражениях. Метаболические поражения различных отделов скелета, в том числе костей лицевого черепа, не являются редкостью. Как указывает Ш. Ш. Шотемор (1982), в отличие от ангиогенных и неврогенных поражений изменения скелета при болезнях обмена являются генерализованными и проявляются как в губчатой, так и в компактной кости, но могут преобладать в какой-либо из них. Метаболические поражения объединяют большую группу нозологических форм: генерализованную фиброзную остеодистрофию или болезнь Педжета, остеодистрофии эндокринного и почечного генеза, некоторые формы остеопороза, остеомаляцию. Метаболические поражения могут сопровождаться ускоренной и замедленной перестройкой костной ткани. Примером первых служат костные изменения при гипертиреозе, гиперпаратиреозе, акромегалии, а вторых — при гипотиреозе, гипофизарной недостаточности. Ускоренной перестройке часто сопутствует ускоренный интерстициальный рост кости.

В ходе метаболических изменений уменьшается относительное количество зрелой костной ткани и ослабляется механическая прочность скелета.

Наиболее распространенным видом метаболической перестройки является системный остеопороз. Он характеризуется либо уменьшением массы костной ткани в единице ее объема с замещением кости жировым костным мозгом, либо уменьшением относительных количеств обызвествленной остеоидной ткани по сравнению с необызвествленными элементами кости. Наружный объем костного органа при этом не меняется, но количество костных балок резко снижается. Остаются и даже гипертрофи-

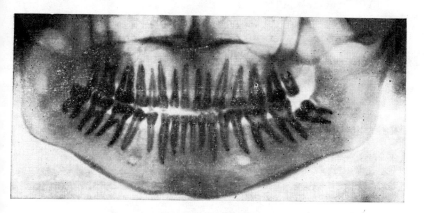

Рис. 15.7. Резкий диффузный остеопороз челюстных костей.

руются костные балки, несущие основную механическую нагрузку. Строение и химический состав костной ткани также отличаются от обычных. Как правило, при системном остеопорозе равновесие процессов резорбции и восстановления кости нарушены за счет одного или обоих звеньев. Типичными его видами являются сенильный и идиопатический остеопороз (рис. 15.7).

Помимо этого, метаболическая перестройка может иметь эндокринный генез и встречается при акромегалии, гипертиреозе, диабете, надпочечниковой недостаточности. Остеопороз также может быть алиментарно-дигестивного и токсического характера. Встречаются и генетические системные поражения, в частности при несовершенном остеогенезе.

Этиология идиопатического и сенильного остеопороза во многом спорна. Эндокринный генез системной перестройки изучен значительно лучше. Постклимактерические изменения вызываются угнетением костеобразования под воздействием эстрогенов, гипертиреозный — вследствие активации остеокластов и т. д.

Эндокринный генез имеет и метаболическая перестройка костной ткани лицевых костей при синдроме Олбрайта.

Эндокринные заболевания приводят к изменениям числа и размеров зубов, структуры их твердых тканей. Их проявление зависит от срока возникновения гормональных заболеваний. Если таковые развиваются в период роста скелета и созревания зубных зачатков, то наблюдаются запаздывание или ускорение формирования костей черепа. Изменения гормонального статуса, развившиеся после окончательного формирования костных отделов, в большинстве случаев сказываются только на росте нижней челюсти, который осуществляется дольше всего. Поддается также эндокринному воздействию периостальное костеобразование, что приводит к изменению толщины и плотности отдельных костей (рис. 15.8).

Раннее снижение продукции СТГ приводит, помимо симметричной карликовости, к уменьшению задней лицевой высоты,

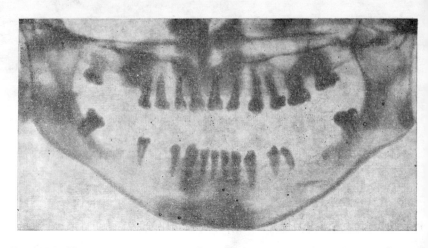

Рис. 15.8. Нарушение роста нижней челюсти и аномалия развития зубов эндокринной природы. Истончение кортикальных пластинок, слабая выраженность костного рисунка.

нарастанию изгиба задней черепной ямки, вызывает запаздывание обызвествления и прорезывания зубов, частичную первичную адентию. Гиперфункция гипофиза, развивающаяся в раннем возрасте, характеризуется нормальными размерами коронок зубов, но удлинением корней, возникновением диастемы и трем, ранним прорезыванием и преждевременным выпадением зубов, избыточным отложением цемента у корней моляров (рис. 15.9). При гипотиреоидизме запаздывает прорезывание зубов и нарушается скелетный рост. Гипертиреоидизм, возникающий рано, приводит к усилению роста и образованию открытого прикуса за счет удлинения нижней челюсти. Только в 5% случаев нарушаются форма и сроки прорезывания зубов. Гипотиреоз приводит к отставанию зубного возраста от хронологического. Наблюдается задержка прорезывания молочных зубов, смена их постоянными обычно запаздывает в среднем на 3—4 года. Задерживается формирование корней постоянных зубов, отмечается атипичная форма коронок молочных зубов с уменьшением их размера.

Вторым типом генерализованных метаболических поражений является остеомаляция, которой в детстве соответствует рахит. Она обусловлена нарушением процессов минерализации в костях с накоплением новообразованной костной ткани. Причиной служит нарушение обмена витамина D или его дефицит алиментарного характера вследствие энтеритов, заболеваний гепатопанкреатической зоны, операций на кишечнике, снижения уровня инсоляции, экзо- и эндогенных интоксикаций, генетических дефектов ферментативных систем, участвующих в обмене этого витамина. Относительная недостаточность витамина D возникает в результате почечной канальцевой недостаточности.

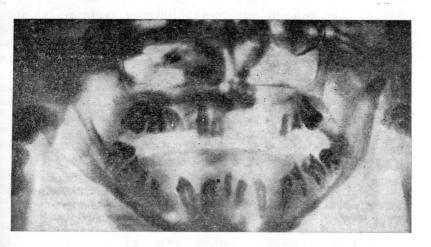

Рис. 15.9. Проявление гиперпаратиреоидоза у ребенка 4,5 лет. Преждевременное прорезывание зубов, тремы, удлинение и гиперцементоз корней.

Рахит — генерализованное поражение скелета. Независимо от причины рентгенологические проявления однотипны: истончение кортикального слоя и трабекул, в том числе выстилки лунок, дисплазия дентина, гипоплазия эмали, дефицит цементообразования, увеличение размеров полостей зубов. При кариесе в этих случаях воспалительные изменения очень быстро распространяются на пульпу и периодонт, развиваются острые периапикальные абсцессы. Формирование корней может запаздывать. Хронические почечные заболевания у детей могут иметь клиническую картину рахита и гипопаратиреоидизма с запаздыванием развития зубов и скелета, остеопорозом, отсутствием некоторых молочных зубов, периодонтальных связок у молочных и постоянных зубов, увеличением объема полостей зубов.

Генерализованные метаболические изменения при рахите сочетаются с нарушением функции ростковых зон лицевых костей и синхондрозов основания черепа. Возникает отставание в росте различных отделов, осложняющееся аномалиями прикуса.

Третий тип остеопороза наблюдается при гиперпаратиреозе и обусловлен ускорением резорбции и формированием новой костной ткани вследствие возбуждения эндоста. Он сопровождается разрастаниями фиброретикулярной ткани, не достигающей зрелости. Наивысшая его степень характеризуется формированием опухолеподобных образований, имеющих такое же строение, как остеобластокластома. Гиперпаратиреоз вызывается опухолью или гиперплазией паращитовидных желез вследствие гипокальциемии.

Кости черепа поражаются при всех проявлениях гиперпаратиреоза. Изменяется их структура в области диплоэ покровных костей, появляются более или менее мелкие очаги разрежения, которые могут быть единственным проявлением заболевания или чередоваться с очагами уплотнения. Внутренняя пластинка дип-лоэ разволокняется и может полностью исчезать. Истончаются и кажутся местами отсутствующими стенки турецкого седла, возникают очаги минерализации в оболочках мозга, сосудистых сплетениях, связках, сухожилиях. Лицевые кости, особенно нижнечелюстная, также содержат разволокненные кортикальные пластинки, мелкие кистоподобные разрежения костной ткани, чередующиеся с участками уплотнения.

Механизм воздействия гормона паращитовидной железы на фосфорно-кальциевый обмен окончательно не выяснен: он либо напрямую стимулирует остеокласты, либо вызывает нарушение электролитного состава сыворотки крови, которое ведет к нарушениям реабсорбции фосфора в почках, увеличению выведения кальция и вторичным костным изменениям. Повышение уровня алкалинфосфатазы в сыворотке крови отражает усиленное формирование остеоидной ткани.

Наиболее характерным рентгенологическим проявлением служат субпериостальные кисты, которые исчезают после операции на паращитовидных железах. Перестройка чаще наблюдается у женщин, сопровождается болями в скелете, особенно при нагрузке, похуданием, слабостью, спонтанными переломами (рис. 15.10). Рентгенологически всегда выявляется системный остеопороз, но степень его выраженности может быть неодинаковой в разных отделах скелета. В черепных костях он встречается наименее часто. Наблюдаются беспричинное выпадение зубов, асимметричные деформации при больших кистозных изменениях. Полости представляют собой проявление ложных кист, не имеющих оболочки. Кортикальная выстилка лунок зубов может исчезать полностью или частично.

Гиперпаратиреоидный гормон, стимулирующий остеокластическую резорбцию кости, приводит к замене ее фиброзной тканью различного строения, фиброзным костным мозгом, «бурыми опухолями». Заболевание развивается медленно и сопровождается болями в костях и суставах ревматоидного характера, особенно при движениях, осложняется спонтанными переломами. Поражению сопутствуют мышечная слабость, запор, отсутствие аппетита, гиперкальциемия и гипофосфатемия, почечные камни. В процесс вовлекаются многие отделы скелета: череп, позвоночник, мелкие кости кистей и стоп, ключицы, трубчатые кости.

Если заболевание развивается до окончания периода формирования скелета, то рост больных остается невысоким при увеличении размеров пораженных отделов костей и степени их деформации. Прорезывание зубов задерживается или они выпадают. В поздних стадиях в некоторых отделах, в том числе в челюстных костях скелета, формируются псевдокистозные полости, которые асимметрично увеличиваются. Так называемые кисты полостями не являются, содержат соединительнотканные структуры и клеточные элементы с большими ядрами и зернистостью, участки обильных кровоизлияний. Кортикальные полоски кост

Рис. 15.10. Деформация лицевого черепа с увеличением размеров нижней челюсти. Разволокнение кортикальных пластинок. Множественные аномалии прорезывания зубов. Спонтанный перелом нижней челюсти в области угла слева.

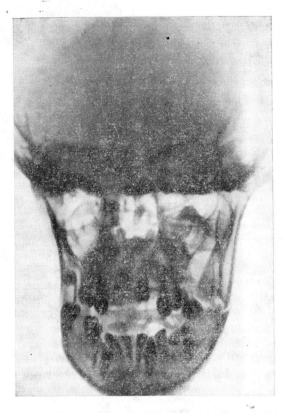

ной ткани в различных костях разволокняются. На увеличенных рентгенограммах в них также можно видеть мелкие кисты и субпериостальные зоны резорбции. В челюстных костях, вокруг лунок зубов, на границе с верхнечелюстной пазухой кортикальные полоски кажутся исчезнувшими.

Гипопаратиреоидизм вызывает гипоплазию эмали и дентина, недоразвитие корней, уменьшение размеров полостей зубов. Псевдогипопаратиреоидизм — семейное поражение неизвестного генеза, имеющее все лабораторные и клинические показатели, идентичные таковым истинного гиперпаратиреоидизма. Однако при нормальном уровне гормона псевдогипопаратиреоидизм сопровождается изменениями эмали, укорочением корней, множеством непрорезавшихся зубов (чаще моляров и премоляров). Первичный и вторичный гиперпаратиреоидизм может сопровождаться формированием корней веретенообразной формы, резкой минерализацией дентина и недостаточностью цемента, который поэтому плохо виден на снимках.

Генерализованные изменения скелета, в том числе лицевого черепа, служат одним из проявлений эндокринопатий, поскольку гормоны регулируют как интрамембранозный, так и хрящевой остеогенез. Наиболее выраженное влияние на рост и формирование черепа оказывает соматотропный гормон гипофиза (СТГ), который регулирует процесс хондрогенеза, рост и развитие хрящевых матриц и их аналогов, а также периостальное костеобразование. Гормоны щитовидной железы регулируют процессы рассасывания хряща, чем определяется скорость формирования зрелых костных структур. Окончательное количество костной ткани и прекращение роста костей связаны с деятельностью гонад, а структура и минеральный состав костной ткани — с надпочечниками и околощитовидными железами.

Последствия повышенной и недостаточной продукции гормонов зависят от того, в каком возрасте они проявляются. Если гиперфункция СТГ совпадает с периодом бурного роста (до 6 лет), то возникает гипофизарный гигантизм с сохранением пропорций туловища, конечностей и черепа, свойственных возрасту. Если же к моменту усиленной продукции СТГ рост скелета замедлен или закончен (в возрасте старше 12 лет), то развивается акромегалия: непропорционально увеличиваются только те части скелета, которые еще могут расти, в основном фаланги пальцев и нижняя челюсть, а также нос, язык, мягкие ткани кистей и стоп.

Акромегалия всегда сопровождается увеличением турецкого седла вследствие давления на его стенки эозинофильной гранулемы. Увеличение нижней челюсти связано не только со стимуляцией ростковой зоны, но и с давлением увеличенного языка, что вызывает раздвигание зубов с образованием диастемы и тремы. При гиперпродукции СТГ у больных старше 25 лет усиливается периостальный остеогенез, что приводит к утолщению лицевых костей и увеличению бугристых мест прикрепления связок и мышц. Увеличиваются плоскость и ширина замыкающих пластинок, альвеолярных гребней и лунок зубов, появляется гиперцементоз.

Изменение функции щитовидной железы, которое чаще всего связано с инфекционными заболеваниями, недостатком йода в воде, операциями на железе, приводит к снижению темпов роста всех отделов скелета, в том числе черепа. Зубы прорезываются поздно, недоразвиты по размерам и форме, часто аномальны. Очень высок кариозный индекс. Иногда у детей можно видеть два ряда зубов — молочные и постоянные. Скелетные изменения, вызванные гиперфункцией щитовидной железы, возникают при ее заболеваниях, начавшихся в возрасте старше 7 лет. Развивается диспропорциональное торможение роста скелета с поздним появлением точек окостенения. Из-за нарушения функции сфеноокципитального синхондроза основание черепа резко укорачивается, нос приобретает седловидную форму, наблюдается существенное недоразвитие всего лицевого скелета. На этом фоне особенно большим кажется мозговой череп, рост которого в длину не изменяется, а снижается только в вертикальном направлении. Отмечается резкое выбухание лба за счет сохранившегося аппозиционного напластования костной ткани. Гипертиреоз сопровождается усилением деятельности остеобластов, усиленной продукцией остеоидной ткани, общим остеопорозом черепных костей, вызванных изменением удельного веса неминерализованной кости, преждевременным прорезыванием зубов и развитием активно текущих форм пародонтита.

Поражение гонад на формирование зубочелюстной системы

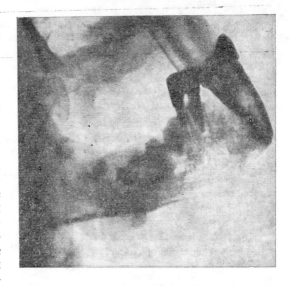

Рис. 15.11. Поражение нижнечелюстной кости при болезни Педжета.

влияет в том случае, если начинается до пубертатного периода. Иногда нарушаются ритм прорезывания и рост зубов.

В практике многие перечисленные изменения состояния костной ткани челюстей и зубов стоматологи и педиатры не оценивают должным образом. Частота эндокринопатий и хронических почечных поражений, осложняющихся вторичной перестройкой зубочелюстной системы, неизвестна, поэтому столь важна правильная оценка рентгенологически выявленных изменений.

Типичным примером ф и б р о з н о й   д и с т р о ф и и костной ткани является болезнь Педжета, при которой, как правило, поражаются покровные кости черепа и некоторые лицевые его отделы. В отличие от диспластических поражений (проявление нарушений процессов созревания костной ткани) дистрофические трансформации — это заболевание до этого здоровой и нормально сформированной кости. Болезнь Педжета, деформирующий остит — болезнь скелета взрослых. Она развивается после 40 лет, чаще у мужчин. J. Bastsakis (1975) указывает, что это заболевание встречается у 1 % населения земного шара старше 45 лет.

Поражение челюстных костей, особенно верхней, является одной из самых частых локализаций заболевания в черепе. Нередко впервые его констатируют при протезировании, обнаруживая нарушения окклюзии и раздвигание зубов. Кожная температура в пораженной области может быть повышена из-за раскрытия артериовенозных шунтов. Объем этой области резко увеличивается. Рентгенологические проявления заболевания довольно характерны: на фоне остеопоротической перестройки обнаруживаются чередующиеся зоны склероза и участки пониженной плотности костной ткани, что создает характерную картину «ватного» рисунка (рис. 15.11). Наблюдаются деминерализация твердых тканей зубов и появление зон деминерализации краевых участков альвеолярного отростка вокруг лунок. В этих участках скапливаются необызвествленная костная ткань и костный мозг, богатый соединительной тканью на разных стадиях трансформации.

СПИСОК ЛИТЕРАТУРЫ

Александрова Н. М., Козлов В. А. Травмы челюстно-лицевой области и их лечение//Всесоюзный съезд стоматологов, 7-й: Труды. — М., 1981. — С. 47—54.

Артарян А. А., Гаевый О. В., Книжник Л. Г. Рентгенодиагностика травм черепа и мозга у детей//Вестн. рентгенол. — 1983. — № 6. — С. 17—21.

Бажанов Н. Н., Дмитриева В. Е., Аржанцев П. З. и др. Острые гнойные заболевания мягких тканей челюстно-лицевой области//Всесоюзный съезд стоматологов, 7-й: Труды. — М., 1981. — С. 35—47.

Бажанов Н. Н., Биберман Я. М., Ефанов О. И. и др. Воспалительные заболевания челюстно-лицевой области и шеи/Под ред. А. Г. Шаргородского. — М.: Медицина, 1985. — 351 с.

Бернадский Ю. И., Заславский Н. И. Одонтогенные гаймориты. — М.: Медицина, 1968. — 85 с.

Воробьев Ю. И., Надточий А. Г. Приспособление для ортопантомографии детей раннего возраста//Вестн. рентгенол. — 1983. — № 3. — С. 82—83.

Воробьев Ю. И., Надточий А. Г. Панорамная томография в стоматологии//Стоматология. — 1984. — № 5. — С. 72—74.

Воробьев Ю. И., Надточий А. Г. Рентгеноанатомия верхней челюсти на ортопантомограммах//Стоматология. — 1989. — № 6. — С. 40—43.

Ермолаев И. И. Морфология адамантином//Теория и практика стоматологии. — М., 1965. — Вып. 8. — С. 49—54.

Каламкаров Х. А., Рабухина Н. А., Безруков В. М. Деформации лицевого черепа. — М.: Медицина, 1981. — 235 с.

Козлов В. А., Трошкова Т. А., Кочубей Н. М., Некачалов В. В. Динамика морфологических изменений тканей верхнечелюстной пазухи при экспериментальном и перфоративном синуите//Стоматология. — 1982. — № 1. — С. 49—52.

Колесов А. А. Новообразования лицевого скелета. — М.: Медицина, 1962. — 188 с.

Колесов А. А. Остеобластокластома челюстных костей//Теория и практика стоматологии. — М., 1965. — Вып. 8. — С. 41—45.

Колесов А. А. Фиброзная дисплазия костей лица//Теория и практика стоматологии. — М., 1965. — Вып. 8. — С. 55—60.

Кручинский Г. В., Филиппенко В. И., Руман Г. Л. Возможности и профилактика воспалительных осложнений при переломах нижней челюсти. Диагностика, лечение и реабилитация больных с повреждениями челюстно-лицевой области. — Смоленск, 1981. — С. 95—97.

Левенец А. К., Коробов В. П. Травматические повреждения челюстно-лицевой области у детей//Стоматология. — 1977. — № 3. — С. 63—65.

Лесовая Н. Д. Значение анатомического строения слюнных желез при слюннокаменной болезни//Стоматология. — 1974. — № 1. — С. 25—28.

Литваковская Г. А., Мельников А. В., Мануйлов О. Е. Роль ортопантомографии при выборе метода лечения стоматологического гайморита//Съезд оториноларингологов РСФСР; 5-й. — Ижевск, 1984. — С. 94—95.

Марус В. А. О рентгенологической диагностике одонтогенных кист гайморовой полости//Проблемы челюстно-лицевой хирургии. — Киев, 1965. — Вып. 1. — С. 211—217.

Матюхина А. Ф., Трупенков Е. С. Клинические проявления гиперпаратиреоидной остеодистрофии в полости рта и челюстях//Стоматология. — 1968. — № 5. — С. 60—61.

Миргазизов М. З. К вопросу о влиянии рахита на развитие зубочелюстной системы//Вопросы ортопедической стоматологии. — Казань, 1962. — Т. 2. — С. 189—195.

Наддачина Г. А., Убайдуллина Е. Я. К вопросу о фиброзной дисплазии лицевых костей взрослых//Арх. пат. — 1980. — № 1. — С. 45—49.

Научный комитет Организации Объединенных Наций по действию атомной радиации: Медицинское облучение. A/Ac 82/R. — Вена, 1985. — № 423. — 139 с.

Научный комитет Организации Объединенных Наций по действию атомной радиации: Медицинское облучение. A/AC 82/R. — Вена, 1986. — № 445. — 176 с.

Облучение населения СССР в 1981—1982 гг. в результате применения источников ионизирующего излучения в медицинских диагностических целях: Сост. Е. И. Воробьев, Р. В. Ставицкий, В. А. Книжников и др. — М.: ЦНИИАтоминформ., 1984. — 20 с.

Пальчун В. Т., Устьянов Ю. А., Дмитриев Н. С. Параназальные синусы. — М.: Медицина, 1982. — 204 с.

Пепеляев В. Т. Некоторые особенности риногенных и одонтогенных гайморитов//Казан. мед. журн. — 1982. — № 1. — С. 54—55.

Пинус Р. Б. Одонтогенные кисты верхнечелюстной пазухи. — Свердловск: Сред.-Урал. кн. изд-во, 1968. — 180 с.

Поджидаев И. А. Панорамная томография в диагностике заболеваний верхнечелюстных пазух//Научно-технический прогресс в медицине. — Ульяновск, 1985. — С. 173—175.

Рабухина Н. А., Жибицкая Э. И. Зонография челюстно-лицевой области на панорамном томографе «Зонарк»//Вестн. рентгенол. — 1986. — № 3. — С. 27—31.

Рабухина Н. А., Панина Н. С., Дедеян С. А. и др. Роль рентгенологического исследования при кариесе зубов//Стоматология. — 1989. — № 2. — С. 90—91.

Рабухина Н. А., Жибицкая Э. И., Ипполитов В. П., Абдуллаев Ш. Ю. Рентгенологическая характеристика изменений челюстных костей при флегмонах челюстно-лицевой области//Стоматология. — 1989. — № 1. — С. 50—52.

Робустова Т. Г. Актиномикоз челюстно-лицевой области. — М.: Медицина. — 1983. — 159 с.

Ромачева И. Ф., Юдин А. А., Афанасьев В. В., Морев А. Н. Заболевания и повреждения слюнных желез. — М.: Медицина, 1987. — 240 с.

Симановская Е. Ю. Опухоли лица и челюстей. — Пермь: Кн. изд-во, 1964. — 135 с.

Солнцев А. М. Некоторые особенности одонтогенных гайморитов//Журн. ушн. нос. и горл. бол. — 1962. — № 2. — С. 11—15.

Солнцев А. М., Колесов В. С. Кисты челюстно-лицевой области и шеи. — Киев, 1982. — 96 с.

Соловьев М. М., Анисимов А. И., Сысоева Е. Н. Стимуляция заживления переломов нижней челюсти электрическим током//Стоматология. — 1978. — № 3. — С. 31—33.

Спузяк М. И. Дифференциальная рентгенодиагностика поражений черепа при гиперпаратиреоидной остеодистрофии, остеодисплазии, миеломной болезни и метастазах злокачественных опухолей//Вестн. рентгенол. — 1986. — № 3. — С. 36—42.

Стоматология детского возраста/Под ред. Т. Ф. Виноградовой. — М.: Медицина, 1986. — 526 с.

Сысолятин П. Г., Плотников Н. А., Ильин А. А. Оценка различных способов артрографии височно-нижнечелюстного сустава//Стоматология. — 1989. — № 6. — С. 38—40.

Травматология челюстно-лицевой области: Науч. обзор/Под ред. Т. М. Лурье. — М., 1977. — 14 с.

Травмы челюстно-лицевой области/Под ред. Н. М. Александрова, П. З. Аржанцева. — М.: Медицина, 1986. — 447 с.

Ужумецкене И. И. Нарушение функции височно-челюстных суставов у детей и подростков//Стоматология. — 1979. — № 5. — С. 51—54.

Хорошилкина Ф. Я., Малыгин Ю. М., Самохина Е. С. Диспансеризация при зубочелюстных аномалиях: Учеб. пособие/Центр. ин-т усоверш. врачей. — М., 1985. — 25 с.

Чистякова В. Ф. Травмы лица и головного мозга. — Киев: Здоров'я, 1977. — 103 с.

Шехтер И. А., Колесов А. А., Богдашевская В. Б. Значение панорамного метода рентгенографии в диагностике заболеваний зубов и челюстей у детей. Вестн. рентгенол. — 1973. — № 1. — С. 82—87.

Шотемор Ш. Ш. Метаболические заболевания скелета, основные понятия группировки, терминологии. Вестн. рентгенол. — 1982. — № 3. — С. 5—13.

Сезама Л. Болезни слюнных желез. — Прага, 1971. — 145 с.

Abramowitch K., Dolwick F., Langlais R. TMJ-arthrography without fluoroscopy//Oral. Surg. — 1980. — Vol. 65, N 1. — P. 387—395.

Akuamoa-Boateng E., Scholz W., Machten E. Klinik und Diagnostik des Gardner-Syndrome//Dtsch. zahnärztl. Z. — 1982. — Bd. 37, N 4. — S. 367—373.

Alattar M., Baughmann R., Collett W. A surevey of panoramic radiographs for evaluation of normal and pathologic findings//Oral Surg. — 1980. — Vol. 50, N 5. — P. 472—476.

Alters F., Pruzansky S., Aduss H. An X-radiocephalometric study of mandibulofacial dysostosis in man//Arch. oral. Biol. — 1975. — Vol. 20. — P. 265—281.

Andres M., Drauschke M., Moldenhauer G., Spens E. Einsatz möglichkeiten nuklearmedizinischer Untersuchungen in der Stomatologie//Stomat. DDR. — Bd 39. — N 3. — S. 200—205.

Antoku Sh., Kihara T., Russel W. Doses to critical organs from dental radiography//Oral. Surg. — 1976. — Vol. 41, N 2. — P. 251—254.

Barr J., Stephens R. Dental radiology. — Philadelphia; London; Toronto: Saunders, 1980. — 420 p.

Baschke N., Hermann F., Hermann M. Das Mohr-Syndrome-Symptomatik und Differentialdiagnostik//Zahn. Mund. und Kieferchelkunde. 1985. — Bd 40, N 2. — S. 155—160.

Bates R., Stewart C., Atkinson W. The relationship between internal deragements of the temporomandibular joint and systemic joint laxity//J. Amer. dent. Ass. — 1984. — Vol. 109, N 3. — P. 446—457.

Batsakis J. Tumors of the head and neck. — Baltimore, 1974. — 380 p.

Bell W., Proffit W., White K. Surgical correction of dentofacial deformities. — Philadelphia, 1980. — 750 p.

Bhaskar S. Radiographic interpretation for the dentist. — London, Toronto, St. Louis, 1979. — 291 p.

Bidermann F., Combery U., Winiker-Blank E. Die fibrose Dysplasien des Gesichtsschädels//Radiol. Diagn. — 1972. — Bd 13, N 2. — S. 189—204.

Bilaniuk L., Zimmermann R. Facial trauma//Radiology in emmergency medicine. — New York, 1984. — P. 135—155.

Bimes W., Jurkschat U. Zur Erkennbarkeit initialer kariöser Veränderungen// Dtsch. zahnärztl. Z. — 1977. — Bd 27, N 8. — S. 532—536.

Bötscher H., Wagner W., Schadel A., Haverkampf V. Der Wert der Sialographia bei der Diagnostik von Parotis und Submandibularis Tumoren//Rontgenblater. — 1983. — Bd. 36, N 4. — S. 114—117.

Brannon R. The odontogenic keratocyst//Oral Surg. — 1977. — Vol. 43, N 2.— P. 233—256.

Budnick S. Compound and complex odontomas//Oral. Surg. — 1976. — Vol. 42, N 6. — P. 501—506.

Canigiani G. Das Panoramaaufnahmenverfahren. — Stuttgart, 1976. — 127 S.

Cawson R. Custs of the jaws//Essentials of dental surgery and pathology. — Edinberg. London, 1984. — P. 159—176.

Cawson R. Essentials of dental surgery and pathology. — London, 1984. — 450 p.

Clerchugh V., Lennon M. The radiographic measurement of early periodontal bone loss and its relationship with clinical loss of attachment//Brit. dent. J.— 1986. — Vol. 141, N 8. — P. 141—144.

Cohen D., Neville B., Damm D., White D. The lateral periodontal cyst//J. Perio- dontol. — 1984. — Vol. 55, N 4. — P. 230—234.

Cohen H., Ross St., Gordon R. Computerised tomography as a guide in the diag- nosis of temporomandibular joint diseases//J. Amer. Dent. Ass. — 1985. — Vol. 110, N 1. —P. 57—60.

Converse J., Wood D., Smith P. et al. Deformations of the jaws//Reconstructive plastic surgery. — Philadelphia, 1977. — P. 1288—1521.

Crandell H. Diagnostic quality controll. The missing link in dental radiology quality assurance//Oral Surg. — 1986. — Vol. 62, N 2. — P. 212—213.

Cutting C., Grayson B., Bookstein F. Computer-aided planning and evaluation of facial and orthognatic surgery//Clin. Plastic Surg. — 1986. — Vol. 13, N 3. — P. 449—467.

Dahan J. Diagnostische Fehler in der metrischen Auswertung der Röntgenauf- nahmen//Dtsch. zahnärztl. Z. — 1974. — Bd 29, N 3. — S. 331—340.

David J., Poawillo D., Simpson D. The craniosynosthoses. — Berlin, 1982. — 331 S.

Dawson P. Neue Aspekte zir bestmöglichen Kiefergelenkpostion//Int. J. Parodon- tol. rest. Zahnheilk. — 1985. — N 3. — S. 11—13.

Ditter M., Langlais R., Lichty G. Intraorale Roentgendiagnostik. — Berlin: Thie- me Verl., 1983. — Bd 3. — 204 S.

Dolan K., Smoker R. Paranasal sinus radiology//Head Neck Surg. — 1983. — Vol. 5, N 4.—P. 345—362.

Ducker J. Rontgenologische Differentialdiagnose der Kieferzysten//Der Radiolo- ge. — 1984. — Bd 24, N 12. — S. 537—546.

Ebel K., Weidtman S. Die Kraniometrie patologischer Schädelformen//Radiolo- ge. — 1971. — Bd 11, N 8. — S. 291—295.

Eisenbud L., Sciubba J., Mir R., Sachs St. Oral presentation in non-Hodgkin lym- phoma//Oral Surg. — 1984. — Vol. 57, N 3. — P. 272—280.

Ellis E. The naturae of vertical maxillary deformities//J. oral. max.-fac. Surg.— 1985. — Vol. 42, N 10. — P. 756—762.

Ellis E., Francis K., El-Altar A. Ten years of mandibular fractures//Oral. Surg.— 1985. — Vol. 59, N 8. — P. 120—129.

Ellis E., McNamara J., Lawrence T. Components of adult class II open-bite ma- locclusions//J. oral. max.-fac. Surg. — 1985. — Vol. 43, N 2. — P. 92—105.

Espelid J., Tveit B. Clinical and radiographic assessment of approximal carious lesions//Acta odontol. scand. — 1986. — Vol. 44, N 1. — P. 4—19.

Everson J., Gibb D. Multiple idiopathic internal resorption//Brit. Dent. J —. 1989. — Vol. 166, N 2. — P. 49—50.

Ewen K., Lunkoschek J. Somatische Strahlenrisko bei dentalen Röntgenunter- suchungen//Dtsch. zahnärztk. Z. — 1984. — Bd 39, N 1. — S. 48—53.

Feuerbach St., Weiss H., Kakow L. et al. Die Korrelation histologische Befunde bei degenerativen Meniscusveränderungen zum Arthrogramm//Ro Fo. — 1978. — Bd 129, N 1. — S. 41—43.

Fischer K. Die Beziehungen die Kifferhölenzysten zur Zahnheilkinde unter be- sonderer Berücksichtigung dentogener Kieferhöhlenzysten. — München, 1970. — 73 S.

Fischer-Brandies E. Der primäre Hyperparathureoidismus und seine Bedeutung für den Zahnerzt//Dtsch. Zahnärztl. Z. — 1982. — Bd 37, N 11. — S. 937— 940.

Freitag V., Weber O. Vergleichende Bewertung periapikale Befunde auf Zahnfil- men und auf Orthopantomogrammen//Dtsch., zahnärztl. Z. — 1984. — Bd 39, N 2. — S. 173—177.

Forstberg J. Radiographic reproduction of endodonthic "working lengh" compa- ring the parallel and bisecting-angle techniques//Oral. Surg. — 1987. — Vol. 6, N 3. — P. 353—367.

Galeal A., Hing M. J., Janison H. A comparison of combination of clinical and radiological examination in evaluation of dental clinik population//Oral. Surg. — 1985. — Vol. 60, N 5. — P. 553—560.

Gängler P. Die Pathogenese der Zahnkaries und Periodontalerkrankungen//Zahn. Mund. und. Kieferchelkunde, 1985. — Bd 40, N 5. — S. 477—483.

Gardner D. Pseudocysts and retention cysts of the maxillary simus//Oral Surg.— 1984. — Vol. 58, N 5. — P. 561—567.

Garn St., Smith B. H., La Velle M. Application of pattern profilanalysis to malformations of the nead and face//Radiology. — 1984. — Vol. 150, N 3. — P. 683—690.

Gelenza F. Physiologie und Pathologie der Kondyl-Position.//Int. J. Parodontol. rest. Zahnheilk. — 1985. — N 2. — S. 39—53.

Gerlock J., Sinn D. Anatomic, clinic, surgical and radiographic correlation on the zygomatic complex fracture//Amer. J. Roentgenol. — 1977. — Vol. 128, N 2.— P. 235—238.

Goodson J. Clinical measures of periodontitis//J. clin. Periodont. — 1986. — Vol. 13, N 5. — P. 446—455.

Goren A., Seiubba J., Fridmann R., Malamud H. Survey of radiologiec practies amond dental practitioners//Oral. Surg. — 1989. — Vol. 67, N 4. — P. 464— 469.

Grasser H., Parth H. Die Diagnostik von Interdentalkaries and apikaler Ostitis im Vergleich zwichen Orthopantomogramm und Zahnfilm//Dtsch. zahnärztl. Z. — 1987. — Bd 42, N 9. — S. 818—821.

Grayson B., Weintraub N., Bookstein F., McCarty J. A comparative cephalometric study of the cranial basis in craniofacial anomalies//Cleft Palate J. — 1985. — Vol. 22, N 2. — P. 75—87.

Greig J., Musaph W. A method of radiological demonstration of the temporomandibular joint using the orthopantomograph.//Radiology. — 1973. — Vol. 106, N 2. — P. 307—310.

Gundlach K. Missbildungen des Kiefergelenks. — München, 1982. — 109 S.

Härtel J. Gesichtsschädelfracturen und ihre Begleitsverletzungen im Wachstumsalter//Stomatol. DDR. — 1985. — Bd 35, N 5. — S. 292—295.

Hatjigiorgis C., Grisius R., Fenster R., Neff P. A tomographic sludy of the TMJ of edentulous patients//J. prosth. Dent. — 1987. — Vol. 53, N 3. — P. 354— 358.

Hedion M., Ericson S. Calculation of the submandibular gland volume by sialography//Acta Odonto-Stomat. — 1971.. — Vol. 21, N 4. — P. 415—422.

Helms C., Katzberg R., Dolwick F. Arthrography of the temporomandibular joint//Innovations in diagnostik Radiology. — New York, London, Toronto, 1981. — P. 137—145.

Herzog M., Beyer D., Lancella F. Differentialdiagnose zystischer und zystenänlicher Läsionen der Kiefer//Rö Fo. — 1985. — Bd 143, N 2. — S. 159—165.

Heuck F. Algemeine Morphologie und Biodynamik des Knorhens im Röntgenbild//Ro Fo. — 1970. — Bd 112, N 3. — S. 354—365.

Hirschfelder U., Hirschfelder H., Spitzer W. Kondylare Hyperplasie-klinische und radiologische Befunde//Dtsch. zahnärztl. Z. — 1985. — Bd 40, N 3. — S. 315— 320.

Holland R., Valle G., Taintor J., Ingle J. Influence of bony resorption on endodontic treatment//Oral. Surg. — 1983. — Vol. 55, N 2. — P. 191—203.

Horton Ph., Sippi F., Kerbuat P. Analisis of interpretation of full-mouth and panoramic surveys//Oral. Surg. — 1977. — Vol. 44, N 3. — P. 468—475.

Hüls H., Küper K., Walter E., Engl. E. Kernspintomography des Kiefergelenks// Dtsch. zahnärztl. Z. — 1986. — Bd 41, N 10. — S. 1053—1057.

Hurez Ch., Radziminski Ch. Orthodontic cephalometric chirurgie//Rev. Orthop. dento-fac. — 1985. — Vol. 19, N 2. — P. 233—251.

Hutchinson D. Oral manifestation of oculomandibulodyscephaly with hypotrichosis//Oral Surg. — 1971.— Vol. 31, N 2. — P. 236—244.

Iionnides Ch., Siaf J. Perforation of the intraarticular disc diagnosed by arthrotomography of the temporomandibular joint.//J. max.-fac. Surg. — 1985. — Vol. 13, N 1. — P. 28—31.

Investigation of the relationship between clinically detected loss of detechement and radiographic change in early periodontal diseases//J. clin. Periodont. — 1985. — Vol. 12, N 3. — P. 247—253.

Jäwinen S. An analysis of the variations of the ANB angle—a statiatical appraisal//Amer. J. Orthodont. — 1985. — Vol. 87, N 2. — P. 144—146.

Jend-Rossmann J., Jend H., Gundlach R. Formveränderung des Gesichtsskelets bei kraniotubulären Dysplasien und Hyperostosen//Dtsch. zahnärztl. Z. — 1983. — Bd 38, N 7. — S. 681—688.

Jend-Rossmann J., Jend H. Klinische Erfahrungen mit Computertomographischer Diagnostik von Gesichtsschädeltraumen//Dtsch. zahnärztl. Z. — 1984. — Bd 39, N 12. — S. 947—952.

Jend-Rossmann J., Rudelt H., Jend H., Fuhrman A. Konventional-radiogrsche and computer-tomputertomographische Kontrolle der Kondylenstellung nach sagittaler Unterkiefer-osteotomie//Fortschr. Kiefergesichtschirurgie. — 1985. — Bd 30. — S. 93—96.

Johnson D. M., Colman M., Larsson S. et al. Computer tomography in medical maxillofacial fractures//J. Comput. assist. Tomogr. — 1984. — Vol. 8, N 3.— P. 416—419.

June H., Klatte E. Current status of sialography//Amer. Roentgenol. — 1972. — Vol. 115, N 2. — P. 420—428.

Kaplan P., Helmes C. Current status of temporomandibular joint imaging for the diagnosis of internal derangement//Amer. J. Roentgenol. — 1989. — Vol. 152, N 4. — P. 697—705.

Karstens H., Golding R., Valk J., Van den Kwast W. Magnetic resonans imaging of partial temporo-mandibular disc displacement//J. Oral max.-fac. Surg. — 1989. — Vol. 47, N 1. — P. 25—29.

Kewin M., Carroll O. Calcification in the styloid ligament//Oral. Surg. — 1984.— Vol. 58, N 5. — P. 617—621.

Killey H., Kay L., Sward G. Benign cystic lesions of the jaws. — Edinborgh, London, New York, 1977. — 175 p.

Klink-Heckmann U., Grabowski R., Dahl T. et al. Untersuchungen über das kraniofaciale Wachstum bei Spaltträgern und nichtspaltträgern//Dtsch. zahnärztl. Z. — 1983. — Bd 71, N 2. — S. 140—148.

Kozlowski K., Beignton P. Gamet Index of sceletal dysplasias. — Berlin; Heidelberg; New York, 1984. — 180 p.

Lagland O., Langlais R., Morris Ch. Principles and practice of panoramic radiology. — Philadelphia: Saunders, 1982. — 458 p.

Lagland O., Sippy F. Anatomic structures as visualized on the orthopantomogram//Oral. Surg. — 1968. — Vol. 26, N 4. — P. 465—475.

Larheim T., Tveito L., Dale K., Rend A. Temporo-mandibular joint abnormalities in rheumatoid arthrit//Acta Radiol. Diagn. — 1981. — Vol. 22, N 6. — P. 703—707.

Larheim T., Svanes D. Reproducibility of rotational panoramic radiography// Amer. J. Orthodont. — 1986. — Vol. 90, N 1. — P. 45—51.

Lautenbach E., Dockhorn R. Fibrose Kiefererkrankungen. — Stuttgart, 1968. — 175 S.

Laverstedt S. T., Bolin A., Henrikson O. Proximal alveolar bone loss in a longitudinal radiographic investigation//Acta odont. scand. — 1986. — Vol. 44, N 4. — P. 199—205.

Lavrendiadon E., Rottke V. Vergleichende Untersuchungen zum Informationsgehalt verschiedener Roentgentechnik am Beischpiel des Periodonts//Stomat. DDR. — 1987. — Bd 37, N 8. — S. 473—479.

Lello C., Sparow O. Craniofacial polyostotic fibrous dysplasia//J. max.-fac. Surg. — 1984. — Bd 13, N 6. — P. 257—262.

Leroy Voisén S. Dysostose mandibulofaciale//Acta Oto-Rhino-Laryngol. Belg. — 1964. — Vol. 18, N 4. — P. 428—438.

Liliequis B., Welander U. Sialography of the sublingual glands//Acta roentgenol. — 1970. — Vol. 10, N 3. — P. 187—193.

Lindof H. Chirurgische Therapie externe Kieferhöhlenzysten und ihre computertomographische Diagnostik//Dtsch. zahnärztl. Z. — 1984. — Bd 39, N 3. — S. 223—228.

Luhr H., Maerker R. Zur Problematik der röntgenologische Beurteilung der Fraktuheilung am Unterkiefer//Dtsch. zahnärztl. Z. — 1974. — Bd. 29, N 3. — S. 351—355.

Lurd V. Odontogenic ceratocyst of the maxilla//Brit. J. oral. max.-fac. Surg. — 1985. — Vol. 23, N 3. — P. 215.

McWalter G., Schaberg S. Garre's osteomyelitis of the mandible resolved by endodontic treatment//J. Amer. dent. Ass. — 1984. — Vol. 108, N 2. — P. 193—196.

Makek M., Saliver H. Neue konzeptionelle Aspekte bei der Diagnostik der fibroossären Lesionen des Kiefer-Gesichts-Skeletts//Schweiz. Mschr. Zahnmed. — 1985. — Bd 95, N 8. — S. 649—655.

Makek M., Saliver H. Neue konzeptionelle Aspekte bei der Diagnostik der fibroossären Lesionen des Kiefer-Gesichts-Skeletts//Schweiz. Mschr. Zahnmed. — 1985. — Bd 95, N 11. — S. 1029—1049.

Makek M., Zello G. Focal osteoporotic bone marrow defects of the jaws//J. oral. max.-fac. Surg. — 1986. — Vol. 44, N 4. — P. 268—273.

Manzione J., Katzberg K., Miller Th. Arthrographically guided splint therapy for recapturing the remporomandibular joint meniscus//Oral. Surg. — 1984. — Vol. 57, N 3. — P. 235—240.

Marsh J., Celin S., Vannier M., Godo M. The sceletal anatomy of mandibulofacial dysostosis//Plast. reconstr. Surg. — 1986. — Vol. 47, N 6. — P. 877—885.

Matteson St., Morrison N., Stahok E., Philips C. A survey of radiographs obtained at the initial dental examination and patient selection for bitevoings at recal//J. Amer. dent. Ass. — 1983. — Vol. 1—7, N 4. — P. 586—589.

Mattila K., Wolf J., Kozeltsev J. A., Hiltanen J. Panoramic tomographic in arteriography of the maxillofa cial region//Dentomaxillofac. Radiol. — 1981.— Vol. 10, N 1. — P. 53—58.

Meyers D., Shoat K., Wege W. et al. Radiation exposure during panoramic radiography in children//Oral. Surg. — 1978. — Vol. 46, N 4. — P. 588—593.

Miller Th., Katzberg R., Tallents R. et al. Temporo-madibular joint elicking with nonreducing anterior displacement of the meniscus//Radiology. — 1985. — Vol. 154, N 1. — P. 121—124.

Moaddab M., Dumas A., Chavoor A. et al. Temporo-mandibular joint computed tomographic three-dimensional reconstruction//Amer. J. Orthodont. — 1985.— Vol. 88, N 4. — P. 312—352.

Moilanen A. Fractures in supin-panoramic zonography//Rontgenblatter. — 1983.— Bd 36, N 4. — S. 184—187.

Moilanen A. Panoramic zonography in the diagnosis of maxillary sinuses diseases//Int. J. oral. Surg. — 1984. — Vol. 13, N 5. — P. 432—436.

Moilanen A., Pitkänen M. Panoramic zonography in the radiographic diagnosis of facial and related structures//Rontgenblater. — 1984. — Bd 37, N 3. — S. 95—99.

Nawrath K. Kraniometrische Merkmale bei untersuchten Anomalien//Fortschr. Kieferorthop. — 1972. — Bd 33, N 1. — S. 103—112.

Öberg T., Carlsson G., Fajers C. The temporo-mandibular joint//Acta odont. Scand. — 1971. — Vol. 29, N 3. — P. 349—384.

O'Brien R. Dental radiography. — Philadelphia, London, Toronto, 1982. — 195 p.

Obwgeser H., Makek M. Hemimandibular Hyperplasie—Hemimandibular Elongation//J. max.-fac. Surg. — 1986. — Bd 14, N 4. — P. 183—188.

O'Karoll K. Interpretation of panorex radiographs//J. oral. Med. — 1971. — Vol. 26, N 2. — P. 86—91.

Ott K. Der "interne Granulom" und seine Ordnung in eine systematische Klassification der Pulpa-Erkrankungen//Dtsch. zahnärztl. Z. — 1983. — Bd 38, N 6. — S. 605—609.

Page R. Gingivitis//J. clin. Periodont. — 1986. — Vol. 13, N 5. — P. 345—355.

Pasler F. Die radiologische Darstellung des Alveolar-Kammes//Dtsch. zahnärztl. Z. — 1985. — Bd 40, N 7. — S. 707—714.

Patel J., Manson-Hing L. The horizontal plane in patient positioning for panoramic radiography//Oral. Surg. — 1986. — Vol. 62, N 3. — P. 350—353.

Paukku P., Göthlin J., Tötterman A. et al. Radiation doses during panoramic zonography, linear tomography and plain film radiography of maxillo-facial sceleton//Europ. J. Radiol. — 1983. — Vol. 3, N 3. — P. 172—242.

Pehrova A., Hanek P., Kačarova et al. Měn obvykly prüben osteomyelited v orofacialni oblaste//Čes. Stomat. — 1989. — T. 89—N 2. — S. 94—101.

354

Penfold C. Mikulicz-Syndrome//J. oral. max.-fac. Surg. — 1985. — Vol. 43, N 11.— P. 900—905.

Petri W., Amerlaire P., Braham G. Interosseous tumor of the maxilla//J. oral. max.-fac. Surg. — 1985. — Vol. 43, N 9. — P. 726—734.

Pfeifer K. Die Röntgendiagnostik der Speicheldrüsen und ihre Ausführungsgange//Handbuch der medizinischen Radiologie. — Berlin, 1968. — Bd 8. — S. 308—521.

Pflanzel K., Apert's syndrome//Radiol. clin. (Basel). — 1978.—Vol. 47, N 4.— P. 233—238.

Pitts N. Regression of approximal carious lesions diagnosed from serial standardized bitewing radiographs//Caries Res. — 1986.—Vol. 20, N 1. — P. 85— 90.

Pollock R., Newman H., Burdy A., Condit D. Congenital hemifacial hyperplasia—an emdriologic hypothesis and case report//Cleft Palate J. — 1985. — Vol. 22, N 3. — P. 173—184.

Pollock R., Newman H., Burdy A., Condit D. Congenital hemifacial hyperplasia// Cleft Palate J. — 1986. — Vol. 23, N 3. — P. 154—157.

Posukidis Th. Die einfache (traumatische) Knochenzysten der Kiefer//Dtsch. zahnärztl. Z. — 1982. — Bd 37, N 4. — S. 356—366.

Poswillo D. Causal mechanisms of craniofacial deformity//Brit. med. J. Bull. — 1975. — Vol. 31, N 2. — P. 101—106.

Poyton H. G. Oral radiology. — London, 1982. — 396 p.

Price C. The effects of beam quality and optical densityon image quality in dental radiography//Oral. Surg. — 1986. — Vol. 62, N 5. — P. 580—588.

Radzif I., Rottke B. Das Problem der Bildqualität bei Panoramaschichtaufnahmen//Dtsch. zahnärztl. Z. — 1984. — Bd 39, N 12. — S. 908—912.

Reed B., Polson A. Relationship between bitewing and periapical radiographs. assessing crestal alveolar bone loves//J. Periodontol. — 1984. — Vol. 55,. N 2. — P. 22—28.

Reichler H., Mathurier P. Apport de l'arthrographie et de la tomodensitimetrie computérisée au bilan radiologique temporomandibulaire//Acta stomat. belg.— 1986. — Vol. 83, N 1. — P. 31—38.

Reppel P. Aurswetung von Öcthopantomogrammen bei der prothetische Plannung im Lucken Gebiss//Dtsch. zahnärztl. Z. — 1983. — Bd 38, N 5. — P. 541— 544.

Richardson A. An investigation into reproducibility of some points, plans and lines used in cephalometric analysies//Amer. J. Orthodont. — 1966. — Vol. 32, N 9. — P. 637—651.

Ricketts R. Divine proportion in facial esthetics//Clin. plast. Surg. — 1982. — Vol. 9, N 4. — P. 401—423.

Ridell A., Söremark R., Lundberg M. Roentgen-cephalometric analysis of the jaws in subjects with and without mandibular protrusion//Acta odont. scand. — 1971. — Vol. 29, N 1. — P. 103—121.

Rittersma J., Westering P. Neurofibromatosis with mandibular deformities//Oral. Surg.—1972. — Vol. 33, N 5. — P. 718—727.

Roberts F., Pruzansky S., Aduss H. An X-radiocephalometric study of mandibulofacial dysostosis in man//Arch. oral. Biol. — 1975. — Vol. 20. — P. 365— 381.

Roders B. Berry—Treacher—Collins syndrome: A review of 200 cases//Brit. J. plast. Surg. — 1964. — Vol. 17, N 2. — P. 109—137.

Rosen H., Whitaker L. Cranial base dynamics in craniofacial dysostoses//J. max.-fac. Surg. — 1984. — Vol. 12, N 2. — P. 56—62.

Rother U., Hinquist V. Aufgaben und Prizipen der Roentgendiagnostik wesentlicher stomatologischer Erkrankungen in Kindesalter.//Radiol. Diagn. — 1988. — Bd 29, N 2. — S. 249—252.

Rottke B. Die gegenwärtige Situation der Röntgenologie in zahnarztlicher Praxis und Wissenschaft//Quintessenz. — 1977. — Bd 3, N 3. — S. 1—5.

Rottke B., Franz C., Köln-Köver J. Vergleichende Untersuchungen über die dargestellte Schicht bei Panoramaaufnahmen//Dtsch. zahnärztl. J. — 1984. — Bd 39, N 12. — S. 913—915.

Rottke B., Fuhrmann A. Erfahrungen mit dem Panoramaschichtgerät Zonark// Dtsch. zahnarztl. Z. — 1984. — Bd 39, N 12. — S. 920—922.

Ruhiland A. Klinische Erfahrungen mit dem Orthopantomographia in der kieferorthropedischen Diagnostik//Dtsch. zahnärztl. Z. — 1972. — Bd 27, N 12. — P. 1005—1009.

Sakar B. S., Miller St., Demuth R., Kawamoto H. Biostereometrics and computerographics for patients with crabiofacial malformations//Plast. reconstr. Surg. — 1985. — Vol. 75, N 4. — P. 495—499.

Schajowiczi F. Tumor and tumorlike lesions of bone and joints. — New York: Springer, 1981. — 400 p.

Schelchas K., Winkes C., Omlie M., Lagrotteriu L. MR of osteochondritis dissecans and avascular necrosis of mandibular condil//Amer. J. Roentgenol. — 1989. — Vol. 152, N 3. — P. 551—560.

Schentzel P., Reitter W. Zahnen- und Kieferveraenderungen bei chronicher Nierenisuffizierung im Kindesalter//Dtsch. zahnärztl. Z. — 1989. — Bd 44, N 1.— S. 115—119.

Schift Th., Ambrosio J., Glass B. et al. Common positioning and technical errors in panoramic radiography//J. Amer. dent. Ass. — 1986. — Vol. 111, N 3. — P. 422—426.

Schmidt F. Knochenerkrankungen bei Phakomatosen. — Bonn, 1971. — 40 S.

Schneider D. Verletzungen der Zähne und des Alveolarfortsatztes//Stomat. DDR. — 1981. — Bd 31, N 6. — S. 456—465.

Schumann D. Diagnosis and therapie of odontogenic maxillary sinusitis//Stomat. DDR. — 1984. — Bd 34, N 11. — S. 708—716.

Schwander L. Die Sarkome des Gesichtsschadel. — Hamburg, 1968. — 75 S.

Schwarz G., Trash W., Bird D., Jacobs J. Tomographic assessment of nasal septal changes following surgical-orthodontic rapid maxillary expansion//Amer. J. Orthodont. — 1985. — Vol. 87, N 1. — P. 39—45.

Scotnicky E. Problem der Projektionsvezerrung bei Fernröntgenaufnahmen des Schädels//Fortschr. Kieferorthop. — 1972. — Bd 33, N 3. — S. 277—307.

Seifert H. Die Manifestation wichtiger nicht-bakterieller systematisierter und einiger monobic polyostotischer Knochenerkrankungen am oder und Unterkiefer Erwachsenen. — München, 1969. — 38 S.

Sherman N., Rao V., Brennan R., Edeir J. Fibrous dysplasia of the facial bones and mandible//Scelet. Radiol. — 1982. — Vol. 8, N 2. — P. 141—143.

Shuerer A., Wilson N., Hutto J., Wastell D. Image analysis of radiolycencies in approximal enamel//Oral. Surg. — 1989. — Vol. 67, N 4. — P. 453—458.

Sidi A., Neylor M. A Comparison of bite-wing radiography and interdental transillumination as adjasts of the clinical identification of approximal caries in posterior teeth//Brit. Dent. J. — 1988. — Vol. 164. — N 1. — P. 15—18.

Smahel Z., Brejcha M. Difference in craniofacial morphology between complete and incomplete unilateral cleft lip and palate//Cleft Palate J. — 1983. — Vol. 20, N 2. — P. 113—127.

Smith S., Forman A. Osteomyelitis with productive periostitis (Garre's osteomyelitis)//Oral. Surg. — 1977. — Vol. 43, N 2. — P. 315—318.

Sonnabend E., Ring A. Die Bedeutung der Panoramadarstellung in der Zahnerheiterung und Parodontologie//Dtsch. zahnärztl. Z. — 1972. — Bd 27, N 12.— S. 965—969.

Spitzer W., Sitzmann E. Computertomographische Untersuchungen zur Beurteilung der Lageveränderung der Kiefergelenke//Dtsch. zahnärztl. Z. — 1984.— Bd 39, N 12. — S. 929—932.

Stachniss V. Diagnostik und Therapie okklusionsbedigter Störungen der Kiefergelenkfunktion. — München, 1984. — 164 S.

Stafne E., Gibilisco H. Oral roentgenographic diagnosis. — Philadelphia: Sounders, 1975. — 478 p.

Steinchenheuscher E. Infect und Pseudoarthroses als komplikationen nach selektiven Kamusosteotomie//Fortschr. Kiefergesichtschirurgie. — 1985. — Bd 35.— S. 88—91.

Stockfisch H. Fernröntgen-Diagnostik, Fernröntgen-Prognose. — Heidelpberg, 1980. — 130 S.

Stringer D., Vitzel M. Velopharyngeal insufficency of videofluorography.//Amer. J. Roentgenol. — 1986. — Vol. 146, N 1. — P. 15—19.

Tessier P. Anatomical classification of facial, craniofacial and latero-facial clefts//J. max.-fac. Surg. — 1976. — Vol. 4, N 1. — P. 69—92.

Thayby H. Radiologie der Syndrome. — Stuttgart, 1982. — 218 S.

Thaylor Th., Ackerman R., Hardman P. Exposure reduction and image quality in orthodontic radiology//Amer. J. Orthodont. — 1988. — Vol. 91. — N 1. — P. 68—77.

Thompson J., Christiansen E., Hasso A., Hihshaw D. Dislokation of the temporomandibular joint meniscus (arthrography, computer tomography)//Amer. J. Rontgenol. — 1985. — Vol. 44, N 1. — P. 171—174.

Updegrave W. Visualizing of mandibular ramus in panoramic radiography//Oral. Surg. — 1971. — Vol. 31, N 3. — P. 422—429.

Vandenbussche F. Le tumeur améloblastique du maxillaire. — Lille, 1968. — 112 p.

Verholven J. Choice of contrast medium in sialography//Oral. Surg. — 1984. — Vol. 57, N 3. — P. 323—337.

Vertucci F. Root canal anatomy of the human permanent teeth//Oral. Surg. — 1984. — Vol. 58, N 5. — P. 589—599.

Voss A., Hickel R. Verbesserte Messinstrumente für die Roentgenmessaufnahme// Dtsch. Zahnarztl. Z. — 1989. — Bd 44, N 3. — S. 193—195.

Vuong L., Buchet R. Apport de la radiographie panoramique dans l'exploration des sinus maxillaires//J. Radiol. — 1979. — Vol. 60, N 12. — P. 783—788.

Wall B., Paynter R., Bird P. Doses to patient from pantomographic and conventional dental radiography//Brit. J. Radiol. — 1979. — Vol. 52, N 621. — P. 727—734.

Walton R., Hagan K., Parry S., Deluchi S. Maxillofacial trauma//Surg. Clin. N. Amer. — 1982. — Vol. 62, N 1. — P. 73—96.

Weinman A., Agerberg G. Mandibular dysfunction in odolescents//Acta odontol. Scand. — 1986. — Vol. 44, N 1. — P. 55—62.

Weltschke F., Spens E. Untersuchungen zum Einfluss des Fokus-Film-Abstandes auf ausgewählte Stucken und Wikelgrössen bei der Diagnostik des Schädels//Stomat. DDR. — 1985. — Bd 35, N 1. — S. 30—36.

Wood N., Goaz P. Differential diagnosis of oral lesions. — St. Louis, Toronto, London, 1980. — 662 p.

Wood N. Periapical lesions//Dent. Clin. N. Amer. — 1984. — Vol. 28, N 4. — P. 725—766.

Von Wowen W. Clinical and radiographic findings in maxillary sinus//Int. J. oral. Surg. — 1981. — Vol. 10. — P. 138—142.

Yung T. Zur Röntgendiagnostik der Approximalflächenkaries//Dtsch. zahnärztl. Z. — 1970. — Bd 25, N 3. — S. 390—395.

ПРЕДМЕТНЫЙ УКАЗАТЕЛЬ

ОГЛАВЛЕНИЕ

Практическое руководство

Нина Александровна РАБУХИНА
Нина Михайловна ЧУПРЫНИНА

РЕНТГЕНОДИАГНОСТИКА ЗАБОЛЕВАНИЙ
ЧЕЛЮСТНО-ЛИЦЕВОЙ ОБЛАСТИ

Зав. редакцией *Э. М. Попова*
Научный редактор *И. М. Островская*
Редактор издательства *Л. Д. Иванова*
Редактор *Г. И. Валькова*
Оформление художника *М. Ф. Валдаева*
Художественный редактор *В. И. Романенко*
Технический редактор *Н. А. Пошкребнева*
Корректор *Л. В. Петрова*

ИБ-5140

Сдано в набор 27.06.90. Подписано к печати 12.10.90.
Формат бумаги 60×90¹/₁₆. Бумага типографская № 1.
Гарнитура литературная. Печать высокая. Усл.
печ. л. 23,0. Усл. кр.-отт. 23,0. Уч.-изд. л. 24,59.
Тираж 20 000 экз. Заказ 460. Цена 3 р. 20 к.

Ордена Трудового Красного Знамени издательство
«Медицина», 101000, Москва, Петроверигский пер.,
6/8.

Московская типография № 11 Госкомпечати СССР,
113105, Москва, Нагатинская ул., 1.